权威·前沿·原创

皮书系列为
"十二五""十三五""十四五"时期国家重点出版物出版专项规划项目

BLUE BOOK

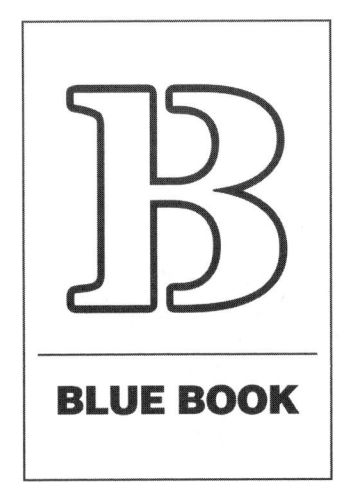

智库成果出版与传播平台

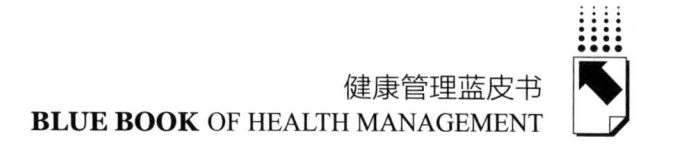

健康管理蓝皮书
BLUE BOOK OF HEALTH MANAGEMENT

中国健康管理与健康产业发展报告
（2025）

ANNUAL REPORT ON DEVELOPMENT OF
HEALTH MANAGEMENT AND HEALTH INDUSTRY
IN CHINA (2025)

关注家庭健康管理　发展新兴健康产业

主　　编／武留信
副 主 编／朱　玲　陈志恒　宋震亚　唐世琪
执行主编／曹　霞

社会科学文献出版社
SOCIAL SCIENCES ACADEMIC PRESS (CHINA)

图书在版编目(CIP)数据

中国健康管理与健康产业发展报告.2025：关注家庭健康管理　发展新兴健康产业／武留信主编.－－北京：社会科学文献出版社，2025.3.－－（健康管理蓝皮书）．
ISBN 978-7-5228-4972-0

Ⅰ.R199.2

中国国家版本馆 CIP 数据核字第 2025FA7506 号

健康管理蓝皮书
中国健康管理与健康产业发展报告（2025）
——关注家庭健康管理　发展新兴健康产业

| 主　　编／武留信 |
| 副 主 编／朱　玲　陈志恒　宋震亚　唐世琪 |
| 执行主编／曹　霞 |

出 版 人／冀祥德
责任编辑／桂　芳
责任印制／王京美

| 出　　版／社会科学文献出版社·皮书分社（010）59367127 |
| 　　　　　地址：北京市北三环中路甲 29 号院华龙大厦　邮编：100029 |
| 　　　　　网址：www.ssap.com.cn |
| 发　　行／社会科学文献出版社（010）59367028 |
| 印　　装／三河市东方印刷有限公司 |

规　　格／开本：787mm×1092mm　1/16
　　　　　印张：23.75　字数：355 千字
版　　次／2025 年 3 月第 1 版　2025 年 3 月第 1 次印刷
书　　号／ISBN 978-7-5228-4972-0
定　　价／188.00 元

读者服务电话：4008918866

版权所有 翻印必究

健康管理蓝皮书专家委员会

名誉主任 白书忠

主　　任 武留信

委　　员（按姓氏拼音排序）

曹　霞　陈　炼　陈志恒　陈宗涛　丁　立
江　泓　李　静　李景波　罗　力　吕吉云
宋震亚　苏景宽　孙常翔　唐世琪　王建刚
武留信　闫　焱　杨　磊　曾　强　曾　渝
张　卿　张　群　朱　玲　祝益民

《中国健康管理与健康产业发展报告（2025）》
编 委 会

主　　编　武留信

副 主 编　朱　玲　陈志恒　宋震亚　唐世琪

执行主编　曹　霞

编　　委　（按姓氏拼音排序）

陈　滋　陈良恩　褚　熙　杜秀峰　郭　谊
何　璐　李　蕾　李　力　李　艳　李　莹
李进军　李五凡　林　任　林艳辉　刘　佳
刘寒英　罗　力　覃岳香　宋晓琴　宋震亚
田利源　王雅琴　夏洪淼　肖渊茗　杨娉婷
姚山虎　张　群　张可欣　赵金萍　赵　静
赵琳琳　赵　馨

《中国健康管理与健康产业发展报告（2025）》
研创机构

中关村新智源健康管理研究院
中南大学健康管理研究中心
中国服务贸易协会健康管理与健康产业分会
中南大学湘雅三医院
浙江大学医学院附属第二医院
武汉大学人民医院
江苏省人民医院
江西省计划生育协会
复旦大学公共卫生学院
郑州大学第一附属医院
首都医科大学宣武医院
杭州师范大学临床医学院
浙江省农科院食品科学研究所

主编简介

武留信 原空军航空医学研究所研究员，飞行员健康鉴定研究室主任；现任中关村新智源健康管理研究院院长。中华医学会健康管理学分会主要创始专家和第三届主任委员，中国服务贸易协会健康管理与健康产业分会会长，先后受聘为中南大学、杭州师范大学等医学院校的兼职教授和博士生导师及移动健康管理系统教育部工程研究中心技术委员会主任和中南大学健康管理研究中心主任等。主要从事军事飞行人员（航天员）医学选拔与健康鉴定、健康管理/慢病健康管理学术理论与健康产业政策等研究。承担和参与完成国家及军队科研课题20余项，获军队科技进步二等奖3项；发表论文150余篇，主编《中华健康管理学》和2018～2024年《中国健康管理与健康产业发展报告》（健康管理蓝皮书）。主持完成国家首批健康管理卫生信息团体标准和多个健康管理与慢性病健康管理专家共识。主编的《健康每一天》健康科普图书获多项国家图书出版奖。

朱　玲 中关村新智源健康管理研究院副院长，北京医院健康管理（体检）中心原主任、主任医师。现任中国服务贸易协会健康管理与健康产业分会副会长，中国老年保健协会专家委员会副主任委员，曾任中华医学会健康管理学分会第三届委员会常委兼秘书长、第四届委员会副主任委员兼慢病健康管理学组组长。主要从事健康管理/慢性病健康管理与抗衰老等研究。担任《中华健康管理学》编委会副主任委员、2018～2024年《中国健康管理与健康产业发展报告》（健康管理蓝皮书）和《健康每一天》副主编及《中华健康管理学杂志》等杂志编委等。参与中华医学会健康管理学分会发布的一系列共识、指南与规范的编写工作。作为课题负责人之一先后承担国家863计划和国家自然科学基金课题研究等。共发表学术论文50余篇，在全国性及省市级健康管理学术会议作报告百余场。为中华医学会首批健康管理专家会员。

陈志恒 功能医学主任技师，中南大学湘雅三医院健康管理科创始主任，厚朴生活方式健康管理研究院院长，中关村新智源健康管理研究院副院长，中国服务贸易协会健康管理与健康产业分会秘书长，中华医学会健康管理学分会慢性病管理学组副组长，中国生化制药工业协会低碳医学技术与产业分会专家委员会副主委，中国医药卫生事业发展基金功能医学专家委员会副主委，中国健康管理协会功能医学分会常委，中国老年医学会健康管理分会常委，湖南省健康管理学会功能医学专委会主委及心理健康专委会副主委，健康管理领域逆转糖尿病的引领者，著名健康管理与健康产业智库专家。主要研究方向为慢病健康管理与健康产业。2018~2024年《中国健康管理与健康产业发展报告》主要编撰者。

宋震亚 现任中华医学会健康管理学分会副主任委员、浙江省医学会健康管理学分会主任委员、浙江省医师协会全科健康管理专委会主任委员、浙江省健康体检医疗质量控制中心主任、中国健康管理协会全科与健康医学分会副会长、中关村新智源健康管理研究院副院长、中国服务贸易协会健康管理与健康产业分会副会长、浙江大学医学院附属二院健康管理中心主任，主任医师。从事内科、全科临床工作和健康管理36年，近十年主研慢病健康管理，共承担和参与完成国家及省级科研课题10余项，发表SCI论文近40篇。参与编写《中华健康管理学》、"十三五"和"十四五"公共卫生与管理本科教材《健康管理学》，参与《中国健康管理与健康产业发展报告》（健康管理蓝皮书）的撰写（副主编）。牵头中国医院协会《中国医院质量安全管理》团体标准之患者服务（健康体检）章节撰写，为中华医学会健康管理学分会发布的健康管理相关共识的主要参与者及撰写人，《中华健康管理学杂志》和《中国全科医学》编委。为"中国慢病健康管理与大健康产业峰会"（五湖健康大会）主要发起人和大会执行主席（2018年和2024年）、浙江大学医学院附属二院主办的"西湖论健"的创始人和执行主席（2013~2024年）。曾获首届"国之名医"优秀风范奖、省医药卫生科技进步二等奖、中华医学会首批健康管理专家会员称号及中国健康促进基金会和中华医学会健康管理学分会联合颁发的"全国健康管理个人杰出贡献奖"等。

唐世琪 教授，主任医师，硕士研究生导师。现任武汉大学人民医院健康管理中心学科带头人，兼任第三届、第四届、第五届中华医学会健康管理学分会副主任委员，中国营养学会健康管理分会主任委员，湖北省健康管理学会会长，湖北省健康体检质量控制中心主任，国家健康体检与管理专业质控中心专家委员会成员，《中华健康管理学杂志》副总编辑，"相约健康百科丛书"之"就医问药系列"《老年人就医指导》分册副主编，《中华健康管理学》副主编等，荣获2017年首届"国之名医·卓越建树"荣誉称号。长期工作在临床一线，从事老年慢性病的诊疗及预防保健工作，作为省级项目技术负责人率先在湖北省内开展慢病健康管理——癌症筛查与早诊培训，并一直致力于慢病的营养评估和营养干预治疗。牵头起草并发布专家共识2部，参与制定健康管理医学服务领域的系列共识、指南与规范20余部。在国内外核心期刊上发表论文30余篇，主编著作1部，副主编著作5部，主持省科技攻关项目8项，参与国家自然科学基金2项、中科院STS专项2项。

曹 霞 副研究员，中南大学湘雅三医院健康管理医学中心副主任，2018~2024年《中国健康管理与健康产业发展报告》（健康管理蓝皮书）副主编/执行主编。中华医学会健康管理学分会慢病学组委员，中华医学会心身医学分会心身健康管理协作学组委员，中国健康管理协会理事，中国优选法统筹法与经济数学研究会风险管理分会理事，湖南省健康管理学会健康体检与评估专业委员会主委，湖南省老年医学学会社区心身医学分会副主委，湖南省健康管理质量控制中心副主任。主要研究方向为慢病健康管理、心身医学、健康产业政策研究。

摘　要

《中国健康管理与健康产业发展报告（2025）》（以下简称本报告）是"健康管理蓝皮书"系列的最新力作。"健康管理蓝皮书"自2018年首部研创出版以来，已连续七年发布，已成为洞察中国健康管理与健康产业发展状况的权威年度智库报告。本报告由中关村新智源健康管理研究院、中南大学健康管理研究中心的精英力量，以及众多研究机构专家、高校学者与行业权威人士，共同编撰而成。

本报告以"关注家庭健康管理，发展新兴健康产业"为主题，深刻剖析了2024年中国家庭健康管理与健康产业的蓬勃发展态势，凸显其在推进"健康中国"战略中的核心作用，并揭示了数字经济背景下的新机遇与挑战。本报告旨在通过系统性分析，为政府决策、企业战略规划及社会各界提供富有洞察力的参考与启示。本报告开篇即强调，家庭健康管理与健康产业作为健康管理服务的新兴场景与业态，正逐步成为驱动健康消费、加速产业升级的关键力量。本报告首次提出家庭健康管理的概念和发展家庭健康产业的重要意义，明确指出在消费升级与健康中国战略的双重催化下，加快发展家庭健康管理与相关产业不仅可有效激发健康消费潜力，还可促进健康产业链与创新链的深度整合，为构建健康消费新生态、塑造健康经济新格局奠定坚实基础。本报告全面审视了家庭健康管理与健康产业的现状、面临的挑战与问题。随着数字化转型的深入，该产业正积极拥抱数字经济，借助大数据、云计算、人工智能等前沿技术，多维度激活并引领健康产业创新发展。然而，伴随快速发展而来的是监管体系尚待完善、基础设施建设滞后、信息

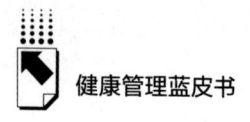

安全保护不足等问题，亟待社会各界共同努力解决。

本年度报告包括总报告、分报告、专题篇、调查篇和产品与技术篇五大板块，通过丰富的数据与案例，深入剖析各领域的发展现状、挑战及未来趋势。总报告对家庭健康管理与健康产业的整体发展进行了全面梳理与深入分析，并提出了一系列前瞻性与针对性的对策建议。分报告多维度展示家庭健康管理在膳食营养、体育健康、心理健康及脑认知健康等领域的发展现状和趋势。专题篇则从健康体检、家庭健康指导员、陪诊服务以及家庭饮用水安全等场景切入，探讨服务模式的创新与发展动向。调查篇则基于广泛而翔实的调查数据，揭示了家庭健康管理与健康产业在不同区域、不同群体间的差异与特色。产品与技术篇通过精选案例，生动展示了该领域在实践中的创新应用与成功经验。针对存在的问题与挑战，各篇分报告均提出了切实可行的对策建议。

本报告通过对家庭健康管理与健康产业发展现状与趋势的深入剖析，可为政府决策提供科学依据，为企业战略规划指明市场方向，为社会各界提供深刻的启示。同时，本报告呼吁社会各界携手并进，共同关注与支持家庭健康管理与健康产业的发展，合力推进"健康中国"战略的深入实施。

关键词： 家庭健康管理　健康家庭　健康产业　数字经济

前　言

当今，健康已成为衡量社会进步与人民福祉的关键指标。在这一时代背景下，家庭健康管理作为健康中国的基石，不仅关乎每个家庭的幸福安康，更是推动中国式现代化建设、实现全民健康目标的重要力量。《中国健康管理与健康产业发展报告（2025）》以"关注家庭健康管理，发展新兴健康产业"为主题，深刻洞察并全面剖析了这一领域的最新发展态势与未来趋势，旨在为推动健康中国建设、加快中国式现代化进程贡献力量。

家庭健康管理作为健康管理服务的新兴场景与主动健康服务新业态，其重要性在新时代背景下愈发凸显。在快节奏的现代生活中，家庭成员的健康不仅是个人福祉的体现，更是整个家庭幸福与安宁的基石。随着健康意识的普遍增强和健康管理需求的日益增长，家庭健康管理正逐步从被动应对转向主动预防，从单一治疗向综合管理迈进。本报告首次提出了家庭健康管理的概念与服务边界，深入探讨了家庭健康管理的现状、挑战与机遇，特别是在数字经济时代背景下，如何利用大数据、云计算、人工智能等先进技术，为家庭提供更加精准、便捷的健康管理服务，成为我们关注的焦点。与此同时，新兴健康产业的蓬勃发展，为健康管理与服务注入了新的活力与动力。从智能穿戴设备到远程医疗服务，从个性化营养方案到精准医疗技术，新兴健康产业正以前所未有的速度改变着我们的生活方式，满足着人民对健康日益增长的需求。这些创新不仅推动了健康产业的转型升级，更为健康中国建设提供了有力支撑。本报告通过对新兴健康产业的深入剖析，揭示了其发展的内在逻辑与未来趋势，为政府决策、企业战略规划及社会各界提供了宝贵

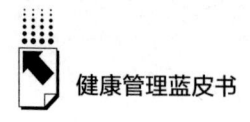

的参考与启示，更希望能为我国"十五五"相关政策规划的制定发挥智库作用。

值得注意的是，家庭健康管理与新兴健康产业的发展并非孤立存在，而是相互促进、共同发展的。家庭健康管理为新兴健康产业提供了广阔的市场空间和应用场景，而新兴健康产业的创新成果又不断推动家庭健康管理水平的提升。这种良性互动不仅促进了健康管理与服务的高质量发展，更为健康中国建设奠定了坚实基础。在研创本报告的过程中，我们深刻认识到家庭健康管理与新兴健康产业在健康中国建设、中国式现代化建设中的重大价值。它们不仅是提升人民健康水平、增进社会福祉的重要途径，更是推动经济社会可持续发展、实现民族复兴梦想的关键力量。我们期待通过这份报告，激发社会各界对这两个领域的广泛关注与深刻思考，共同为构建健康中国、实现全民健康的美好愿景贡献力量。

最后，衷心感谢所有参与本报告研创的专家、学者及工作人员，是他们的辛勤付出与无私奉献，才使得这份报告得以顺利完成。我们相信，在大家的共同努力下，中国健康管理与健康产业必将迎来更加灿烂的明天，为健康中国建设、中国式现代化建设书写更加辉煌的篇章！

目 录

Ⅰ 总报告

B.1 2024年中国家庭健康管理与健康产业发展报告
.... 曹 霞 武留信 / 001

Ⅱ 分报告

B.2 2024年中国家庭健康发展报告 .... 宋晓琴 林 任 / 027

B.3 2024年中国家庭膳食营养与健康管理发展报告
.... 何 璐 夏洪淼 刘 聪 曾 容 徐丽娟 / 043

B.4 2024年中国家庭体育健康管理发展报告 .... 王雅琴 / 062

B.5 2024年中国家庭心理健康管理发展报告 .... 赵琳琳 / 078

B.6 2024年中国家庭健康与脑认知健康管理发展报告
.... 褚 熙 赵 静 / 092

B.7 2024年中国家庭环境健康管理发展报告
.... 郭 谊 鲍雨枫 李家祥 宋震亚 / 109

001

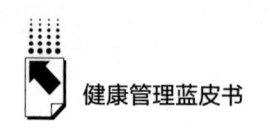

Ⅲ 专题篇

B.8 2024年健康体检与家庭健康发展报告
.... 张 群 赵馨钦 佩 梁秀茹 汪天培 / 123

B.9 2024年中国家庭健康指导员与家庭健康发展报告
——以江西为例 .... 孙常翔 李五凡 谢 丽 / 146

B.10 2024年中国陪诊服务与家庭健康发展报告 .... 刘 佳 / 166

B.11 2024年中国家庭饮用水与家庭健康发展报告 .... 肖渊茗 / 181

Ⅳ 调查篇

B.12 中国居民健康素养分析报告 .... 张可欣 罗 力 / 193

B.13 中国居家运动产品消费调查报告
.... 李 莹 李 蕾 解天茗 / 218

B.14 2024年中国家庭营养保健产品消费调查 ...... 杨娉婷 颜 磊 / 231

Ⅴ 产品与技术篇

B.15 2024年家庭心理健康创新服务案例
.... 赵金萍 杜秀峰 王肃杰 段海水 / 250

B.16 2024年家庭健康管理模式报告 ...... 田利源 朱 玲 武留信 / 264

B.17 2024年家庭智慧血糖监测与血糖管理 .... 陈 滋 陈志恒 / 274

B.18 2024年中国家庭睡眠监测与健康管理
.... 覃岳香 姚山虎 曹婧媛 / 285

B.19 健康保险与健康管理融合产品应用
.... 刘寒英 陈志恒 林 晟 / 295
B.20 2024年家庭肠道健康检测与健康管理......... 李进军 李 力 / 305
B.21 2024年家庭旅游康养发展报告 .... 林艳辉 李 艳 / 322

Abstract .... / 333
Contents .... / 336

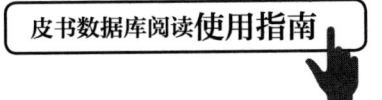

皮书数据库阅读使用指南

总报告

B.1
2024年中国家庭健康管理与健康产业发展报告

曹 霞 武留信[*]

摘　要： 本报告深入分析了2024年中国家庭健康管理与健康产业的快速发展态势。家庭健康管理与健康产业作为我国健康管理服务的新场景和新业态，发展潜力巨大，发展前景看好。顺应消费升级与健康中国建设的双重趋势，该产业具有释放健康消费潜力、连接家庭健康需求与健康服务供给、促进健康产业链与创新链深度融合的关键功能，是全面推动健康消费、形成健康经济发展新格局的重要力量。在数字化转型的浪潮下，家庭健康管理与健康产业正加速融入数字经济，从多维度激活和引领健康产业创新发展。本报告详细阐述了该产业的发展现状、面临的问题与挑战，以及未来的发展趋势，并从构建全面监管体系、加强基础设施建设、推进理念引导与文化塑造、加强个人信息安全保护、推动跨界融合与产业链整合等方面提出了对策

---

[*] 曹霞，中南大学湘雅三医院健康管理医学中心副主任，博士，主要研究方向为慢病风险筛查与管理、健康管理与健康产业研究；武留信，中关村新智源健康管理研究院院长，长期从事心血管病临床、军事飞行员医学选拔与健康鉴定、健康管理与健康产业政策研究工作。

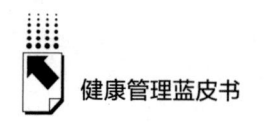

建议，旨在促进家庭健康管理与健康产业的持续健康发展。

关键词： 健康家庭　家庭健康管理　健康产业　高质量发展

在当前我国经济社会快速发展的宏观背景下，健康管理与健康产业正步入一个前所未有的快速发展与转型升级关键期，呈现多元化、深层次的发展新态势。随着国民健康意识的显著提升，家庭健康管理作为健康管理服务的新兴场景，正逐步成为推动我国健康产业高质量发展的核心力量。家庭健康管理这一模式的兴起，不仅拓宽了健康服务的边界，还促进了健康消费结构的优化升级。家庭作为健康消费的基本单元，其消费行为日益呈现对高品质服务与个性化解决方案的强烈需求，引领健康产业向更加注重质量、效率和个性化定制的方向迈进。大数据、云计算、人工智能等前沿技术的深度融入，不仅极大地提升了健康服务的便捷性与智能化水平，还通过深度挖掘健康数据价值，实现了服务内容与方式的精准化、个性化。同时，随着老龄化社会的到来，医养结合成为新趋势，健康产业与养老服务趋向融合。此外，健康管理服务不断创新，政策推动与产业融合也为健康产业的繁荣发展注入了新的活力。

在党的二十大报告这一具有里程碑意义的文件中，健康被赋予了前所未有的战略高度与民生价值。报告明确指出，健康不仅是广大人民群众的共同追求，更是衡量全面小康社会建设成效的重要标准。这一论断不仅深刻揭示了健康在提升国民生活质量和幸福感中的核心作用，还为国家未来发展指明了方向——全面开展健康家庭建设，将健康理念深度融入各项政策之中，共同绘制健康中国的宏伟蓝图。随着社会经济的快速发展和人民群众对健康生活的日益向往，增强家庭健康意识、提升家庭健康水平已成为新时代赋予我们的重大使命。健康家庭是社会的基本单元，其健康状况直接关系国家的长远发展与社会的和谐稳定。因此，全面开展健康家庭建设，不仅是提升全民健康素养的必然要求，也是新时代的民生基石与战略选择。新时期的家庭健康管理与健康产业，顺应了消费升级和健康中国建设的双重趋势，不仅具有释放健康消费潜力、连接家庭健康需求与健康服务供给、促进健康产业链与创新链深度融合的重要功能，更是全面促进健康消费、推动形成健康经济发展新格局的关键力量。

在数字化转型的大力推动下，家庭健康管理与健康产业正加速融入数字经济的广阔蓝海，展现出前所未有的发展活力。2024年上半年，我国医疗保健居民消费价格同比增长1.4%，人均医疗保健消费支出达到1271元，增幅达4.2%，占人均消费支出的比重攀升至9.3%。这一系列数据不仅反映居民健康意识的显著提升，更揭示了健康消费市场蕴藏的巨大潜力与广阔前景。央行《2024年第二季度城镇储户问卷调查报告》进一步佐证，未来3个月，医疗保健成为居民计划增加支出的重要领域，占比高达25.2%，仅次于旅游与教育。伴随"三新"经济的蓬勃发展，家庭健康管理与健康产业正不断创新服务模式，优化服务供给，以数字化为引擎，为构建健康中国贡献强劲动能，引领健康消费新风尚。

一 中国家庭健康管理的发展现状与趋势

（一）内涵界定

1. 健康家庭的内涵

2024年1月2日，国家卫生健康委办公厅等八个部门联合发布《关于全面开展健康家庭建设的通知》，其中提出健康家庭是家庭成员履行自身健康第一责任，掌握必备的健康知识和技能，践行文明健康绿色环保生活方式，传承优良家风家教，保持家庭环境卫生健康，家庭成员身体、心理和社会生活处于良好状态的家庭。通知明确提出提升居民健康素养、培育优良家庭文化、培养家庭健康指导员、构建家庭健康服务阵地及选树健康家庭典型等核心目标，旨在通过多维度举措，全面推动健康家庭建设，开启健康中国建设新篇章[①]。

---

① 国家卫生健康委办公厅等印发《关于全面开展健康家庭建设的通知》，国卫办人口发〔2024〕1号，https://www.gov.cn/zhengce/zhengceku/202401/content_6927249.htm，最后检索时间：2014年1月2日。

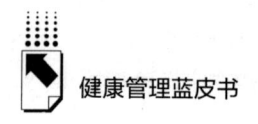

2.家庭健康管理的内涵

当前，关于家庭健康管理尚无公认的定义，而健康家庭建设和家庭健康管理两者相辅相成，共同增进家庭整体的福祉。因此，基于健康家庭建设具体目标和健康管理发展现况，可认为家庭健康管理是以家庭为单位，以中医治未病和主动健康管理理念为指导，通过采用现代生物技术、信息技术与管理科学的方法和手段，对家庭成员的身心健康状态、生活方式及行为、健康风险或病伤危险因素以及家庭环境等进行跟踪监测、全面评估和有效干预，达到提高家庭成员健康素养和预防疾病、促进健康、提升家庭整体健康水平和增进居民健康福祉之目的。

（二）支持政策

近年来，国家高度重视家庭健康管理，出台系列政策规划（见表1），旨在提升居民健康素养，优化家庭健康环境，培育优良家风。通过建立健全家庭健康工作机制，力促家庭成员身心与社会生活的全面健康，为人口高质量发展奠定坚实基础，彰显国家战略导向与时代要求。

表1 近年来我国家庭健康管理主要政策支持

政策名称	发布机构	发布时间	主要内容
《国务院关于实施健康中国行动的意见》（国发〔2019〕13号）	国务院	2019.7.15	实施健康中国行动,提高全民健康水平,推动家庭健康管理成为健康中国建设的重要组成部分
《国务院关于深入开展爱国卫生运动的意见》（国发〔2020〕15号）	国务院	2020.11.27	深入开展爱国卫生运动,改善城乡环境卫生状况,提高居民健康素养,为家庭健康管理创造良好环境
《中共中央 国务院关于优化生育政策促进人口长期均衡发展的决定》	中共中央、国务院	2021.7.20	优化生育政策,促进人口长期均衡发展,为家庭健康管理提供人口政策支持

续表

政策名称	发布机构	发布时间	主要内容
《关于全面开展健康家庭建设的通知》(国卫办人口发〔2024〕1号)	国家卫生健康委办公厅 全国爱卫办 民政部办公厅 体育总局办公厅 国家疾控局综合司 共青团中央办公厅 全国妇联办公厅 中国计划生育协会办公室	2024.1.2	提出到2025年和2030年居民健康素养水平目标，明确健康家庭定义，提出提升家庭健康素养、营造健康家庭环境、培育优良家庭文化、健全健康家庭工作机制等具体措施

资料来源：根据网络公开资料整理。

（三）现状分析

1. 新需求、新趋势：家庭健康管理需求多样化与差异化

随着生活水平的提高和健康观念的转变，公众对家庭医生服务的需求愈发强烈。根据21世纪新健康研究院最新发布的《2024中国居民家庭医生需求调研及发展报告》，高达99.15%的调研对象表达了对固定家庭医生服务的渴望，希望其能为自己和家人提供持续、专业的健康照护。这一数据不仅反映了公众对家庭医生服务的高度认可，也揭示了家庭健康管理在现代社会中的重要地位。老年人作为家庭医疗服务的重点人群，其健康需求尤为突出。截至2023年底，我国60岁及以上老年人口超2.96亿人，占总人口的21.1%，而且这一比例仍在持续上升。[①] 这些老年人多患有慢性病，对全方位、个性化的家庭医生服务需求迫切。他们不仅需要定期的健康监测和慢病管理，还希望在应急处理、重疾管理、转诊服务和疫苗接种等方面得到及时、专业的指导和服务。此外，随着健康观念的深入人心，居民对应急处理、重疾管理、转诊服务和疫苗接种等家庭健康管理服务的需求也呈现多样化和差异化的特点。这要求家庭医生服务必须不断创新和发展，以满足不同人群在不同场景下的健康需求。

---

① 《〈2023年度国家老龄事业发展公报〉发布：全国60周岁及以上老年人口超2.96亿，占总人口的21.1%》，《中国青年报》2024年10月11日。

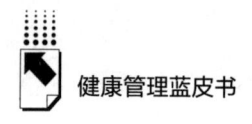

2. 新服务、新模式：家庭医生服务的创新与升级

为了满足居民日益增长的健康需求，家庭医生服务正在不断创新和发展。以中国平安推出的"平安家医"品牌为例，它通过升级一站式主动健康管理服务体系，为居民提供了"健康主动管、慢病能管好、疾病管全程"的用户服务承诺。这一服务模式不仅涵盖了定期健康监测、慢病管理等基础服务，还扩展到了应急处理、重疾管理、转诊服务和疫苗接种等多个方面，实现了家庭健康管理的全方位覆盖。同时，家庭医生服务正在逐步向智能化、个性化方向发展。利用大数据和人工智能技术，家庭医生能够更精准地了解居民的健康状况，为其制订个性化的健康管理方案。这种智能化的服务模式不仅提高了健康管理的效率，也提升了居民的健康体验和满意度。

3. 新技术、新设备：智能化家居健康管理设备的普及与应用

智能化家居健康管理设备的普及，为家庭健康管理提供了强有力的技术支持。智能穿戴设备如智能手环、智能手表等，能够实时监测心率、血压、运动量等健康数据，方便家庭成员随时了解自身健康状况。这些数据不仅为家庭医生提供了准确的诊断依据，也帮助家庭成员更好地管理自己的健康。此外，智能家居系统通过控制家中的温度、湿度、空气质量等环境因素，为居民打造了舒适健康的居住环境。这种智能化的居住环境不仅提高了居民的生活质量，也降低了疾病的发生风险。同时，远程医疗服务利用智能化家居健康管理设备，使家庭成员能够享受到在线咨询、远程诊疗等便捷服务，极大地提高了医疗服务的可及性和便捷性。

4. 新理念、新布局：健康中国战略下的家庭健康管理新篇章

在"健康中国"战略的引领下，家庭健康管理正在成为全社会关注的焦点。政府和企业正在携手推动家庭健康管理的创新和发展，通过普及健康知识、优化服务体验、完善保障体系等措施，不断提升居民的健康水平和幸福感。一方面，政府正在加大对家庭健康管理的支持力度，出台了一系列相关政策以推动其发展。这些政策旨在提高居民健康素养、优化家庭健康环境、培育优良家庭文化，并建立健全家庭健康工作机制。通过政策的引导和支持，家庭健康管理正在逐步融入居民的日常生活，成为提升居民健康水平的重要途径（见图1）。

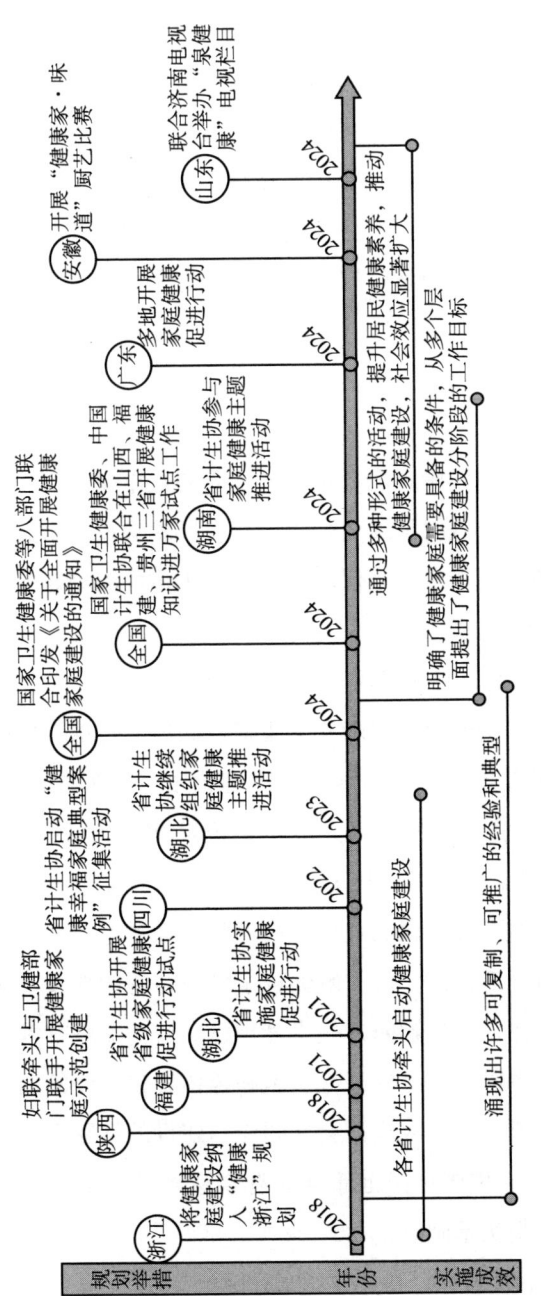

图 1 近年来国家及部分省市健康家庭建设实践探索

资料来源：根据网络公开资料整理。

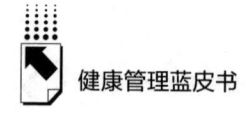

另一方面，企业也在积极探索家庭健康管理的创新模式和服务方式。以中国平安等为代表的领军企业为例，它通过整合医疗资源、搭建健康服务平台、推出智能化健康管理产品等措施，为居民提供了全方位、个性化的家庭健康管理服务。这些创新举措不仅满足了居民的健康需求，也推动了家庭健康管理产业的快速发展。同时，家庭健康管理正在逐步融入大健康产业体系，与医疗、养老、体育、互联网等产业进行深度融合。这种跨产业的融合不仅促进了健康产业的转型升级和高质量发展，也为家庭健康管理注入了新的活力和动力。

（四）发展趋势

在经济社会快速发展与健康观念日益深入人心的双重驱动下，中国家庭健康管理正步入一个前所未有的发展新阶段。其发展趋势呈现多元化、智能化、个性化及全面化的鲜明特点，不仅反映了科技进步的深刻影响，也彰显了社会对健康生活的更高追求。

1. 健康管理意识普及化：全民健康素养显著提升

近年来，随着生活水平的稳步提高和健康知识的广泛传播，中国家庭对健康管理的重视程度显著提升。根据国家卫生健康委员会发布的《中国居民健康素养监测报告》，我国居民健康素养水平已从2012年的8.80%提升至近年来的29.70%，且呈现持续上升态势。这一变化不仅体现在对身体健康的关注上，更扩展到对心理健康和社会适应性的全面考量方面。家庭是社会的基本单元，其成员间健康意识的觉醒促进了健康行为的普及。从科学饮食、规律运动到定期体检、疾病预防，健康管理已经成为家庭日常生活的有机组成部分。未来，随着健康教育的深入实施和媒体宣传力度的加大，预计健康管理意识将进一步普及，形成全社会共同参与建设的健康文化氛围。权威机构预测，到2030年，中国居民健康素养有望达到更高水平，为家庭健康管理的深入发展奠定坚实基础。

2. 智能化健康设备普及应用：科技赋能家庭健康管理

科技进步是推动家庭健康管理现代化的重要力量。随着物联网、大数据、人工智能等技术的飞速发展，智能化健康设备如雨后春笋般涌现，并逐渐走进千家万户。智能手环、智能手表、智能体脂仪等设备能够实时监测心率、血压、血糖、运动量等关键健康指标，为家庭成员提供精准的健康数据支持。据市场研究机构IDC发布的数据，中国智能穿戴设备市场规模持续扩大，预计未来几年将保持高速增长态势。同时，智能家居系统通过智能控制家中的环境参数，如温度、湿度、空气质量等，为家庭成员营造更加舒适健康的居住环境。随着技术的不断融合与创新，智能化健康设备将更加精准、便捷地服务于家庭健康管理，实现对健康数据的实时监测、分析与预警，为家庭成员的健康保驾护航。

3. 个性化健康管理服务兴起：精准医疗的家庭实践

每个家庭成员的健康状况和需求都是独一无二的，因此个性化健康管理服务逐渐成为市场的新宠。基于基因检测、营养评估、运动处方等科学手段，可以为家庭成员量身定制个性化的健康管理方案，实现精准预防和治疗疾病的目标。个性化健康管理服务的兴起，不仅得益于医疗技术的进步，也离不开健康管理服务的不断创新。例如，一些健康管理平台通过整合医疗资源，为家庭成员提供定制化的健康咨询、慢性病管理、康复指导等服务。未来，随着基因测序成本的降低和健康管理服务的日益成熟，个性化健康管理服务将成为更多家庭的选择，助力提升家庭成员的健康素养和生活质量。

4. 家庭医生签约服务快速发展：基层医疗卫生的新模式

家庭医生签约服务作为基层医疗卫生服务的重要组成部分，近年来在我国得到了快速发展。通过签约家庭医生，家庭成员可以享受到更加便捷、专业的健康管理服务，如健康咨询、慢性病管理、疫苗接种等。家庭医生作为家庭健康管理的"守门人"，能够及时了解家庭成员的健康状况，并提供针对性的健康指导和建议。根据国家卫生健康委员会的数据，我国家庭医生签约服务覆盖率已显著提升，且服务内容不断丰富、质量持续提高。未来，随着家庭医生制度的不断完善和签约服务的不断拓展，家庭医生将成为更多家庭健康管理的得力助手，为家庭成员提供全方位、全周期的健康服务。同时，家庭医生签约服务还将与基层医疗卫生体系深度融合，促进医疗资源的

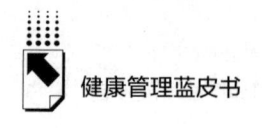

合理配置和高效利用。

5. 线上线下融合的健康管理模式：互联网+医疗健康的新常态

随着互联网技术的快速发展，线上线下融合的健康管理模式逐渐兴起，成为家庭健康管理的新常态。家庭成员可以通过互联网平台进行在线问诊、健康咨询、药品购买等操作，同时也可以在线下接受家庭医生或专业医疗机构的诊疗服务。这种融合模式不仅提高了健康管理的便捷性和效率性，还促进了医疗资源的优化配置和共享。据中国互联网络信息中心（CNNIC）发布的数据，我国网民规模持续扩大，其中使用医疗健康类应用的网民占比不断提高。未来，随着互联网技术的不断升级和医疗健康产业的深度融合发展，线上线下融合的健康管理模式将成为更多家庭健康管理的首选方式。通过构建线上线下一体化的健康服务体系，可以实现健康数据的无缝对接和共享，为家庭成员提供更加全面、高效的健康管理服务。

（五）发展家庭健康管理的意义

在当今社会，家庭是社会的基本单元，家庭健康管理水平不仅关乎每个家庭成员的福祉，更直接影响到社会的稳定与繁荣，提高家庭健康管理水平是健康中国战略与中国式现代化的基本要求和重要体现。

1. 提升全民健康水平

家庭是社会的基本细胞，家庭成员的健康状况直接映射出整个社会的健康风貌。根据《健康中国行动（2019—2030年）》的规划，提升全民健康水平是健康中国建设的首要任务。家庭健康管理通过倡导健康生活方式，如合理膳食、适量运动、戒烟限酒等，能够有效预防和控制心脑血管疾病、糖尿病等慢性病。据国家卫生健康委员会数据，我国居民慢性病死亡数已占总死亡数的88.5%，而家庭健康管理正是从源头上降低这一比例的关键。通过家庭健康管理，家庭成员能够更早地识别健康风险，及时采取干预措施，从而避免疾病由轻转重，延长健康寿命，提高生活质量。例如，定期的家庭健康监测和体检能够早期发现高血压、高血糖等慢性病风险，通过饮食调整、药物治疗等方式有效控制病情，减少并发症的发生。这不仅是对个人健康的负责，更是对提升全社会健康水平的贡献。

2. 促进家庭和谐与稳定

家庭健康管理不局限于身体健康，更涵盖了心理健康和社会适应能力的全面提升。在快节奏、高压力的现代生活中，家庭成员的心理健康问题日益凸显。根据《中国国民心理健康发展报告（2019~2020）》[①]，我国成人抑郁障碍终身患病率为6.8%，而家庭是缓解这一压力的重要港湾。家庭健康管理通过提供心理咨询服务、开展家庭互动活动、传授压力管理技巧等方式，增强家庭成员之间的情感联系，培养互信、互助和关爱精神，构建积极的家庭氛围。当家庭成员面临健康挑战时，家庭的支持和关爱成为他们战胜困难的重要力量，有助于维护家庭和谐与稳定，减少因健康问题引发的家庭矛盾和冲突。

3. 减轻医疗负担

随着人口老龄化程度加深和慢性病负担的加重，我国医疗费用支出持续增长。家庭健康管理通过早期筛查、预防干预等，能够有效延缓或减少疾病的发生和发展，从而降低医疗费用。据世界卫生组织估算，每投入1元用于健康管理，可节省8元的医疗费用。家庭健康管理鼓励家庭成员定期进行健康检查，及时发现并处理健康问题，避免病情恶化导致的医疗费用激增。同时，健康的生活方式和预防措施，如合理膳食、适量运动，能够减少慢性病的发生，进一步降低医疗成本。这对于缓解医疗资源紧张、减轻国家和社会的医疗负担具有重要意义，是实现经济与社会可持续发展的必由之路。

4. 推动健康产业发展

家庭健康管理需求的日益增长，为健康产业带来了前所未有的发展机遇。根据《"健康中国2030"规划纲要》，到2030年，健康产业规模将达到16万亿元。健康咨询、健康管理、健康保险等服务业将迎来快速发展，为

---

① 傅小兰、张侃主编《中国国民心理健康发展报告（2019~2020）》，社会科学文献出版社，2021。

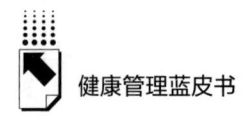

经济增长提供新的动力。家庭健康管理推动了健康食品、健康器械、远程医疗等相关产品的研发和生产，促进了健康产业的转型升级。例如，智能穿戴设备能够实时监测健康数据，为家庭成员提供个性化的健康建议；远程医疗服务则打破了地域限制，让优质医疗资源更加普及。这些创新产品和服务不仅满足了家庭健康管理的需求，也推动了健康产业的创新发展。

5. 提升国家人口健康竞争力

健康是民族昌盛和国家富强的重要标志。在全球化的今天，一个拥有健康国民的国家，在经济发展、社会进步和国际竞争中都将更具优势。家庭健康管理通过提高国民健康素养和身体素质，实现生殖健康、儿童健康、职业健康、老年健康和全人群全生命周期健康之人口健康目标，提高与中国式现代化相适配的人口健康整体水平和国际竞争力，为国家的长远发展提供坚实的人力资源和健康保障。世界卫生组织发布的《全球健康观察》报告指出，健康水平高的国家，其劳动生产率、创新能力均显著高于健康水平低的国家。通过家庭健康管理，我国能够提升人口健康竞争力，为参与国际竞争提供有力支撑。同时，家庭健康管理也是展现国家形象、提升国际影响力的重要途径。

6. 促进健康中国战略实施

家庭健康管理是健康中国战略的重要组成部分，是实现全民健康目标的关键环节。通过加强家庭健康管理，可以推动健康理念深入人心，形成全社会共同关注健康、追求健康的良好氛围。这有助于实现健康中国的战略目标，即提高全民健康水平，推动健康产业繁荣发展，为人民群众提供全方位、全周期的健康服务。为实现这一目标，政府应加强对家庭健康管理的政策引导和支持，完善健康服务体系，提高健康服务质量。同时，社会各界也应积极参与，共同构建家庭健康管理的良好生态。企业应加强健康产品的研发和创新，为家庭健康管理提供更多优质产品和服务；媒体应加大健康知识的宣传力度，提高公众的健康意识；学校应加强健康教育，提升学生的健康素养。

二 中国家庭健康产业发展现状与趋势

（一）内涵界定

家庭健康产业，作为新时代健康中国战略的重要组成部分，聚焦于以家庭为单元，全面满足其成员多元化的健康需求。该产业集合了医疗卫生、健康教育、健康促进、智慧健康技术及健康保险等多维度服务，旨在通过综合施策，维护并提升家庭成员的身心健康水平，实现全生命周期的健康管理。依据《健康中国行动（2019—2030年）》等权威文件精神，家庭健康产业不仅关注疾病的预防与治疗，更强调健康监测、康复护理及延缓衰老等全方位服务。其核心要素涵盖广泛：服务面向全年龄段家庭成员；服务内容囊括健康咨询至康复护理的全链条管理；技术手段则深度融合现代医疗、信息技术与生物技术，以科技赋能健康管理，提升服务效率与精准度，助力健康中国目标的实现。

（二）支持政策

随着健康中国战略的深入推进，中国家庭健康产业得到了前所未有的发展机遇。政府出台了一系列政策措施，旨在促进家庭健康产业的快速发展，提高人民群众的健康水平和生活质量（见表2）。

表2 近年来我国家庭健康产业主要政策支持

政策名称	发布机构	发布时间	主要内容
《关于促进医药产业发展的指导意见》（国办发〔2016〕11号）	国务院办公厅	2016.3.4	该指导意见明确了健康产业发展的方向和重点领域，包括健康医疗、健康养老、健康旅游、健康食品等。同时，政府通过设立专项基金、提供税收优惠等方式，为健康产业的发展提供资金支持。这些政策措施有助于吸引更多的社会资本投入家庭健康产业，推动产业的快速发展

续表

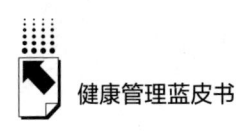

政策名称	发布机构	发布时间	主要内容
《关于开展健康城市健康村镇建设的指导意见》（全爱卫发〔2016〕5号）	全国爱国卫生运动委员会	2016.7.18	该指导意见提出建设健康城市和健康村镇，改善城乡居民健康环境，提高健康水平。这有助于提升家庭健康服务的整体环境，为家庭健康产业的发展提供更好的外部条件
《"健康中国2030"规划纲要》	中共中央、国务院	2016.10.25	作为中国家庭健康产业发展的指导性文件，提出到2030年健康产业总规模达到16万亿元的目标。同时，规划强调了构建全方位、全周期健康服务体系
《国务院办公厅关于印发"十四五"国民健康规划的通知》（国办发〔2022〕11号）	国务院办公厅	2022.5.20	该规划进一步细化了健康产业的发展目标，提出了完善健康服务体系、加强基层医疗卫生服务体系建设、推动健康产业发展等具体措施。其中，加强基层医疗卫生服务体系建设对于提高家庭健康服务的可及性和质量具有重要意义

资料来源：根据网络公开资料整理。

（三）现状分析

1.市场规模持续扩大

中国家庭健康产业的市场规模近年来持续扩大，成为中国经济中不可忽视的重要一环。根据中国消费者协会发布的数据，2024年中国大健康产业总收入估计将突破9万亿元大关，相较于2021年的8万亿元，显著增长①。这一数据不仅反映了消费者对健康产品和服务需求的激增，也彰显了家庭健康产业在经济结构中的重要地位。健康产业是辐射面广、吸纳就业人数多、拉动消费作用大的复合型产业，其快速发展对于促进经济增长、优化产业结构具有重要意义。特别是随着《"健康中国2030"规划纲要》的深入实施，健康服务业预计将实现爆发式增长，从现有的3.8万亿元增长至16万亿元，

---

① 中国消费者协会：《健康产业消费趋势发展报告》，https://mp.weixin.qq.com/s/H4s_0EpEpzILr9JHTbMw1Q，最后检索时间：2024年9月1日。

展现出巨大的市场潜力和发展空间。国际经济学界已将大健康产业誉为"无限广阔的兆亿产业",预示着中国家庭健康产业与康养产业正迎来前所未有的发展机遇。

2. 居民健康意识提升

随着生活水平的提高和健康观念的转变,中国消费者对家庭健康产品和服务的需求日益多元化。从传统的健康食品、健康咨询,到新兴的健康检测、健康管理、健康保险等领域,消费者都表现出了浓厚的兴趣和高度的关注。特别是随着科技的进步,智能化、个性化的健康产品和服务成为消费者的新宠。在健康检测领域,可穿戴设备和家用医疗器械的普及率不断提高。这些设备能够实时监测消费者的健康状况,如心率、血压、血糖等,为消费者提供即时、准确的健康数据。同时,通过数据分析和智能推荐,消费者可以获得个性化的健康建议,从而更好地管理自己的健康。在健康管理领域,消费者开始注重营养搭配、运动健身等方面的综合管理,希望通过科学的手段预防疾病、提高生活质量。

3. 创新引领行业发展

在中国家庭健康产业中,涌现出了一批具有创新精神和市场影响力的典型案例,这些案例不仅推动了产业的快速发展,也为其他企业提供了宝贵的经验和启示。以某知名健康科技公司为例,该公司通过自主研发和合作创新,推出了一系列智能化、个性化的健康产品和服务。如智能手环、健康App等,能够实时监测消费者的健康状况,并提供定制化的健康管理方案。这些产品和服务不仅满足了消费者的多样化需求,还通过数据分析和智能推荐等手段,提高了健康管理的精准性和有效性。在健康保险领域,创新同样成为推动行业发展的重要力量。一些保险公司推出了定制化的保险产品,根据消费者的需求和风险偏好,提出个性化的保险保障方案,例如,针对特定疾病或特定人群的保险产品,以及结合健康管理服务的保险计划等。这些创新产品不仅丰富了保险市场的产品线,也提高了保险服务的针对性和吸引力。

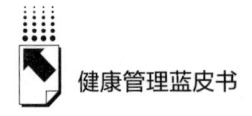

4. 政府推动产业发展

中国政府高度重视家庭健康产业的发展，出台了一系列政策措施以支持该产业的快速发展。这些政策措施涵盖了健康产业的多个领域，从健康食品的安全监管到健康检测的技术创新，从健康管理的服务规范到健康保险的产品创新，政府都给予了有力的支持和引导。在健康食品领域，政府加强了食品安全监管和营养健康知识的普及，提高了消费者对健康食品的认知度和信任度。同时，鼓励企业加强技术研发和创新，推出更多符合消费者需求的健康食品。在健康检测和管理领域，政府鼓励企业利用现代科技手段提升产品和服务的智能化水平，推动个性化健康管理服务的发展。此外，政府还通过财政补贴、税收优惠等政策措施，降低企业运营成本，提高市场竞争力。在健康保险领域，政府积极推动保险产品的创新和服务质量的提升。鼓励保险公司根据消费者的需求和风险偏好，开发更多定制化的保险产品。同时，加强保险监管和风险防范，保障消费者的合法权益。政府的政策支持不仅为家庭健康产业的快速发展提供了有力保障，也推动了产业的转型升级和高质量发展。

5. 科技赋能，推动转型

随着大数据、人工智能等技术的不断发展，家庭健康产业正经历着智能化、个性化的转型。越来越多的企业开始利用科技手段提升产品和服务的智能化水平，满足消费者的多样化需求。在健康检测领域，智能化设备已经成为主流。这些设备能够实时监测消费者的健康状况，并通过云计算、大数据分析等技术手段，为消费者提供个性化的健康建议和管理方案。在健康管理领域，企业也开始利用科技手段进行营养搭配、运动健身等方面的管理。通过在线健康咨询等方式，消费者可以随时随地获取专业的健康管理服务。此外，智能化服务还体现在健康保险领域。一些保险公司开始利用大数据和人工智能技术提升销售效率和服务质量。例如，通过数据分析和风险评估等手段，为消费者提供更加精准的保险保障方案；通过智能客服和在线理赔等方式，提高服务效率和客户满意度。

（四）发展趋势

在 21 世纪的今天，中国家庭健康产业正站在历史的新起点上，面临着前所未有的发展机遇与挑战。随着数字化转型的加速推进、消费需求的持续升级、跨界融合的深度拓展、政策引导的日益加强以及国际合作的不断深化，中国家庭健康产业正展现出多元化、专业化、智能化、国际化的鲜明特征，其发展前景广阔，潜力巨大。

1. 数字化转型加速，智能化服务引领新风尚

在科技革命的浪潮中，5G、大数据、云计算、人工智能等前沿技术如雨后春笋般涌现，为中国家庭健康产业插上了智能化的翅膀。这些技术的广泛应用，不仅极大地提升了健康服务的效率和质量，更为家庭健康管理带来了前所未有的便捷与高效。智能化健康监测设备，如可穿戴设备、智能家居健康监测系统等，能够实时监测家庭成员的生理指标，如心率、血压、血糖等，为健康管理提供精准的数据支持。远程医疗服务则打破了地域限制，使得优质医疗资源得以覆盖广泛，特别是在疫情期间，远程诊疗、在线问诊等服务发挥了重要作用，成为家庭健康的重要保障。个性化健康管理方案，依托大数据分析技术，能够根据家庭成员的健康状况、生活习惯等因素，量身定制健康管理计划，实现疾病的早预防、早发现、早治疗和早康复。《中国健康产业发展报告》显示，近年来，我国智能化健康设备市场规模持续扩大，年增长率超过 20%。预计未来几年，随着技术的不断成熟和消费者接受度的提高，智能化服务将成为家庭健康产业发展的重要趋势，引领健康服务的新风尚。[1]

2. 消费升级驱动，高品质健康产品和服务需求激增

随着经济的持续增长和居民生活水平的提高，消费者对家庭健康产品和服务的需求日益多样化、高品质化。从基础的健康监测、营养补充，到高端的健康管理、康复服务，消费者对健康产品的选择更加注重品质、效果和个

---

[1] 侯胜田主编《中国健康产业发展报告（2023）》，中国商业出版社，2023。

性化。这一趋势在健康食品、健康器械、健康管理服务等领域均有体现。以健康食品为例，消费者不再满足于基本的营养补充，而是更加注重食品的功能性、安全性和天然性。据中国食品工业协会数据，近年来，功能性食品市场规模年均增长率超过15%，显示出消费者对高品质健康食品的强烈需求。同时，健康管理服务也呈现个性化、专业化的趋势，消费者愿意为更加专业、全面的健康管理服务支付更高的费用。为了满足消费者的多元化需求，家庭健康产业必须不断创新，提供更加丰富、专业、高品质的产品和服务。这要求企业加强技术研发，提升产品质量和服务水平，同时注重品牌建设和市场营销，以赢得消费者的信任和青睐。

3. 跨界融合加速，健康产业生态链日益完善

在健康中国战略的推动下，家庭健康产业正加速与其他产业跨界融合，形成健康产业生态链。这种融合不仅有助于拓展家庭健康产业的市场空间，还能为消费者提供更为全面、一站式的健康服务体验。医疗与健康的深度融合是其中的重要方向。通过整合医疗资源，家庭健康产业能够提供更加专业、全面的医疗服务，如家庭医生服务、远程医疗咨询等。同时，健康与养老、旅游、体育等产业的融合也展现出巨大的潜力。例如，养老与健康服务的结合，能够满足老年人对健康管理和生活照料的需求；健康旅游则融合了旅游与健康管理，为消费者提供放松身心、提升健康水平的全新体验。商务部投资促进事务局发布的《2024中国消费健康行业发展报告》显示，我国生命健康产业市场规模从2018年的6.83万亿元增长到2023年的10.03万亿元，年均复合增长率达到7%。预计未来几年，随着跨界融合的加速推进，健康产业生态链将更加完善，为消费者提供更加全面、便捷的健康服务。

4. 政策引导加强，产业规范化发展步伐加快

近年来，国家层面出台了一系列关于健康产业的政策文件，为家庭健康产业的发展提供了明确的方向和有力的政策支持。这些政策不仅鼓励家庭健康产业的创新发展，还强调产业的规范化发展、加强对市场的监管、保障消费者的合法权益。《"健康中国2030"规划纲要》明确提出，要加快发展健

康产业，推动健康服务智能化、专业化、规范化发展。同时，国家还加大了对健康产品的监管力度，严厉打击虚假宣传、假冒伪劣等行为，维护市场秩序和消费者权益。在政策的引导下，家庭健康产业正逐步走向规范化、标准化的发展轨道。企业纷纷加强内部管理，提升产品质量和服务水平；行业协会也积极发挥作用，推动行业自律和标准化建设。预计未来几年，随着政策的不断完善和落实，家庭健康产业将实现更加健康、可持续的发展。

5.国际合作深化，全球健康市场加速融合

在全球化的背景下，中国家庭健康产业正积极寻求与国际市场的合作与交流。通过引进国际先进的健康理念、技术和管理经验，提升中国家庭健康产业的整体水平；同时，也积极拓展海外市场，将具有中国特色的健康产品和服务推向世界。近年来，我国与多个国家和地区在健康领域开展了广泛的合作与交流。例如，与欧美国家在医疗技术、健康管理等领域的合作不断加深；与东南亚国家在健康旅游、传统医药等方面的合作也取得了显著成果。这些合作不仅促进了技术的交流与进步，也为中国家庭健康产业走向国际市场提供了有力支持。预计未来几年，随着国际合作的不断深化和全球健康市场的加速融合，中国家庭健康产业将更加紧密地融入全球健康产业链中。通过加强国际合作与交流，中国家庭健康产业将实现资源、技术、市场的共享与共赢，推动全球健康产业的共同发展。同时，也将为中国消费者带来更加优质、多元的健康产品和服务选择。

（五）发展家庭健康产业的意义

发展家庭健康产业，不仅关乎个体的生命安全和身体健康，更是推动我国经济高质量发展的新引擎、新动力和新机遇。从产业链协同、就业吸纳、消费拉动到经济转型升级，家庭健康产业的多维度意义正日益凸显。

1.构建健康产业生态体系

家庭健康产业是健康经济的重要组成部分，其发展壮大不仅可以形成庞大的市场规模，还能带动上下游相关产业协同发展，构建起一个紧密相连、互为支撑的健康产业生态体系。近年来，我国医药制造业、医疗器械制造

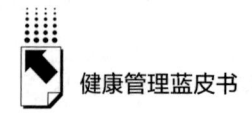

业、保健品生产业等与健康相关的产业均保持快速增长态势。据国家统计局发布的数据，2024年1~10月，我国医药制造业实现营收20409.4亿元，微增0.1%，在错综复杂的经济环境中展现出坚韧的增长力。另据国家药监局南方医药经济研究所《2024中国医疗器械产业发展研究报告》披露，2023年我国医疗器械行业整体营收攀升至1.31万亿元，年均复合增长率高达10%，远超医药工业整体增速。此外，中商产业研究院数据显示，2023年中国保健食品市场规模已达到3282亿元，近五年年均复合增长率高达10.18%。这些产业的快速发展，为家庭健康产业提供了丰富的产品和服务供给，满足了人民群众日益增长的多样化健康需求。同时，家庭健康产业的发展也促进了产业链上下游企业的技术创新和产业升级。在医药制造业领域，新药研发、仿制药一致性评价等工作的推进，提高了药品的质量和疗效；在医疗器械制造业领域，智能化、便携式医疗器械的研发和生产，提升了医疗服务的便捷性和可及性；在保健品生产业领域，功能性、安全性、天然性成为产品研发的重要方向，满足了消费者对健康产品的更高要求。

2. 创造广泛就业机会

家庭健康产业快速发展，不仅为经济社会发展注入了新的活力，更形成了吸纳就业的重要渠道。随着产业规模的扩大和服务范围的拓展，越来越多的就业机会被创造出来。根据中国就业促进会的数据，近年来健康产业相关岗位的就业人数持续增长，特别是在医疗、护理、健康管理等专业技能型岗位上，人才需求尤为旺盛。这些岗位不仅要求从业者具备专业的知识和技能，还强调实践经验和职业素养，为高校毕业生、职业转型者等提供了广阔的就业空间。同时，家庭健康产业的发展还带动了相关服务业的就业增长。例如，在健康检测、健康咨询、健康旅游等领域，随着服务需求的不断增加，对相关从业人员的需求也随之增加。这些服务业就业岗位的增加为社会提供了更多就业机会和选择。

3. 促进消费升级和经济增长

随着人民群众生活水平的提高和健康意识的增强，家庭健康产品和服务已成为消费热点之一。从健康食品、健康检测到健康管理，消费者对家庭健康产品和服务的需求持续增长，为产业发展提供了广阔的市场空间和发展机遇。根据商务部数据，近年来我国健康消费市场规模持续扩大，年均增长率超过15%。特别是在线上健康消费领域，随着互联网技术的普及和电商平台的快速发展，消费者可以更加便捷地购买到各种家庭健康产品和服务，进一步推动了健康消费的增长[①]。家庭健康产业的消费拉动作用不仅体现在直接消费上，还通过促进相关产业的消费增长来间接拉动经济增长。例如，健康旅游、健康养老等新兴业态的发展，不仅满足了消费者对健康生活的追求，也带动了旅游、餐饮、住宿等相关产业的消费增长。

4. 推动经济转型升级

通过加强技术创新、优化产业结构、提高服务质量等方式，家庭健康产业将不断推动经济转型升级和高质量发展。技术创新是家庭健康产业推动经济转型升级的关键，不仅提高了家庭健康服务的效率和质量，也为产业创新提供了有力支撑。产业结构的优化是推动家庭健康产业高质量发展的必然要求。通过整合产业链上下游资源，形成优势互补、协同发展的产业格局，可以提高产业的整体竞争力和可持续发展能力。同时，加强产业与科研、教育等领域的合作与交流，可以推动产学研用深度融合，为产业发展提供源源不断的创新动力。服务质量的提升是家庭健康产业赢得市场认可和消费者信赖的关键。通过加强行业自律、完善服务标准、提高从业人员素质等方式，可以不断提升家庭健康服务的专业化、规范化和人性化水平，满足消费者对高品质健康服务的需求。

5. 增进民众健康福祉

通过提供多样化的健康产品和服务，家庭健康产业帮助人们更好地管理自身健康，预防疾病发生，提高生活质量。根据国家卫生健康委员会的数据，近年来我国居民健康素养显著提高，健康生活方式逐渐成为社会共识。家庭健康产业为居民提供了更加便捷、专业的健康服务，帮助人们更好地了解自身健康状况、掌握健康知识、形成健康行为习惯。同时，家庭健康产业

---

① 《"囤健康"渐成趋势 健康消费"大有看头"》，《经济参考报》2024年11月20日。

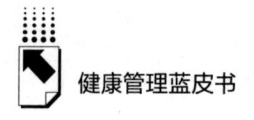

还通过健康教育、健康促进等活动，提高公众对健康问题的认识和重视程度，推动形成全社会关注健康、追求健康的良好氛围。这种氛围的营造，不仅有助于提升民众的健康水平，也有助于构建和谐社会、增进民生福祉。

6. 助力中国健康产业走向世界

在全球化的背景下，中国家庭健康产业的发展不仅关乎国内市场的繁荣，更关乎中国健康产业在国际市场上的竞争力和影响力。通过加强国际合作与交流、引进国际先进技术和管理经验，中国家庭健康产业可以不断提升自身实力、拓展国际市场，为中国健康产业走向世界奠定坚实基础。近年来，中国家庭健康产业在国际市场上的表现愈发亮眼。无论是健康产品的出口，还是健康服务的输出，都取得了显著成绩。未来，随着"一带一路"建设的深入推进和全球健康产业的快速发展，中国家庭健康产业将迎来更多国际合作与发展机遇，为中国健康产业走向世界贡献更多力量。

三 问题、挑战与对策建议

（一）问题与挑战

我国家庭健康管理与健康产业迎来了前所未有的发展机遇。然而，机遇与挑战并存，一系列深层次的问题与挑战不容忽视。针对这些现实问题，政府、企业和社会各界须携手并进，共同探索解决之道，以推动家庭健康管理与健康产业的持续健康发展。

1. 行业规范缺失与监管不足

近年来，我国家庭健康管理与健康产业呈现蓬勃发展的态势，但与此同时，行业规范和监管的缺失也成为制约其健康发展的因素。根据中国消费者协会发布的权威报告——《健康产业消费趋势发展报告》，市场上不乏一些不良商家利用消费者对健康的迫切追求，进行虚假宣传和欺诈，严重侵害了消费者的合法权益，也损害了行业的整体形象。这些乱象的根源在于行业标准的缺失和监管机制的不完善。一方面，由于缺乏统一的行业标准和规范，市场上的产品和服务质量参差不齐，消费者难以辨别真伪；另一方面，监管部门的监管力度和手段有限，难以对市场上的违法行为进行有效打击。因此，加强行业规范和监管，建立健全市场监管机制，成为保障家庭健康管理与健康产业健康发展的当务之急。

2. 技术创新与实际应用脱节

科技创新是推动家庭健康管理与健康产业发展的关键驱动力。然而，当前我国在技术创新与实际应用之间仍存在明显的脱节现象。国家统计局的数据显示，我国在医疗科技研发上的投入逐年增加，但科技成果的转化率和应用率却不如人意。这一资源浪费痛点的根源在于技术创新与市场需求之间的不匹配。一方面，部分科研机构和企业过于追求技术的先进性，而忽视了市场的实际需求和消费者的支付能力；另一方面，由于缺乏有效的技术转化机制，一些先进的医疗设备和技术难以快速应用于临床实践，导致资源的浪费。因此，如何加强技术创新与市场需求之间的对接、提高科技成果的转化率和应用率，成为当前家庭健康管理与健康产业发展面临的一大挑战。

3. 消费者健康素养不足：市场教育的长期任务

消费者的健康素养和知识水平是影响家庭健康管理与健康产业发展的重要因素。然而，当前我国居民的健康素养仍有待提高。根据《中国居民营养与慢性病状况报告（2020年）》的数据①，我国成年居民超重肥胖率超过50%，因慢性病导致的死亡人数占总死亡数的88.5%。这些数据反映出消费者对健康管理的认知不足和健康知识的匮乏。提高消费者的健康素养和知识水平，需要政府、企业和社会各界的共同努力。一方面，政府应加大对健康教育的投入，通过媒体、学校、社区等多种渠道普及健康知识，提高公众的健康意识；另一方面，企业也应承担起社会责任，通过产品说明、健康讲座等形式，帮助消费者树立正确的健康观念，培养科学的健康行为习惯。

4. 医疗资源分布不均

医疗资源分布不均是我国长期存在的一个问题，也是制约家庭健康管理

---

① 国务院新闻办公室新闻发布会发布的《中国居民营养与慢性病状况报告（2020年）》，2020年12月23日。

与健康产业发展的重要因素。根据中国卫生健康统计年鉴的数据，城市地区的医疗资源相对丰富，而农村地区则相对匮乏。这种差异不仅体现在医疗设施、设备和人员的数量上，更体现在医疗服务的质量和可及性上。解决医疗资源分布不均的问题，需要政府加大投入，优化医疗资源配置。一方面，应加强对农村和边远地区的医疗支持，通过建设基层医疗机构、培训基层医护人员等措施，提高基层医疗服务的能力；另一方面，也应推动医疗资源的均衡分布，通过医疗联合体、远程医疗等手段，促进城乡、区域之间的医疗资源共享。

5. 个性化健康服务供给不足

随着消费者对健康需求的日益增长，个性化健康服务成为市场的新宠。然而，当前市场上个性化健康服务的供给能力却难以满足消费者的需求。根据艾瑞咨询发布的《2024年中国健康管理行业研究报告》，虽然消费者对个性化健康管理方案的需求日益增加，但市场上能够提供这类服务的机构并不多，且服务质量参差不齐。提升个性化健康服务的供给能力，需要企业加强技术创新和服务创新。一方面，企业应通过基因检测、健康数据监测等手段，为消费者提供精准的健康评估和管理方案；另一方面，也应加强对服务人员的培训和管理，提高服务的质量和效率。同时，政府也应加强对个性化健康服务的监管，保障消费者的合法权益。

6. 跨界融合与产业链整合不足

家庭健康管理与健康产业的发展需要多个领域的支持和协同。然而，当前跨界融合与产业链整合不足的问题仍然突出。根据中研普华产业研究院发布的报告①，虽然家庭健康管理和健康产业与医疗、养老、旅游、体育等领域有一定的融合，但融合深度和广度仍有待提高。加强跨界融合与产业链整合，需要政府、企业和社会各界的共同努力。一方面，政府应出台相关政策，鼓励不同领域之间的合作与交流；另一方面，企业也应积极寻求跨界合

---

① 中研普华产业研究院：《2024年健康产业发展现状、竞争格局及未来发展趋势与前景分析》，https://m.chinairn.com/hyzx/20241211/111631629.shtml，最后检索时间：2024年12月11日。

作的机会，通过资源共享、优势互补等方式，实现产业的协同发展。同时，还应加强产业链上下游之间的协同合作，提高整个产业链的效率和竞争力。

（二）对策与建议

为了推动家庭健康管理与健康产业的持续健康发展，必须从监管体系、基础设施建设、理念引导、个人信息安全保护以及跨界融合与产业链整合等多个维度出发，综合施策，形成合力。

1. 构建全面监管体系，夯实高质量发展基石

面对家庭健康消费市场的日益繁荣，构建一套全面、有效的监管体系显得尤为重要。国家发展改革委牵头的"完善促进消费体制机制部际联席会议制度"为此提供了坚实的制度保障。在此基础上，应加快调研步伐，针对分行业、分领域的具体情况，制定出台具体的管理办法。同时，要及时修订那些已不适应家庭健康新消费发展趋势的法律法规，确保政策体系的连贯性和有效性，为市场参与者提供清晰明确的指导。风险评估与防范机制的建立是监管体系中的重要一环。针对家庭健康新消费市场中可能出现的各种风险，应设立专门的风险评估机构，定期发布风险报告，并据此出台相应的限制性措施进行风险防范和化解。这要求对市场准入、产品质量、服务标准等方面实施严格监管，确保消费者权益不受侵害。此外，强化行业自律与自我管理同样不可或缺。鼓励行业协会、企业等主体加强自我约束，制定行业规范和标准，提升行业整体服务水平和信誉度，从而推动市场健康有序发展。

2. 加强基础设施建设，筑牢数字化消费与流通底座

在宽带网络设施方面，应加快宽带网络的升级和改造，特别是要关注城乡接合部、中西部地区和重点乡镇的宽带网络普及和接入能力。通过提高宽带网络的覆盖率和质量，为家庭健康数字化消费提供坚实的物理基础。同时，建设数字化流通体系也至关重要。要重点支持现代数字化商品流通和数字化物流服务体系的建立健全，加快家庭健康数字化消费和商品流通骨干网络、城市物流配送体系的一体化进程。利用数字化手段提高流通效率、降低流通成本，为家庭健康消费者提供更加便捷、高效的购物体验。这不仅能够

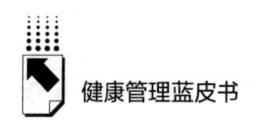

满足消费者的即时需求,还能够促进产业的数字化转型和升级。

3. 加强健康科普引导与宣传,树立民众健康消费观

健康消费观的树立离不开健康科普的引导和宣传文化的塑造。要加强健康管理科普工作,倡导"以人为本"的消费理念。通过数字技术推动绿色经济发展,引导家庭健康消费者形成绿色、健康、适度的消费观。这要求政府、企业和社会各界共同努力,通过宣传教育、媒体引导等方式,提高消费者对健康消费的认识和重视程度。同时,丰富消费者的精神世界也是塑造健康消费观的重要方面。在家庭健康数字消费中,应坚持独立人格,倡导物质消费与精神消费的协调发展。通过提供多样化的文化、娱乐、教育等数字产品,满足消费者日益增长的精神文化需求。这不仅能够提升消费者的健康管理素养和健康生活品质,还能够促进社会的整体文明进步。

4. 加强个人信息安全保护,建立理性数字认知

在数字化时代,个人信息安全保护显得尤为重要。为了保障家庭健康消费者的个人信息安全,应完善和更新数据安全和个人隐私信息保护相关法律法规,加强对生物特征识别技术和个人信息采集的立法和监管。同时,要加大对违法违规行为的惩处力度,提高消费者个人信息安全保护意识。此外,培养理性数字认知也是保护个人信息安全的重要途径。通过教育引导、案例分析等方式,帮助消费者建立对数字技术的理性认知。倡导消费者减少非必要在线时间,降低对数字技术和数字产品的过度推崇和依赖。同时,推动算法公开透明,保障消费者知情权,对算法导致的消费异化和恶意算法进行干预和问责。这不仅能够保护消费者的合法权益,还能够促进数字技术的健康发展。

5. 推动跨界融合与产业链整合,提升产业协同效应

跨界融合与产业链整合是提升产业协同效应的关键。应鼓励家庭健康管理和健康产业领域与医疗、养老、旅游、体育等领域的深度融合和创新发展。通过跨界合作,可以拓展市场空间、提升服务品质、满足消费者多元化的健康需求。同时,要加强产业链上下游之间的协同合作,整合各方资源,提高资源利用效率。通过构建产业联盟、共享平台等方式,实现信息共享、优势互补,推动产业整体升级和发展。

分 报 告

B.2
2024年中国家庭健康发展报告

宋晓琴 林 任[*]

摘　要： 家庭健康是全民健康的基础，是促进全民健康的保证。《健康中国行动（2019—2030年）》提出的重大专项中有8项对家庭提出了具体要求，将家庭健康建设推向了新的高度。家庭健康是一个多维度的概念，涵盖了身体、心理、社会和环境的各个方面，包括健康环境、健康行为、健康知识与技能、健康生活方式、健康心理等。我国城乡家庭健康现状受经济发展状况、教育资源分布、文化习俗以及卫生服务可及性等多种因素的影响，亟须加大农村医疗投入并提高农村居民健康素养。家庭健康产业的蓬勃发展为相关企业和服务提供者带来巨大的市场机遇，同时也需应对多方面的挑战，发挥政府主导作用，统筹协调各部门，加快资源整合，提高基层健康服务能力，巩固家庭健康促进活动的工作成效，确保健康中国行动的有效实施。

---

[*] 宋晓琴，医学博士，郑州大学第一附属医院健康管理中心副研究员、河南省慢病防治与智慧健康管理重点实验室技术骨干，主要研究方向为健康大数据分析与慢病防治；林任，医学博士，武汉大学人民医院健康管理中心主治医师、科研秘书，主要研究方向为慢病健康管理。

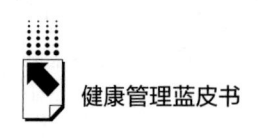

关键词： 家庭健康 健康管理 健康行为

2016年8月19日，我国召开了具有划时代意义的全国卫生与健康大会，提出要把人民健康放在优先发展战略地位，加快推进健康中国建设。会后不久的8月26日，中共中央政治局审议通过了《"健康中国2030"规划纲要》，首次全面、系统和综合性地描绘了健康中国建设国家战略规划远景目标任务、时间表与路线图。家庭是社会的基本单元，是社会的基本细胞，推进健康家庭建设是坚持以人民为中心发展理念的重要体现，是深入实施健康中国战略的题中应有之义；而家庭健康是全民健康的基石，是建设健康中国的关键所在。

一 家庭健康

（一）家庭健康的提出及概念

"家庭健康"的概念源于美国，从医疗保健的角度来看，家庭为慢性病患者、残疾人和体弱多病的家庭成员提供护理所产生的经济价值，比医疗卫生系统所贡献的要大2~6倍。家庭不仅创造家庭环境并提供获取健康资源的途径，而且以家庭为单位的集体健康是个人健康的有力预测指标。美国政府在实施各类公共卫生及健康促进举措过程中，通常会考虑到家庭对于个体及社会健康的作用。2003年有学者开发了用于护理学科的家庭健康框架并提出了家庭健康模型，家庭健康被描述为一种现象，是家庭和成员相互作用过程的复杂背景系统，家庭健康被视为家庭成员在生命过程中创造和修改的一种社会结构，因为他们会发展影响成员幸福感和成长过程的生活方式[1]，家庭健康包含功能（如家庭关系、成员互动）、背景环境（包括内部

---

[1] Denham S. A., Familial Research Reveals New Practice Model. Holist Nurs Pract. 2003 May-Jun; 17 (3): 143-151.

和外部环境，如家庭社会地位、经济条件）和结构（家庭日常生活方式）三个维度。2018年，美国妇幼健康测量资源网络（Maternal and Child Health Measurement Resource Network，MCH-MRN）开展了常规健康调查与健康绩效评价研究，对家庭进行更全面和可操作的测量，试图提供有效可行的"家庭健康"概念，并筛选出应优先关注的要素。2020年美国约翰斯·霍普金斯大学Weiss-Laxer教授团队，根据家庭健康专家共识，通过德尔菲法建立了更为完善的"家庭健康"理论框架，确定了家庭健康的31个指标和6个关键维度，包含家庭关系、互动和信仰概念，家庭社会背景，家庭成员健康观念，家庭健康实践，家庭健康资源，时间管理与活动[1]，将"家庭健康"定义为家庭单位层面的资源，由每个家庭成员健康、能力、行为、性格和成员的内部互动以及社会情感、经济和医疗等外部资源的交叉发展而来。

国外对于"家庭健康"的概念已逐渐清晰，近年来国内对家庭健康的关注度才逐步上升。2021年，中南大学湘雅三医院张国刚教授团队发表的2019~2030年中国家庭健康服务业发展报告[2]指出，家庭健康是指家庭系统在生理、心理、社会情感发展及精神方面的一种完好的、动态变化的稳定状态。2022年，学者李浩淼等[3]对家庭健康的概念框架进行了进一步剖析，指出家庭健康不是个体健康的简单组合，它突破了传统具有血缘关系的家族成员定义，涉及了诸多因素，例如家庭结构、关系、环境、行为、（内部）资源等，同时也包含家庭所能获得的外部支持（如社会网络、医疗资源、社会资源等）。这些内外要素与个体互动后，融入生活使个体改变其健康意识、健康行为和能力，进而影响健康水平；而个体的行为、意识、能力又构

---

[1] Weiss-Laxer N. S., Crandall A., Okano L., Riley A. W., Building a Foundation for Family Health Measurement in National Surveys: A Modified Delphi Expert Process. *Matern Child Health J.* 2020 Mar; 24 (3): 259-266.
[2] 武留信主编《健康管理蓝皮书：中国健康管理与健康产业发展报告No.4（2021）》，社会科学文献出版社，2021。
[3] 李浩淼、孙菊、姚强等：《家庭健康：概念、测度与中国现状》，《中国卫生政策研究》2022年第4期。

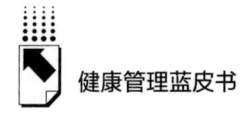

成家庭整体的关系、环境、行为，在家庭结构的内部框架和家庭资源的外部支撑中，促进家庭健康。因此，"家庭健康"整合了既往家庭结构、家庭功能、家庭社会网络等概念的关键要素，还强化了家庭获取外部资源的能力和社会性，且着重强调与健康相关的要素，链接了个体健康与社会群体健康。简而言之，所谓家庭健康，既涵盖了家庭成员内部行为、思想的互动，又包含其与外部环境支持的交互；既有家庭内部资源的共享，也有对外部资源的获取。

（二）家庭健康的范畴及意义

家庭作为构成社会的基本单元，是个体身心发展的重要场所，是连接社会群体与个人之间最为稳固的纽带。家庭健康是一个多维度的概念，涵盖了身体、心理、社会和环境的各个方面，包括健康环境、健康行为、健康知识与技能、健康生活方式、健康心理等。健康环境是家庭健康的基础，分为物质环境和精神环境两方面，物质环境主要指家庭住房条件、生活设施等条件，而精神环境则涵盖了家庭氛围、成员间的关系质量等。健康行为包括良好的生活习惯、科学的饮食安排、适度的体育锻炼等，都是家庭健康不可或缺的组成部分。健康知识与技能包括基本的卫生知识、急救技能、疾病预防和心理健康知识等，有了这些知识能够更有效地管理自身及家庭成员的健康问题，预防疾病的发生与发展。健康生活方式是指有益于健康的习惯化的行为方式，具体表现为生活有规律，没有不良嗜好，讲究个人、环境和饮食卫生，注重合理膳食、适量运动、戒烟限酒、心理平衡、良好睡眠和积极社交等方面。健康心理是指个体有良好的道德品质和社会责任感，减少社会问题和社会矛盾的产生，家庭健康水平的提升也会降低社会医疗负担、提高社会整体福祉。

家庭健康是全民健康的基础，是促进全民健康的保证。《健康中国行动（2019—2030年）》提出的重大专项中，有8项对家庭提出了具体要求。我国历来具有浓厚的家庭观念，家庭不仅是个人成长的摇篮，更是社会和谐稳定的重要基石，家庭健康状况直接影响到社会整体的健康水平和可持续发展。首先，家庭健康对个人发展具有重要影响。一个温暖和睦的家庭环境能够为每位成员提供稳定的情感支持，使得成员之间相互理解、支持和鼓励，有助于培养积极的性格特质，增强个人自信和勇气，从而更好地应对外界的挑战。家庭遗传环境也对家庭成员之间的相似性有影响，可能会塑造出某种共同的价值观、认知方式和行为模式，使得一些慢性疾病在家族内多发。因此要以家庭为单位进行健康教育和指导，帮助家庭成员掌握必要的疾病防治知识和专业技能，提高其健康意识和自我管理能力，同时发展家庭健康服务，促进家庭成员之间的互动合作，有效提升家庭健康水平，最终实现对慢性病的有效防治。其次，家庭健康对整个社会也具有重要意义。家庭是个人社会化的起点，家庭成员之间的互动与家庭教育塑造了个人的行为模式和价值观念，一个健康的家庭能够传递积极正面的价值观念，培养出有责任心、善良、正直的公民，使其以良好的心态和健康的体魄投入生活与工作，积极参与社会活动，为社会的发展和繁荣贡献自己的力量。提升家庭健康水平，能够有效减少因健康问题带来的社会经济负担，提高社会整体的生活质量，推动形成健康、和谐、有序的社会氛围，为社会的全面进步奠定坚实的基础。最后，家庭健康是人群健康的决定因素，也是慢性病预防和管理的第一道防线，可以延迟和减少对初级卫生保健的需求、减少住院和防止再入院、促进身体康复等。充分发挥政府、个人、家庭、社区及社会各类健康促进和照护机构的作用，以家庭健康建设为着力点，促进人口素质持续提高、人口结构不断优化，促进人口与经济、社会、资源、环境多方面可持续发展。

（三）家庭健康与健康管理的关系

家庭健康是健康管理中重要的一环，作为个人健康的基础，家庭健康直接影响健康管理的成效。家庭中的每个成员都扮演着不可或缺的角色，彼此间的健康习惯相互影响，共同营造健康的生活环境是实现全面健康管理的关键所在。"家庭健康"作为一个相对较新的综合性概念，强调的是

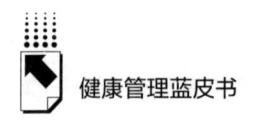

家庭作为一个整体的健康状态以及家庭成员之间的相互支持和影响。较高的家庭健康水平有助于营造、维持有益于健康的家庭环境,家庭内部良好的生活方式、情感交流和外部支持,可以促使家庭成员之间主动寻求与疾病相关的知识和技能,通过改变认知和行为,养成健康行为方式,获得较高的生活质量,保持良好的健康状态。家庭健康与慢性病管理水平之间也存在紧密联系。《"健康中国2030"规划纲要》中明确将慢性病管理上升到国家战略层面,提出到2030年实现全人群、全生命周期慢性病健康管理的目标。目前,我国拥有数量庞大的慢性病患者和死于慢性病的病例,慢性病导致的疾病负担占总疾病负担的70.0%,导致的死亡占我国总死亡人数的86.6%,慢性病已经成为一个无法忽视的公共卫生问题。对慢性病以预防为主,防治结合的健康管理理念也逐步进入每一个家庭,家庭在慢性病健康管理中的作用日益凸显,它既是服务的重要战略"合作伙伴",也是健康的社会决定因素之一。家庭健康水平的提升,有助于提高慢性病患者的健康素养、形成健康行为(如减少吸烟、增强运动等),通过开展家庭医生签约服务,联合社区、卫生医疗机构等多主体提供一体化、个性化、精准化的慢性病管理方案,逐步建立起"个人-家庭-社区-服务体系"多方联动的慢性病协同管理模式,形成一个全面、连续和高效的慢性病管理网络,从而更好地服务于慢性病患者,提高其生活质量和健康水平。

二 中国家庭健康发展现状

家庭健康是"健康中国"的基石,它与人民群众的生活水平与质量直接相关。随着我国社会发展与现代化建设的不断推进,发展家庭健康服务已经成为落实健康中国战略的重要举措。2019年国家卫生健康委、农业农村部及中国计生协会共同发布《关于服务乡村振兴促进家庭健康行动的实施意见》,要求发挥计生协的组织网络优势、群众工作优势,加强农村家庭健康教育服务,引导广大农村群众重视家庭健康,鼓励人人参与、人人尽力、人人享有，助推健康治理的重心落到基层。2020年，中国计划生育协会发布了《关于开展健康家庭促进行动的通知》，提出以健康家庭建设为抓手，引导家庭树立健康理念，养成健康行为习惯，建设健康环境，倡导家庭成员相互关爱，形成符合自身和家庭特点的健康生活方式，不断提升家庭健康素养和水平；同时做好健康家庭促进行动与基本公共卫生服务等工作的统筹配合，积极推动将健康家庭促进工作纳入健康中国、乡村振兴、健康扶贫等重点工作，确保健康家庭促进行动取得实效。2024年，国家卫生健康委办公厅联合全国爱卫办、民政部办公厅、国家疾控局综合司、全国妇联办公厅、中国计划生育协会办公室等多部门联合印发《关于全面开展健康家庭建设的通知》，深入贯彻落实习近平总书记关于实施健康中国战略、深入开展爱国卫生运动、重视家庭家教家风建设等重要论述，制定健康家庭建设要达到的具体目标及重点任务，《健康家庭建设指南（试行）》包括基本条件、健康环境、健康知识与技能、健康行为及优良家风等内容，以确保健康家庭建设的制度化、规范化开展。

中国是一个多民族、多文化的国家，不同地区的家庭健康认知和健康素养存在一定的差异，这些差异可能受到经济发展水平、教育资源分布、文化习俗以及卫生服务可及性等多种因素的影响；经济发达地区的人们可能更注重健康管理和疾病预防，而经济欠发达地区的人们可能更关注基本生活需求的满足。为了更好地了解我国城乡家庭健康的现状及其原因、提出针对性解决方案，以下对城市和乡村的家庭健康政策进行梳理。

（一）城市家庭健康的发展现状

"没有家庭健康，就没有全面小康。"健康中国行动的号角吹响后，全国共有27个省市级计生协先后成为本地健康中国建设的新生力量，政府及计划生育协会等部门纷纷出台关于推进家庭健康促进行动的实施意见，全面落实"大卫生、大健康"理念和预防为主方针，大力倡导"每个人是自己

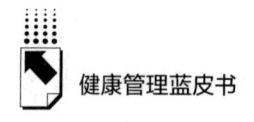

健康第一责任人"的理念，深入推进家庭健康促进行动，采取有效措施，高质量推进健康家庭建设。2021年7月，江西省印发《江西省家庭健康促进行动实施方案（2021—2025年）》，将其作为第17个健康江西专项行动来推进，12个省直部门和单位共同参与实施家庭健康促进行动，探索建立政府推动、行业引导、家家参与、共建共治共享的家庭健康治理新模式。2021年，北京市计生协联合北京市爱卫办制定《北京市家庭健康促进行动实施方案（2021—2023年）》，以九大家庭健康促进行动为抓手，开展家庭健康科普服务活动，培育健康家庭，建设家庭健康服务阵地等，三年内基本建立全市家庭健康促进服务体系，使得家庭健康服务中心覆盖范围不断扩大，家庭健康服务更加优质高效。2021年，福建印发《关于推进家庭健康促进行动的实施意见》，将家庭健康促进行动作为健康福建建设的新举措，建立家庭健康促进常态化工作机制，逐步完善家庭健康促进工作网络，努力实现到2025年底，居民健康素养水平在2020年基础上提高5个百分点以上。福建省三明市作为全国群众性精神文明创建活动发源地，不仅医改、林改走在全国前列，家庭健康促进活动也取得了积极进展。三明市计生协会与市妇联、市教育局等11个部门组成三明市家庭教育联盟，以沙县区实施省级家庭健康促进行动项目为契机，依托妇幼保健院、卫生院及社区，打造区、镇、社区三级家庭健康服务中心榜样，为广大家庭提供集信息、宣传、教育、咨询于一体的全生命周期健康服务，联合开展家庭教育公益大讲堂512场次，累计培训基层家庭健康指导员8000余名，筑起了基层家庭健康建设的"桥头堡"和"防火墙"[1]。2022年7月，上海市卫健委发布《关于本市开展家庭健康促进行动的实施意见》[2]，着力为本市儿童、青少年、育龄人群及中老年人群提供健康指导和服务，"十四五"期间，在全市建成一批区、街道（镇乡）、居（村）委三级计生协会家庭健康服务中心（服务

---

[1] 张生莫：《把握新脉搏 奋进新征程 推动家庭健康促进行动高质量开展》，《健康中国观察》2023年第7期。
[2] 上海市卫生健康委员会：《关于本市开展家庭健康促进行动的实施意见》，2022年7月22日。

点），培育一批活跃于城乡社区的家庭健康指导员，创建一批不同特色的健康家庭示范户，做优做强上海特色的家庭健康服务品牌，为实施积极应对人口老龄化的战略和健康上海行动作出积极贡献。2023年发起的"好家风健康行"家庭健康主题推进活动走进上海市各社区，从家庭家风家教建设和健康生活方式倡导践行这两条主线推进，已建成235个家庭健康综合服务阵地，并计划在全市招募1.2万名村居家庭健康指导员，充分运用媒体融合优势，扩展健康科普知识的覆盖面。2023年山东省济南市计生协与市卫生健康委、市农业农村局先后出台关于"家庭健康促进行动"工作的通知、实施方案等，逐步推进家庭健康促进行动，推进"六项重点任务"，坚持"大健康"理念，以健康家庭建设为着力点，不断提升全市家庭健康素养和健康水平。

（二）乡村家庭健康的发展现状

乡村家庭健康是农村社区发展的重要组成部分，乡村家庭健康建设旨在提升居民健康素养，普及健康知识，倡导文明健康的生活方式，并通过一系列综合措施营造健康、和谐、绿色的家庭环境，这不仅有助于提升农村居民的生活质量，也是实施健康中国战略和乡村振兴战略的重要组成部分。2024年8月，国家卫生健康委、农业农村部等多部门联合出台《关于推进健康乡村建设的指导意见》（国卫财务发〔2024〕28号），遵循乡村发展和卫生健康事业发展规律，充分调动农村群众的积极性、主动性和创造性，汇聚起投身乡村振兴、促进家庭健康的强大力量。东莞市石碣镇作为中国计生协家庭健康促进行动的综合试点，创建了"10+9"家庭健康服务模式，即打造十大功能室作为家庭健康服务中心阵地，提升九大家庭健康促进服务，不断探索健康服务的有效模式，满足市民对健康文化、健康服务的新需求。2021年至今，全镇共开展健康家庭培训、家庭文化、婚育指导、健康咨询、探访慰问等家庭健康服务1000余场，惠及群众超过13万人次。云南省保山市将"家健康"纳入乡村振兴和保山教育高质量发展中，制定印发了《保山市健康家庭示范户创建工作意见》《"家健康"专

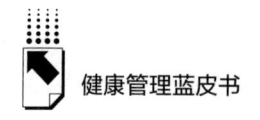

项行动部门联动机制》，明确三年内创建800户目标任务和县年度创建目标。各县把改善农村人居环境、做好垃圾污水处理、厕所革命、村容村貌提升等融入健康家庭示范建设指标体系，形成"一盘棋"合力推动的工作格局。贵州省遵义市计划生育协会依托乡（镇）卫生院和社区卫生服务中心广泛开展乡级家庭服务中心建设，探索出乡级家庭服务中心"5+3"功能创建模式，即"阵地内5个功能室+阵地外3个服务点"，通过"健康知识进万家"小程序服务群众200万人次。此模式既立足于乡级辖区又延伸到村级，紧紧围绕群众对家庭健康的需求，全方面、多角度链接资源和服务，实现了乡、村两级家庭健康促进统筹推进。安徽省安庆市怀宁县组织广大计生协会员、群众通过手机、电脑等实时观看以"健康家庭·健康享'瘦'""健康家庭·'育'见幸福"为主题的"好家风·健康行"系列直播活动，开展2024年度"好家风·健康行"家庭健康主题推进活动基层行——长兴专场活动，引导群众树立科学生育理念和时代家庭观，弘扬新时代健康家风，线上线下活动参与人数近3万人次，进一步提升了广大居民的自我保健意识。湖南省娄底市新化县计生协开展了"送健康下基层"活动，精心组织了两期乡级计生协家庭健康指导员业务培训班，通过讲座、案例分析、实践操作等多种形式，向村级计生协家庭健康指导员传授家庭健康知识、健康教育方法和健康服务技能，为乡村家庭带来实实在在的健康福利。

（三）城乡家庭健康的差异

近年来，中国城乡家庭健康差距逐渐显现，城市家庭健康水平高于农村家庭，主要体现在健康素养、慢性病患病率、传染病发病率、营养状况和精神健康等方面。城市居民的健康素养水平高于农村居民，2023年城市居民健康素养水平为33.3%，而农村居民为26.2%。农村居民的慢性病患病率高于城市居民，高血压、糖尿病等慢性病在农村地区更为普遍，可能与农村地区的医疗资源相对匮乏和健康意识较低有关。农村地区的传染病发病率高于城市，部分偏远地区疫苗接种率不足，防控措施不到位；

城市居民营养过剩问题突出，肥胖、高血脂等营养相关疾病增多，而农村居民则存在营养不良和营养过剩问题并存的现象。城市居民精神压力较大，焦虑、抑郁等心理问题增多；而农村居民的精神健康问题相对较少，但部分地区存在留守儿童、空巢老人等心理问题高发人群。此外，城市居民普遍具备较高的健康知识水平，而农村居民在健康知识获取和普及方面存在不足；城市居民更注重健康生活方式和习惯的养成，如合理饮食、适量运动等，而农村居民受传统观念和生活环境影响，健康生活方式的普及程度相对较低；城市居民在健康投入和保障方面更加积极，包括购买商业医疗保险、定期体检等，而农村居民在健康投入和保障方面的意识和能力相对较弱。

城乡家庭健康的差异受到多种因素的影响，包括医疗资源、教育水平和经济条件等。城市拥有更多高质量的医疗机构和医疗资源，医疗卫生人员数量和专业素质相对较高，加上拥有先进的医疗设备和技术，可以有效保障城市家庭的健康水平；乡镇卫生院、村卫生室、医务室等基层医疗卫生机构则是农村家庭获取疾病预防和身体保健服务的主要场所。城市居民受教育程度普遍高于农村居民，健康意识和自我保健能力更强，而某些农村居民存在不良的生活习俗和卫生习惯，如吸烟、酗酒等，对健康造成潜在危害。城市家庭的收入普遍高于农村，农村居民在医疗保健、营养摄入等方面投入不足；东部沿海地区经济发达，中西部地区相对落后，导致地区间家庭健康资源配置不均。

三 中国家庭健康的机遇、挑战与对策

（一）发展机遇

从健康家庭的微观建设到健康中国的宏观愿景，在全民健康意识日益增强的今天，家庭健康已成为国家发展的重大战略和人民生活的核心需求。随着《关于全面开展健康家庭建设的通知》的发布，中国政府明确提

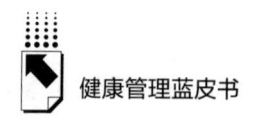

出了健康家庭建设的六项条件和五个层面的工作目标,这为家庭健康的发展提供了政策支持和指导方向。这些政策的实施将促进家庭成员健康素养的提升以及优良家风家教的传承,为家庭健康的发展创造良好的社会环境。

随着居民对健康生活习惯的重视,越来越多的人开始关注自己的身体状况并寻求更健康的生活方式,这种健康意识的提升,为家庭健康的发展提供了内在动力。家庭成员可以通过参与健康活动、学习健康知识、改善生活习惯等方式,共同提升家庭整体的健康水平。此外,家庭医生服务在中国逐渐普及,随着家庭医生签约服务覆盖率的提高,家庭可获得更加便捷和个性化的医疗保健服务。家庭医生能够为家庭成员提供预防、保健、治疗、康复和健康教育服务,这将有助于家庭成员在日常生活中更好地进行健康管理、降低疾病发生率。随着互联网和移动健康应用技术的发展,家庭健康服务能够实现更加便捷的远程监测和管理。家庭医生可以通过这些技术持续监测患者的健康状况,及时提供健康指导和干预。线上健身和健康知识传播平台的兴起,也为家庭健康提供了更多样化的服务和信息来源。家庭健康作为健康产业的重要组成部分,也将受益于整个行业的快速发展。家庭健康产品和服务的市场需求将不断扩大,为相关企业和服务提供者带来巨大的市场机遇。

(二)问题与挑战

家庭健康水平受家庭内部的情感交流、心理健康水平以及生活方式的共同影响,家庭的社会网络在很大程度上影响家庭获取所需资源的能力,家庭所拥有的健康资源直接决定了成员在面对健康问题时能够获得的医疗支持的质量和数量。家庭健康的影响因素主要有家庭成员的文化程度及心理健康状况、家庭经济水平、家庭类型等。文化程度对家庭健康的影响是多方面的,它不仅直接关系到家庭成员的健康意识和行为,还间接影响到家庭的社会经济地位、生活方式以及获取健康资源的能力。文化程度较高的人员通常对疾病的预防、早期症状识别以及如何采取适当的健康行为来维护自己和家人的健康有更深入的了解，他们更倾向于采取积极的健康行为，如规律的体育锻炼、均衡的饮食、不吸烟和限制饮酒等；同时他们也更懂得有效利用医疗资源，更有可能定期进行体检、及时就医，并在需要时寻求专业的医疗建议和治疗。受过良好教育的父母可能为孩子提供健康的家庭环境，包括良好的饮食习惯、充足的运动时间和积极的心理支持。反过来，子女较高的文化程度对中老年父母的健康状况也具有显著的积极影响，尤其是对农村父母的影响更为明显[1]。家庭成员心理健康对家庭健康具有全方位的积极影响。心理健康的家庭成员倾向于提供更坚实的情感支持，并展现出更强的压力应对能力，从而有效缓解家庭内部的紧张气氛和减少冲突。此外，心理健康与身体健康紧密相连，这些成员更可能维持健康的生活习惯，如规律作息、均衡饮食和适度运动，这不仅有利于个人的身体健康，也能整体提升家庭健康。家庭是青少年心理健康"家校社协同"机制的着力点和践行者，父母心理不健康可能导致亲子关系紧张，甚至对孩子的心理健康产生负面影响。随着生活和工作节奏加快，社会竞争急速加剧，国民心理压力大大增加，心理健康问题日益凸显。《中国国民心理健康发展报告（2021~2022）》显示，成人抑郁风险检出率为10.6%，焦虑风险检出率为15.8%[2]。《健康家庭建设指南（试行）》强调，家庭健康包括家庭成员心理健康、适应社会发展、有压力时能向家庭其他成员倾诉、能有效调节家庭矛盾。

家庭经济水平对预防性健康投资和健康行为具有显著影响，它直接决定家庭在获取健康资源以及进行健康治疗、管理时的支付能力。绝对收入假说认为，个人收入水平正向影响个人健康水平，但边际贡献递减；而相关收入假说则认为，收入的不公平会抑制个人健康水平的提升[3]。健康投入结构不

---

[1] 苏玉良：《子女文化程度对中老年父母健康状况影响的实证研究》，《运筹与模糊学》2022年第2期。
[2] 傅小兰、张侃主编《中国国民心理健康发展报告（2021~2022）》，社会科学文献出版社，2023。
[3] 张壮、吴钰姝、Yan Qiuxia：《家庭经济状况对个人健康的影响：体育参与的中介效应》，《湖北体育科技》2021年第3期。

合理是目前我国健康促进工程面临的突出问题。国家统计局《2023年居民收入和消费支出情况》数据显示，2023年，全国居民人均消费支出为26796元，其中人均医疗保健消费支出2460元，占人均消费支出的比重仅为9.2%[①]。研究显示，家庭经济水平对中老年人的健康有显著影响，家庭经济水平越高，中老年人的身体健康水平也越高，而且收入差距会显著抑制农村居民的健康水平[②]。家庭类型影响居民所能获取的经济支持、情感支持、疾病照护支持的及时性和有效性。我国的家庭类型主要分为核心家庭、主干家庭、联合家庭和其他家庭。核心家庭是指由父母和未婚子女组成的家庭；主干家庭是指由父母和已婚子女组成的家庭；联合家庭是指由父母和两对及以上已婚子女组成的家庭或兄弟姐妹结婚后不分家的家庭；其他家庭包括隔代家庭、单亲家庭等，单亲家庭是指离异、丧偶或未婚的单身父亲或母亲及其子女或被收养的子女组成的家庭。隔代抚养强度与中老年人的生活满意度和抑郁症状存在显著负相关。2023年中国单亲家庭占比约为30%。家庭健康与家庭类型密切相关，需要对弱势家庭如隔代家庭、单亲家庭予以格外关注。

（三）对策建议

首先要加强政策引导。健康中国战略倡导将健康理念纳入所有政策层面，强调维护健康不限于医疗卫生领域，还涵盖自然环境、教育、社会保障、就业等多个方面，要求政府发挥主导作用进行统筹协调，并通过政策引导加强各方面的整合与推进。健康中国战略及其相关政策文件对家庭健康的具体工作要求进行了明确部署，突出了家庭健康的内涵及其重要性。通过科学分析和判断，确立家庭健康建设的政策目标，并联合国家卫生健康委员会、教育部、民政部、财政部等多个政府部门共同参与和行动。制定科学的

[①] 《2023年居民收入和消费支出情况》，https：//www.stats.gov.cn/sj/zxfb/202401/t20240116_1946622.html，最后检索时间：2024年11月18日。

[②] 李芬、高向东：《健康促进：家庭经济水平对中老年健康的影响》，《云南民族大学学报》（哲学社会科学版）2020年第3期。

行动方案，完善组织架构，统筹推进家庭健康政策的实施、监测评估及相应的考核工作，确保行动目标的有效推进和落实。其次要培养家庭健康指导员。建设家庭健康指导员队伍是构建家庭健康服务体系、提高基层健康服务能力的关键环节，也是推动基层计生协改革和发展的有力措施。《关于加快推进家庭健康指导员队伍建设的通知》强调，要逐步构建一支数量充足、作风严谨、素质优良、服务卓越的家庭健康指导员队伍；同时建立和完善家庭健康指导员的管理制度，提升他们的专业服务能力，强化基层服务基础，巩固家庭健康促进行动的工作成效，到2025年末，90%以上的村（社区）实现家庭健康指导员全覆盖[①]。通过这些措施，不断满足广大家庭对健康服务的需求，推动人口均衡发展和家庭和谐幸福，确保健康中国行动的有效实施和落地。

普及健康知识、开展家庭健康评估，也是提高家庭健康水平的有力措施。可以通过以下五种方式宣传健康知识：一是通过电视、广播、报纸等传统媒体播放健康教育节目或刊登相关文章，以及利用社交媒体和网络平台（如微博、微信、抖音等）等发布健康信息，采用互动问答等方式吸引用户关注并传播健康知识。二是开展健康教育活动。以群众需求为导向，组织开展各类巡讲、讲座、培训、知识竞赛等，提高居民的健康意识和自我保健能力。三是制作健康手册等宣传资料，内容涵盖健康饮食、适量运动、心理健康等多个方面，供公众免费领取或阅读。四是建立健康志愿者队伍，开通健康咨询热线，设立专家咨询日，开放健康书屋，组织健康指导员上门服务，让健康知识走进千家万户。五是创新传播方式。利用现代科技手段，如虚拟现实、增强现实等技术，为公众提供沉浸式的健康体验，增强健康教育的趣味性和互动性。家庭健康评估是通过收集家庭成员的健康相关信息，识别出不利于家庭成员健康的因素、家族性疾病包括遗传性疾病，并基于这些信息，制订并实施针

---

① 中国计划生育协会：《关于加快推进家庭健康指导员队伍建设的通知》，2022年7月12日。

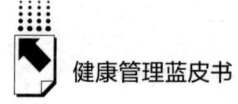

对性的家庭健康管理计划，以提升家庭成员的整体健康水平[1]。一个科学的家庭健康评估体系，在收集家庭成员基本健康信息的基础上，还需全面考虑自然环境、生理和心理状况、社会环境以及健康行为等多重因素对家庭健康的影响。

---

[1] 朱兰、黄逸敏、顾丹：《"基于家庭医生制服务的家庭健康评估指标体系"的实证研究》，《上海预防医学》2017年第11期。

B.3
2024年中国家庭膳食营养与健康管理发展报告

何璐 夏洪淼 刘聪 曾容 徐丽娟[*]

摘　要： 当前中国家庭膳食结构正逐步趋向多样化，但营养不均衡的问题依然突出。在此背景下，家庭膳食营养与健康管理迎来了国家政策支持、健康需求日益增长以及科技创新驱动等多重机遇。与此同时，也面临着产品供给不足、家庭营养健康素养有待提升以及管理人才严重匮乏等挑战。为此，政府应引领家庭膳食营养产业，加强政策、基金、教育、科研及监管支持；企业要优化产品与服务质量，注重研发、标准、透明、技术、个性服务和品牌建设；社会应营造健康环境，加强宣传、建立支持系统、倡导健康文化、促进合作、支持弱势群体；家庭和个人需重视营养知识、科学膳食、健康烹饪、健康监测与活动参与，共同推动实现健康中国目标。

关键词： 家庭膳食　营养　健康管理

一　中国家庭膳食营养发展现状

（一）中国家庭膳食结构现状与变化趋势

膳食在人类生命活动中扮演着至关重要的角色，不仅决定个体的生长发

---

[*] 何璐，武汉大学人民医院健康管理中心，主治医师，主要研究方向为营养与健康管理；夏洪淼，武汉大学人民医院健康管理中心，主治医师，主要研究方向为老年与健康管理；刘聪，武汉大学人民医院健康管理中心，主治医师，主要研究方向为营养与健康管理；曾容，博士，武汉大学人民医院健康管理中心，主治医师，主要研究方向为老年与健康管理；徐丽娟，武汉大学人民医院健康管理中心，主任，副主任医师，主要研究方向为营养与健康管理。

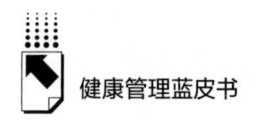

育，还对维护整体健康和预防疾病起着举足轻重的作用。均衡且科学的饮食习惯能够为人体提供必需的营养素，增强免疫力，并帮助身体抵御多种疾病。中国家庭的膳食结构在过去几十年里经历了显著的演变。从以往以谷类为主的单一结构，逐渐转变为更加多样化和营养均衡的模式。肉类、蔬菜、水果以及奶制品的摄入量有了显著提升，同时快餐和加工食品也变得越来越普及。然而，这些饮食变化在提高营养水平的同时，也导致了肥胖、糖尿病等慢性疾病的增加。为贯彻落实《健康中国行动（2019—2030年）》和《国民营养计划（2017—2030年）》，深入理解和分析膳食结构的变化对于引导居民形成科学、健康的饮食习惯，提高国民整体健康水平具有重要意义。

1. 植物性食物为主，动物性食物摄入增加

尽管我国膳食结构仍以植物性食物为基础，谷物如米饭和面条依旧是能量的主要来源，但全谷物及杂粮的摄入量相对不足。调查显示，仅有约20%的成年人能够达到每日至少50克全谷物的摄入标准，且主要集中在小米和玉米两种。蔬菜供应的多样性显著增加，季节性差异逐渐减小，居民平均每天的蔬菜摄入量约为270克，处于国际较高水平。不过，蔬菜消费多以浅色蔬菜为主，深色蔬菜占比仅为30%，低于推荐的标准（50%以上）。水果摄入量普遍偏低，即使是城市居民，日均摄入量也只有55.7克，远不及健康膳食建议的标准。大豆及其制品虽是优质的植物蛋白源，但其消费频率并不高，大约40%的成年人很少或几乎不吃豆制品[1]。

动物性食物和优质蛋白的摄入量显著增加。全国城乡居民来源于动物性食物的蛋白质比例从1992年的18.9%增加到2015年的35.2%。尤其在农村地区，膳食结构得到了显著改善。碳水化合物的供能比例从1992年的70.1%下降到2015年的55.3%，而动物性食物提供的蛋白质从1992年的12.4%提高到2015年的31.4%。这些数据表明，城乡之间的膳食差距正在逐渐缩小。鱼虾类的平均日摄入量为24.3克，多年来未见明显增长，只有不到1/3的成年人能达到每天40克以上的推荐摄入量。在消费种类方面，

---

[1] 中国农科院：《2023年中国食物与营养发展报告》，2023年12月18日。

居民的肉类消费以畜肉为主，鱼虾类和禽肉类的消费比例较低。居民的奶制品平均摄入量长期偏低，消费率普遍不高，尽管儿童和青少年的消费率高于成人，但总体摄入量仍未达到推荐水平，导致钙摄入不足的比例较高。

2. 高油高盐及过量饮酒问题突出

中国居民人均每日烹调用盐量为9.3克，北方居民的盐摄入量普遍高于南方，尽管这一数值逐年下降[①]，但仍高于《中国居民膳食指南（2022）》推荐的每日不超过5克的标准。中国居民人均每日烹调用油量达43.2克[①]，明显高于成年人每日烹调油不超过25～30克的推荐值。超过一半的居民每日摄入量高于30克的上限。我国成年男性居民的饮酒率为64.5%，女性为23.1%。饮酒者的日均酒精摄入量男性为30克，女性为12.3克。若将日均酒精摄入量超过15克定义为过量饮酒，2015～2017年的数据显示，我国男性和女性饮酒者中，过量饮酒的比例分别为56.8%和27.8%[②]。

3. 外卖和快餐改变传统饮食方式

随着生活节奏的加速，越来越多的家庭尤其是城市居民倾向于使用外卖服务。截至2023年底，国内网上外卖用户数已突破5.45亿，有35.2%的中国消费者每月平均点外卖1～5次，显示出快餐外卖已经成为日常饮食的重要部分。这一趋势导致超加工食品在家庭饮食中的比例也在增加[③]。数据显示，从1990年到2019年，中国人群加工和超加工食品的供能比例从9%增长到30%。其中，含糖饮料是最受欢迎的品类，超过一半的消费者每周购买1～2次碳酸饮料，而近1/4的消费者每周购买3～4次碳酸饮料。城市人群中，个体摄入的游离糖有42.1%来自含糖饮料和乳饮料。尽管目前我国居民的糖摄入平均水平不高，糖供能比超过10%的人群比例为1.9%，但儿童和青少年的含糖饮料消费率明显高于成人，特别是3～5岁儿童的糖供能占比高达4.8%。

---

① 《中国居民营养与慢性病状况报告（2020年）》，国务院新闻办公室新闻发布会，2020年12月23日。
② 《中国居民膳食指南科学研究报告（2021年）》，人民卫生出版社，2022。
③ 中国互联网络信息中心（CNNIC）：第53次《中国互联网络发展状况统计报告》。

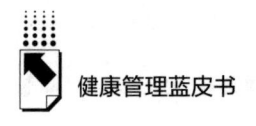

4. 功能性食品和保健品市场蓬勃发展

随着人们健康意识的增强，现代中国家庭的饮食观念已经从单纯的温饱需求转变为追求更高质量的生活。人们开始通过饮食来预防疾病、增强身体素质、延缓衰老过程。保健食品、营养强化食品等新型营养健康食品也在《"健康中国2030"规划纲要》的倡导下得到了有力发展，健康知识的普及使得消费者对功能性食品和保健品的认识日益科学化。

市场上，维生素、矿物质补充剂、鱼油、益生菌等传统保健品的健康效益因得到了科学验证而继续占据主导地位。这些产品因其可靠的效果和较高的认可度，成为许多家庭的首选。随着消费者对健康饮食需求的多样化，新型功能性食品如植物基蛋白、抗氧化食品、低GI食品、代餐食品等应运而生。这些产品不仅带来了健康益处，还兼顾了口感和便捷性，特别受年轻消费者群体的欢迎。

5. 健康饮食理念与食品安全意识同步提升

健康饮食的理念正逐渐深入人心，许多家庭开始积极寻找并实践多样化的健康食谱和烹饪方法，以降低脂肪摄入并保留食物的营养成分。人们不仅在选择食材上更加注重营养均衡，还在烹饪方式上进行了创新和改进。例如，以蒸、煮、炖等低脂烹饪方法取代传统的煎炸方式，以减少油脂的摄入，保持食物的原汁原味和健康价值。

全球化也对中国家庭的饮食习惯产生了深远影响。越来越多的家庭开始尝试世界各地的美食，促进了饮食文化的多元化，不仅丰富了日常餐桌的选择，还拓展了家庭成员的味蕾体验。例如，意大利的比萨和意面、日本的寿司和拉面、韩国的泡菜和烤肉，甚至是泰国的咖喱和印度的香料菜肴，都逐渐成为中国家庭餐桌上的常客。这种多样化的饮食习惯，不仅让家庭成员尝到更多美味，还增进了对不同文化的了解和认同。

与此同时，食品安全成为公众日益关心的话题。随着消费者对健康和安全的关注度不断提高，对有机、无公害和绿色食品的需求也在不断增长。这类食品在生产过程中严格控制农药、化肥和其他化学品的使用，确保食材的天然和健康，成为越来越多家庭的首选。人们在选购食材时，不仅关注其营养价值，还特别留意其安全性和生产过程的环保性。

（二）家庭膳食营养食品分类

根据《中国居民膳食指南（2022）》，膳食中的营养食品被划分为谷薯类、蔬菜水果类、畜禽鱼蛋奶类、大豆坚果类等几大类别。同时，随着人们生活水平的提高以及对健康的日益关注，除了基础的食物外，许多人也开始考虑通过膳食补充剂或保健品来进一步增强体质。

1. 主要膳食营养食品分类

（1）谷薯类：谷薯类食品作为中国传统饮食的基石，是膳食中能量的主要来源，碳水化合物提供了总能量的50%~65%。谷类包括小麦、稻米、玉米、高粱等及其制品，如米饭、馒头、烙饼、面包、饼干、麦片等。全谷物保留了天然谷物的所有成分，是理想膳食模式的重要组成部分，同时也是膳食纤维和其他营养素的主要来源。杂豆指除大豆外的干豆类，如红小豆、绿豆、芸豆等。因此，杂豆与全谷物被归为同一类别。薯类包括马铃薯、红薯等，可以作为部分主食的替代品。建议成年人每日摄入250~400克的谷类食品，其中至少包含50~150克的全谷物或杂豆。

（2）蔬菜水果类：蔬菜和水果是膳食纤维、微量营养素和植物化学物质的良好来源。蔬菜种类多样，包括嫩茎类、叶类、花菜类、根菜类、鲜豆类、茄果瓜菜类、葱蒜类、菌藻类及水生蔬菜类等。深色蔬菜指深绿色、深黄色、紫色、红色等有颜色的蔬菜，不同类型的蔬菜提供的营养素有所不同。水果种类繁多。建议成年人每天蔬菜摄入量至少达到300~500克，水果摄入量为200~350克，其中深色蔬菜应占一半以上。

（3）畜禽鱼蛋类：新鲜的动物性食物是优质蛋白质、脂肪和脂溶性维生素的良好来源。推荐每天鱼、禽、肉的总摄入量为120~200克。具体来说，建议每天畜禽肉的摄入量为40~75克。水产品包括鱼、虾、蟹和贝类，推荐每天摄入量为40~75克。蛋类建议每天摄入1个鸡蛋（约50克）。

（4）大豆坚果奶类：大豆、坚果和奶类是蛋白质和钙的良好来源，具有高

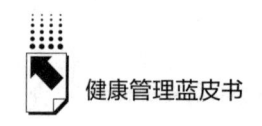

营养密度。推荐大豆和坚果的总摄入量为25~35克，其他豆制品的摄入量需根据蛋白质含量与大豆进行折算。建议每周摄入坚果约70克（即每天约10克）。

（5）烹调用油盐：油脂和食盐是烹饪中的基本调料，但其摄入量需要适度控制。为了满足人体对各种脂肪酸的需求，烹调油应多样化并定期更换种类。除了减少直接使用食盐外，还需要注意控制隐性高盐食品的摄入。建议成年人每天烹调油摄入量不超过25~30克，食盐摄入量不超过5克。

2. 膳食补充剂与保健食品

（1）维生素与矿物质补充剂：包括维生素A、C、D、E、K以及B族维生素，还有钙、铁、锌、硒等矿物质。对于因饮食习惯导致特定维生素或矿物质摄入不足的人群，适量补充这些营养素至关重要。例如，老年人由于钙吸收能力下降，可能需要额外补充钙和维生素D，以预防骨质疏松症。

（2）Omega-3脂肪酸：包括鱼油、亚麻籽油、藻油等。研究显示，Omega-3脂肪酸对于降低血脂和预防心血管疾病具有积极作用。对于那些难以通过日常饮食摄入足够鱼类的人群，可以通过鱼油胶囊等补充剂来补充Omega-3脂肪酸。这类补充剂不仅能够改善血液循环，还具有抗炎作用。

（3）蛋白质和氨基酸补充剂：如乳清蛋白、大豆蛋白等，对于需要额外摄入蛋白质的人群，这些补充剂可以提供必要的氨基酸，帮助维持肌肉健康和身体功能。

（4）抗氧化剂：如类胡萝卜素、辅酶Q10等，有助于清除体内自由基，减缓衰老过程，并保护细胞免受损伤。

（三）家庭膳食营养发展现状

随着我国社会的不断进步与居民生活质量的稳步提高，我国各地区居民家庭的饮食模式已显著呈现多元化的特点。《中国农业产业发展报告2024》显示[①]，中国居民膳食持续升级，膳食结构正在从"主食型"向"粮菜肉果鱼"多元模式转变；当前，我国居民膳食供能结构中，谷物仍然居第一，

---

① 李楠：《〈中国农业产业发展报告2024〉发布 中国农业生产将继续向好》，新华网，2024年6月8日。

其次为肉类、蔬菜、植物油，但谷物的比例正在下降。受地理因素影响，不同地区的动植物种类不同，食物原料存在差异，潜移默化地影响了当地居民的饮食习惯和生产生活方式，并形成其独特的膳食模式。

1. 不同地区膳食模式差异

（1）华北地区主要种植小麦，形成了以面食为主的饮食习惯，烹饪口味偏咸，且摄入果蔬和豆制品较少。如山西的饮食模式以高盐、高碳水化合物、肉类为主；北京的饮食模式多样，包括畜肉、鱼虾、果蔬、蛋奶和加工腌制食品。

（2）东北地区居民的饮食结构以谷薯类食品为主导，面粉制品诸如面条、馒头及饺子等构成了其主要食物来源。该地区居民习惯食用腌菜，且在烹饪过程中倾向使用较多的油脂和盐，口味相对偏重。此外，猪肉和牛肉的消费量亦较高。此类饮食习惯有可能引发高血压、高血糖及肥胖等慢性健康问题，进而增加罹患心血管疾病和糖尿病的风险。因此，对于东北地区的居民而言，优化饮食结构，降低盐分与油脂的摄入量，并适度控制红肉的食用量，对于提升其健康水平具有至关重要的作用。

（3）华东地区的人们以大米作为主要的碳水化合物来源，辅以面食。由于地理位置靠近海洋，该地区居民的饮食中常包含鱼虾等海鲜产品。在口味偏好上，倾向于清淡，多采用清炒和蒸煮等烹饪手法。

（4）华中地区以米面为主食，部分山区居民也会食用土豆、玉米等。动物性食品方面，淡水鱼虾在平原地区较为常见，而丘陵和山区则以猪肉、牛肉、羊肉为主。蔬菜种类多样，水果丰富。擅长于烹制淡水鱼虾，同时也有腌、腊等食品的传统。常以蒸、煨、炸、烧、炒为主要烹饪方式，饮食口味偏辣、重油重盐。

（5）西南地区家庭以大米和糯米为主食，这些食材是担担面、小面、过桥米线和糯米饭等传统美食的基础。肉类方面，偏好猪肉和牛肉。西南地区居民喜爱辣、麻、酸口味，这与当地多山潮湿的气候有关，有助于驱寒祛湿，如火锅、麻辣烫、酸汤鱼和酥油茶等食物体现了这种风味。

（6）西北地区家庭饮食以面食、果蔬和红肉类为主，然而，该地区

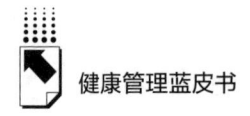

人群的盐分和肉类制品摄入量显著高于推荐标准。与此同时，膳食纤维、特定维生素以及奶制品的摄入量却低于建议值。建议对该地区传统的以肉类为中心的膳食模式进行适度调整，以促进居民的营养均衡和健康。

（7）华南地区气候高温多湿，当地居民为补充体液及营养素，偏好饮用汤品，尤其是"老火汤"。此类汤品通常经过长时间的炖煮，多选用具有食疗作用的药材，因而具有显著的滋补功效。该地区以大米作为主食，海鲜资源极为丰富，因此家庭饮食中常以新鲜海鲜及淡水鱼虾为主。尽管肉类和海鲜资源充足，华南地区的饮食习惯总体倾向于清淡，尽量减少油脂和调味品的使用，以维持食物的本真风味。

《中国居民膳食指南（2022）》将华南及华东沿海地区的饮食习惯归为"东方健康膳食模式"。该模式以富含大豆制品与奶类、水产品种类繁多、果蔬多样化、烹饪方式低盐清淡为特点。此外，该地区居民的平均预期寿命较高，心血管疾病的发病率及死亡率相对较低，这为未来家庭饮食模式提供了重要的参考。

2. 家庭就餐方式

随着生活节奏的加快，外卖已成为现代生活中不可或缺的一部分。美团外卖2023年调研数据显示，自己做饭是家庭就餐的传统方式，也依旧是目前的主要家庭就餐方式，点外卖是除自己做饭之外的第二选择[1]（见图1）。

外卖不仅改变了家庭的就餐方式，还重塑了城市的商业格局和就业市场。2023年6月，美团外卖订单量相较2019年同期增长113%。相较2021年以前，94%的家庭认可外卖这一就餐方式（见图2），25%的家庭提升了外卖消费频次[2]（见图3）。

预制食品在家庭消费场景中，能够显著降低食材采购、清洗、切割等前

---

[1] 中国连锁经营协会：《2023外卖服务健康消费机会点洞察报告》，http：//ccfa.org.cn/portal/cn/xiangxi.jsp？id＝445016&type＝1&sharetype＝1，最后检索时间：2024年10月17日。

[2] 中国连锁经营协会：《2023外卖服务健康消费机会点洞察报告》，http：//ccfa.org.cn/portal/cn/xiangxi.jsp？id＝445016&type＝1&sharetype＝1，最后检索时间：2024年10月17日。

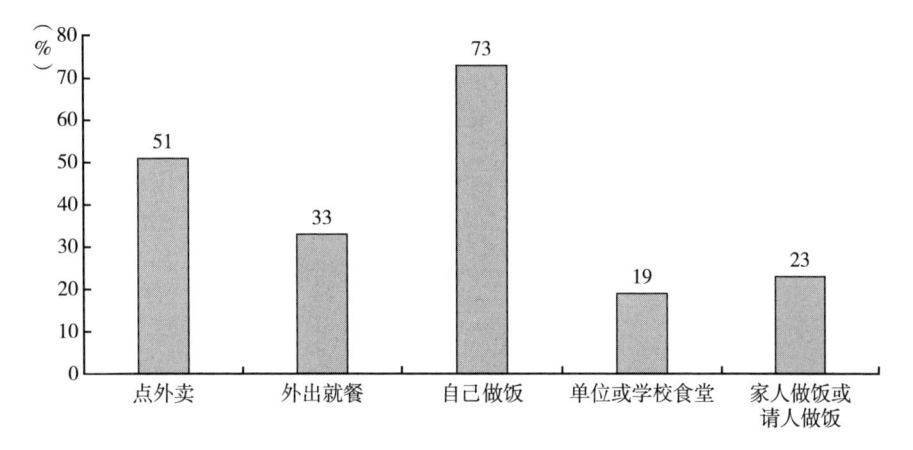

图1 家庭日常主要就餐方式

点外卖 51；外出就餐 33；自己做饭 73；单位或学校食堂 19；家人做饭或请人做饭 23（单位：%）

资料来源：美团外卖2023年调研数据。

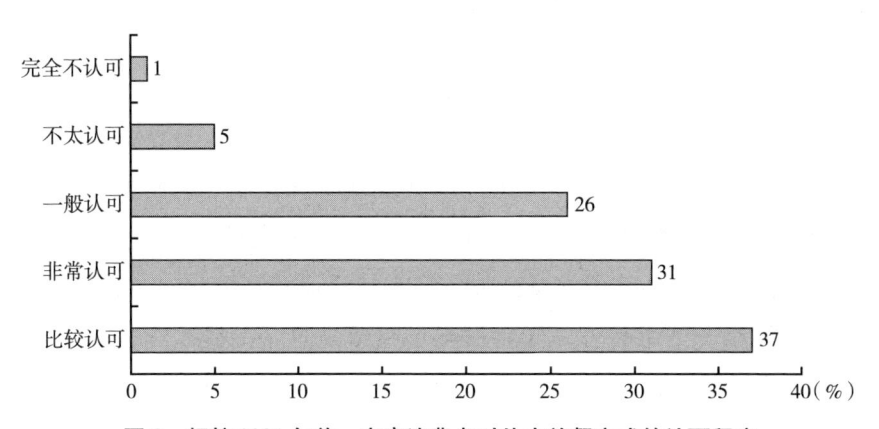

图2 相较2021年前，家庭消费者对外卖就餐方式的认可程度

完全不认可 1；不太认可 5；一般认可 26；非常认可 31；比较认可 37（单位：%）

资料来源：美团外卖2023年调研数据。

置准备工作的烦琐性，从而缩短食物准备与烹饪所需时间，实现时间与劳动力的节约，提高便捷性。对于餐饮业经营者，尤其是外卖服务提供商，预制食品在节约人力资源、空间占用以及成本方面具有显著优势，同时能够快速出餐、减少顾客等待时间。

然而，为满足大众口味偏好及延长保质期，预制食品往往具有较高的脂肪含量和热量。此外，为了长期保存，食材种类多以肉类为主，而

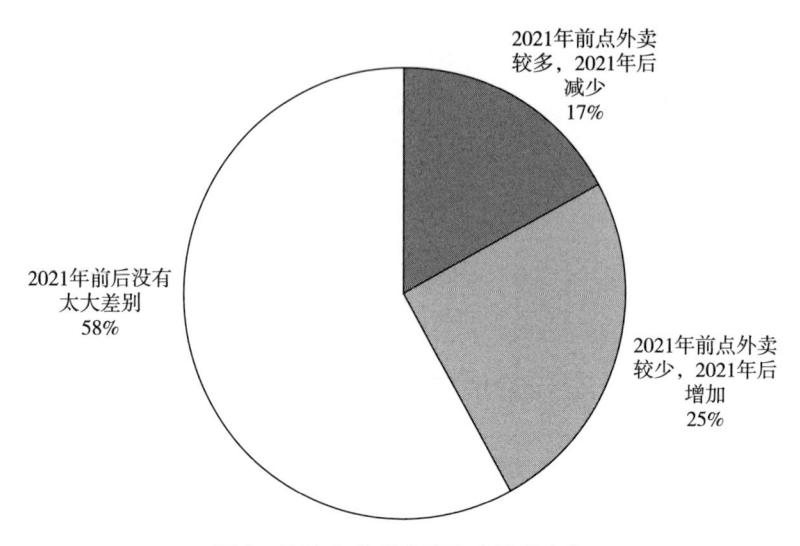

图3　2021年前后家庭外卖消费变化

资料来源：美团外卖2023年调研数据。

蔬菜类则倾向于选择胡萝卜、豌豆、笋、土豆等耐储存且不易变色的品种，导致叶绿素含量不足。因此，预制食品中维生素、矿物质以及生物活性成分的含量普遍偏低。在加工过程中，这些营养成分可能因水洗、高温杀菌、运输等环节而大量流失，且在最终消费环节经过二次加热后，营养成分的流失更为显著，导致最终仅存留高热量的碳水化合物、蛋白质及脂肪。更需关注的是，这些脂肪不仅包含食材原有的脂肪，还可能包括烹调过程中使用的油脂。经过高温处理的油脂多为饱和脂肪，对心血管健康构成潜在威胁。长期摄入高脂肪、高热量的预制食品可能导致血脂异常、血糖升高等健康问题。同时，预制食品中钠盐含量通常超标，而消费者更偏好的是咸辣口味，长期食用高盐预制食品会增加高血压的风险。

3.居民对家庭膳食营养与健康管理的要求显著提升

（1）家庭营养健康素养提升。随着互联网技术的广泛渗透及迅速发展，大量营养学知识逐渐为公众所了解。家庭对健康饮食的意识逐渐增强，开始更加重视膳食结构的合理性和营养的科学配比。通过各种在线平台和社交媒体，人们可以轻松获取各种营养建议和健康食谱，从而在日常生活中做出更明智的食物选择。营养专家和健康博主大力普及和推广相关知识，使得越来越多的人开始关注饮食结构的平衡，力求在繁忙的生活中也能保持良好的饮食习惯，旨在维护身体健康与提升生活质量。

（2）家庭对食品安全问题高度重视。随着家庭对食品安全问题的重视程度不断提升，居民对绿色、有机以及无污染食品的需求也在逐渐增加。越来越多的人开始关注食品的来源、生产过程以及是否含有有害物质，希望能够吃到更加健康、安全的食品。这种趋势不仅体现在日常生活中，也推动了相关产业的发展，使得绿色、有机食品市场不断扩大，绿色有机成为未来食品行业的发展方向。

（3）膳食产业发展迅速。随着膳食产业的迅猛发展，市场上涌现出各种各样的营养食品和健康食品，扩大了消费者的选择范围。这些产品不仅种类繁多，而且涵盖了传统食品及现代科技研发的各种创新产品，为追求健康生活的消费者提供了更大的选择空间。无论是针对特定人群的特殊营养产品，还是日常保健的健康食品，消费者都能在琳琅满目的货架上找到适合自己的产品。产品多样化不仅满足了消费者对美味和健康的双重追求，也推动了整个膳食营养产业的持续创新和发展。

（4）家庭膳食营养与其他产业融合发展。随着跨界融合的发展趋势日益明显，膳食营养领域正与医疗、健康、旅游等多个行业逐步实现深度融合。此类跨行业合作打破了传统产业的界限，并为家庭用户提供了更为丰富的增值服务。例如，结合医疗专业知识，膳食营养方案可以更加精准地满足个体的健康需求，从而提升家庭成员的整体健康水平。同时，健康管理服务的介入使得家庭膳食更加注重预防疾病和促进健康。此外，旅游行业与膳食营养的结合也为家庭带来了全新的体验，如健康养生旅游、美食旅游等，不仅丰富了家庭的休闲方式，还提升了旅游的品质和价值。总之，跨界融合的发展趋势为家庭提供了更多元化、个性化的增值服务，极大地丰富了家庭的生活方式。

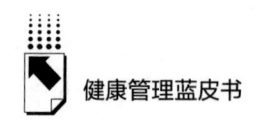

二 中国家庭膳食营养与健康管理的机遇与挑战

（一）家庭膳食营养与健康管理面临的机遇

1. 国家政策的积极导向

中共中央、国务院颁布实施《"健康中国2030"规划纲要》，重点强调了"引导合理膳食"是打造健康行为的首要内容。《国民营养计划（2017—2030年）》提出普及营养健康知识、优化营养健康服务、完善营养健康制度、建设营养健康环境、发展营养健康产业的重点任务。《健康中国行动（2019—2030年）》将合理膳食行动作为15个专项行动之一。《中华人民共和国食品安全法》（2021年修订版）规定了食品各环节的安全要求和监管措施。国家相继出台的一系列政策与法规，不仅为倡导民众践行健康文明的生活方式提供了有力的支持和指导，也为家庭膳食营养与健康管理提供了重要保障。

2. 家庭健康需求释放

2024年3月1日，国家统计局发布2023年国民经济和社会发展统计公报，其中，2023年居民收入和消费支出情况显示，全国居民人均食品烟酒消费支出7983元，增长6.7%，占人均消费支出的比重为29.8%；人均医疗保健消费支出2460元，增长16.0%，占人均消费支出的比重为9.2%①（见图4）。

随着居民消费意愿的改变，我国也迎来了大健康产业的新"风口"，健康消费升级将推动整个行业发展。此外，国家不断加大对健康消费产业的支持力度，也将持续推动大健康产业快速蓬勃发展。

3. 科技创新提供有力支撑

新质生产力用创新撬动行业发展的内核，实现技术突破、生产要素配置

---

① 国家统计局印发《2023年居民收入和消费支出情况》，https：//www.stats.gov.cn/sj/zxfb/202401/t20240116_1946622.html，最后检索时间：2024年11月11日。

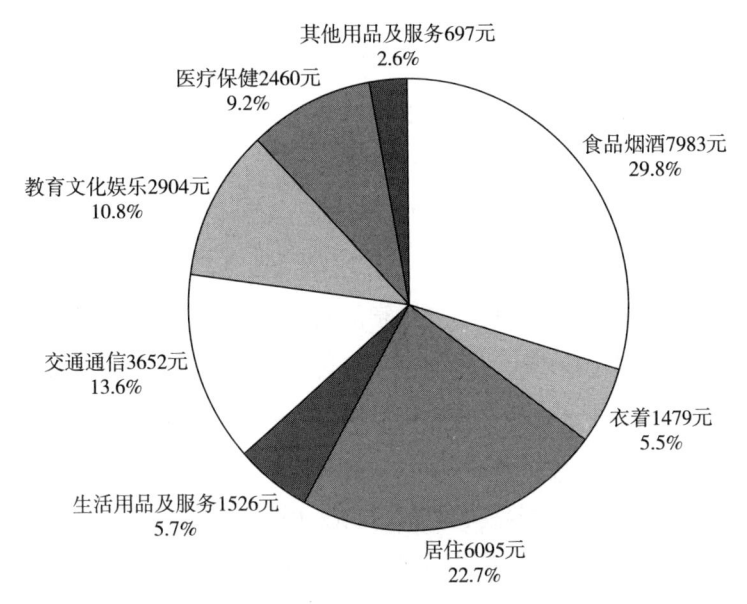

图4 2023年居民人均消费支出情况

以及产业深度转型升级。在大健康产业向数智化转型的进程中，人工智能、大模型等技术产生了新的价值增量，对于推动大健康产业的数智化发展具有重大战略意义。

（1）食品科技大力发展。随着我国食品学科的快速发展、家庭膳食营养与健康管理的理念不断升级，市场上食品科技的热点产品被广泛关注，如"植物肉""植物奶""植物蛋"等，新的植物蛋白提取技术使这些创新植物食品口感和营养价值更加接近动物产品，为人们提供了更多健康选择。此外，各种创新植物基零食以及调味品也不断涌现，满足了不同消费者的需求。食品科技的大力发展不仅推动了食品学科发展，也促进了家庭膳食营养与健康管理的有机结合。

（2）基因检测指导"精准营养"。个性化饮食是健康食谱的关键组成部分，对健康有着重要的影响。曾经高昂的基因测序价格是阻碍精准医学实施的主要因素。但现在DNA技术已经相对成熟，不仅缩短了测序所需的时间，而且成本低廉，随着科学技术的进步，人们可以通过基因检测结果充分了解

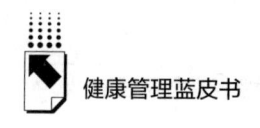

个人的健康数据，打造专属的个性化营养定制方案。

"安吉丽娜效应"说明现今社会对基因检测技术接受度越来越高。我们有理由相信，在基因组学发展和大数据分析技术进步的基础上，基于个体特征的精准营养干预将逐渐形成并得以发展。

（3）AI智能助推营养时代发展。目前，在国家政策的支持与推动下，AI智能带来了显著的变革和益处。比如冰箱，已经不只作为膳食储存工具，同时还可以确保食品的新鲜度。通过智能监控系统，实时监测冰箱内部的温度和湿度，超出安全范围后，可通过手机自动发出警报提醒。此外，食品安全溯源技术也逐渐在家庭和食堂中广泛应用，通过这项技术，可以轻松了解食品的生产地、加工以及销售等信息，进一步解决膳食安全问题。同时，部分学校还引进了智能化营养配餐系统，利用大数据等技术生成科学合理的膳食搭配方案。与此同时，国民的食品安全意识和正确的饮食习惯也逐渐形成，为数智化营养时代提供了有力的科技支撑。

（二）家庭膳食营养与健康管理面临的主要挑战

1.产品供给不足

随着"健康中国"战略的深入实施，政府相继出台了一系列的政策及措施，逐步提升国民的健康素养。但目前国内市场上，企业对于国民的个性化、多元化需求理解不足，导致产品的创新与适应能力相对有限。此外，政府对于家庭膳食营养与健康管理的产品，准入门槛较高，这一系列问题导致目前此类产品同质化严重，家庭膳食营养与健康管理的产品供给不足。

在未来市场发展中，家庭膳食营养与健康管理产品的智能化、个性化和定制化将成为主流，企业应该充分利用大数据、人工智能等技术，改变产品市场供给不足的现象，政府层面应该整合医疗、教育、社区等多方资源，降低市场准入门槛，构建完善的膳食营养及健康管理服务体系，这是促进此类产品长足发展的重要途径。

2.家庭营养健康素养低

2023年12月，中国健康促进与教育协会发布的《中国居民营养素养年度报告（2023）》显示，大部分调查对象具备健康素养，且认知水平很高，但技能掌握水平一般，女性的健康素养水平高于男性，大年龄组、受教育程度高、经济收入高的调查对象健康素养水平更高。

2023年12月18日，中国农科院发布的《2023年中国食物与营养发展报告》显示，2022年，我国人均能量供给量仍低于大部分欧美发达国家，高于印度、南非等国家。按照2021年食物供给水平计算，我国人均每日能量供给量低于美国、德国、法国、加拿大等国家，与葡萄牙、澳大利亚等国家水平相当，高于日本、印度及南非等国。我国人均每日蛋白质供给量与法国、美国等大部分发达国家的水平接近[①]。

"居民健康素养水平"已成为衡量国家基本公共服务水平和人民群众健康水平的重要指标。2023年，国家卫生健康委新闻发布会公布了全国约8万人连续12年健康素养水平监测结果，近年来我国居民健康素养水平稳步提升，目前已经接近《"健康中国2030"规划纲要》中提出的目标。从城乡分布上看，2023年城市居民健康素养水平高于农村居民约7个百分点；从东中西部来看，东部地区居民健康素养水平为33.30%，中部地区为28.85%，西部地区为24.44%。城乡差距、东中西部地区之间的差距在缩小，但仍有不平衡现象[②]。

3.家庭膳食营养与健康管理人才严重缺乏

家庭膳食营养与健康管理人才缺乏是当前面临的一个问题。

学科交叉性使培养难度增加，对于学生而言，需要全面掌握相关知识和技能，同时积累大量的实践经验，了解不同家庭的文化背景、饮食习惯、经济状况等因素，学习难度较大、周期较长。对于教育机构而言，关于家庭膳食营养与健康领域的教育体系不足，教育资源分布仍不均衡，制约了教育成效。

人才吸引力不足，首先，薪资待遇缺乏竞争力，家庭膳食营养与健康管

[①] 宋雅娟：《2023年中国食物与营养发展报告发布》，《光明网》2023年12月18日。
[②] 国家卫生健康委员会：《2023年中国居民健康素养监测情况》，2024年4月24日。

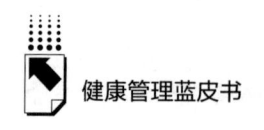

理领域与金融、互联网等行业相比，薪资水平明显偏低，其次，职业发展空间有限，纵向来看，晋升通道不够明确。在一些企业或者机构中，缺乏晋升的机会和激励机制，岗位类型相对单一，限制了人才的发展空间。

社会认可度较低，受传统理念影响，缺乏足够的宣传和普及，目前，大众对家庭膳食营养与健康管理行业的工作内容认识不足。很多家庭在遇到膳食营养与健康问题时，依然会选择就医，而不是选择家庭膳食营养与健康管理专业人员的帮助，使该行业的从业人员缺乏职业自豪感。

三 家庭膳食营养与健康管理的对策与建议

（一）政府应进一步加强对家庭膳食营养产业的引领和帮扶

政府在推动家庭膳食营养与健康管理方面发挥着至关重要的作用。为了促进这一产业的发展，以下是几项具体的对策与建议。

1. 加强政策支持与法规建设

政府应根据国家健康战略，制定系统的家庭膳食营养相关政策与法规。这包括加强食品安全标准、营养标签规范以及膳食补充剂的管理，以确保消费者的安全与健康。

2. 设立专项基金

设立家庭膳食营养产业发展专项基金，支持研究与开发、市场推广以及创新项目。通过财政补贴和税收优惠，激励企业和科研机构加大对家庭营养产品的研发投入。

3. 开展营养教育与培训

政府应组织全国范围的营养教育与培训活动，特别是在学校和社区，普及科学膳食知识，提高公众的营养素养。通过线上线下结合的方式，确保广泛覆盖。

4. 推动科研与技术创新

加强与高校和科研机构的合作，推动家庭营养相关的科学研究和技术创新。尤其是在食品安全、营养成分分析以及个性化营养方案方面，应鼓励开展前沿研究，促进成果转化。

5. 建立监管机制

建立健全家庭膳食营养市场的监管机制，确保食品生产和销售过程的透明，减少假冒伪劣产品的流通。通过定期的市场检查和抽检，维护消费者的合法权益。

6. 营造良好的产业环境

鼓励各类社会组织和行业协会参与，形成良好的合作模式和信息共享机制。通过建立行业标准，引导企业自律，提升整个行业的服务质量与信誉。

（二）企业要不断优化家庭膳食营养产品及服务的质量与供给

企业在家庭膳食营养与健康管理中起着重要的推动作用，必须在以下几个方面进行优化与提升。

1. 加大研发投入

企业应根据市场需求，增加对家庭膳食营养产品的研发投入，开发高质量、多样化的营养食品，尤其是针对不同年龄段和特殊人群的产品。

2. 提升产品质量标准

企业要建立严格的质量控制体系，确保产品从原材料采购、生产加工到成品出库的每一个环节都符合国家标准，保障消费者的健康安全。

3. 注重营养信息透明

提高产品标签的透明度，确保消费者能够清晰了解产品成分、营养价值及使用建议。主动提供营养知识和健康饮食指导，增强消费者的信任感。

4. 引入先进技术

企业应积极采用新技术，如人工智能、大数据分析等，优化产品研发、生产管理和市场营销，提高运营效率，满足消费者日益变化的需求。

5. 提供个性化服务

开发个性化的营养咨询和膳食计划服务，根据消费者的健康状况和生活方式，提供量身定制的饮食建议，增强服务的针对性和有效性。

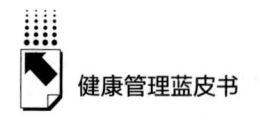

6. 加强品牌建设

企业要注重品牌形象的建设,通过优质的产品和服务建立良好的市场声誉。积极参与社会公益活动,提升企业的社会责任感和公众影响力。

(三)社会需共同营造良好的家庭营养膳食与健康管理环境

社会各界应共同努力,营造良好的家庭营养膳食与健康管理环境,具体措施如下。

1. 加强社会宣传与教育

利用各种媒体平台,广泛宣传健康饮食和营养知识,提高公众对家庭膳食营养重要性的认识。组织健康饮食主题活动,提高社区居民的参与度。

2. 建立社区支持系统

鼓励社区建立营养咨询中心,提供专业的营养指导和服务。通过社区活动,促进家庭成员之间的交流与学习,共同分享健康饮食的经验。

3. 倡导健康饮食文化

社会应积极倡导健康饮食文化,鼓励家庭选择新鲜、天然的食品,拒绝过度加工和高糖、高盐的食品,培养良好的饮食习惯。

4. 促进多方合作

鼓励政府、企业、学校、社区等多方合作,共同推动家庭膳食营养与健康管理的实施,通过资源共享、信息交流,形成合力。

5. 支持农村和弱势群体的营养改善

制订针对农村和城市弱势群体的营养改善计划,提供必要的资源和支持,以确保每个家庭都能享有基本的营养保障和健康管理服务。

(四)家庭和个人需高度重视家庭营养膳食与健康管理

家庭和个人在推动家庭膳食营养与健康管理中发挥着关键作用,必须重视以下几个方面。

1. 学习营养知识

家庭成员应主动学习营养知识,了解日常饮食中各类食物的营养成分及其健康益处，掌握科学饮食的基本原则，提升整体营养素养。

2. 制订科学膳食计划

根据家庭成员的年龄、性别、健康状况等因素，制订合理的膳食计划，确保每日摄入充足的营养素，促进身体健康。

3. 重视家庭烹饪与食品选择

鼓励家庭成员参与日常烹饪，选择新鲜、健康的原材料，尽量降低外出就餐的频率，培养良好的饮食习惯。

4. 定期进行健康监测

家庭应定期进行健康监测，如测量体重、血压等，及时了解家庭成员的健康状况，必要时进行饮食调整，以保持身体健康。

5. 参与健康活动

鼓励家庭成员积极参与各类健康活动，如运动、社区健康讲座等，提升身体素质和健康意识，共同营造健康的家庭氛围。

基于以上对策与建议，政府、企业、社会和家庭应形成合力，共同推动中国家庭膳食营养与健康管理的发展，提升国民的整体健康水平，为实现健康中国的目标贡献力量。

B.4
2024年中国家庭体育健康管理发展报告

王雅琴[*]

摘　要： 在新时代我国"建设体育强国"的战略蓝图下，积极推动家庭体育健康管理不仅是践行以人民为中心体育理念的核心举措，也是增强基本公共体育服务效能、强化民众获得感与幸福感的关键路径。本报告深入剖析了体医深度融合与全民健身浪潮下我国家庭体育发展现状，指出尽管全民健身活动蓬勃开展、智慧化及定制化体育产品不断涌现、体育产业规模持续扩大，但仍面临家庭体育发展不均衡、不充分，体育教育和全民健身公共服务体系与家庭体育高质量发展的需求脱节，全民健身公共服务体系尚不完善，体育产品与服务的有效供给不足，体育消费潜力尚未充分释放等问题。面对新形势，我们要坚持问题导向，聚焦家庭体育宣传、家庭体育健身组织培育、供需两端协调发力，丰富家庭体育产品和人才供给，优化体育产业布局等重点领域和关键环节，不断开创家庭体育健康管理发展新局面。

关键词： 家庭体育　健康管理　高质量发展

一　家庭体育与家庭健康

（一）家庭体育的概念

家庭体育是一人或多人在家庭生活中安排的或自愿以家庭名义参与的，

---

[*] 王雅琴，博士研究生，中南大学湘雅三医院，副主任医师，主要研究方向为心脑血管疾病、健康管理。

以身体锻炼为基本手段，以获得运动知识技能、满足兴趣爱好、丰富家庭生活、进行休闲娱乐、实现强身健体和促进家庭稳定为主要目的教育过程和文化活动。家庭体育作为社会体育的基本单位，隶属于群众体育范畴，是全民健身的落脚点、群众体育全面发展的着力点、学校体育的归宿处、家庭和谐的催化剂[①]。从家庭体育的内涵来看，家庭体育锻炼行为能够有效提升家庭成员健康水平，培育优良品质，增强家庭稳定性，在促进"身"之提升中发挥着重要作用。从家庭体育的外延来看，家庭体育有助于"家校社"体育协同发展，营造广泛开展全民健身活动的新局面，其较强的渗透力可深入不同社会结构层次和不同人群阶层，促进个体体育参与及社会适应。

家庭体育是以家庭成员为活动主体，以家庭所在地及周边为主要活动空间，包括家庭成员驻地或者移动地，以体育参与和体育观赏为活动内容，以健身娱乐、学习发展为主要活动目的，能够充分体现家庭合作与情感互动的群体体育运动，具有锻炼时间、地点的自由性和设备设施简便性等特点[②]。

（二）家庭体育与家庭健康的关系

1.家庭体育在家庭健康中的作用

家庭体育对整体家庭健康和生活质量有着积极的影响，它不仅关乎每个家庭成员的身心健康，还对整个家庭的和谐氛围和幸福指数产生深远影响。从生理层面来看，家庭体育能够加快血液循环，提高脑细胞的供氧和功能水平，增强肌肉和关节的活力，以及提升重要脏器的功能；此外，家庭体育还能促进胃肠蠕动，有利于消化和吸收，提高机体免疫功能，保持旺盛的生命力。从心理层面来看，家庭体育能够促使脑细胞释放内啡肽等物质，使人产生愉悦的感觉，从而改善心情和精神状态；同时，还能提升自我认知和情绪管理能力。从社会适应层面来看，家庭体育是一项集体运动项目，在运动过

---

① 张永保、田雨普：《"家庭体育"新释义》，《北京体育大学学报》2010年第6期。
② 张永保：《家庭体育的内涵及其发展策略研究》，《四川体育科学》2020年第4期。

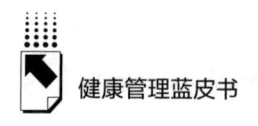

程中可以培养家庭成员之间的协作能力,在体育运动中提升彼此之间的默契程度。同时,家庭体育有助于人们更好地融入社会,通过参与集体活动或比赛,增强团队协作精神和沟通能力,提升个人的社会适应能力。

2. 家庭体育对不同家庭成员健康的影响

家庭体育对每个家庭成员的健康都能产生积极的影响。对于儿童来说,家庭体育是生长发育的重要推动力。通过参与各种体育活动,儿童能够锻炼肌肉和骨骼,促进身高的增长和身体的健壮。同时,家庭体育还能促进儿童的大脑发育,提高其智力水平和注意力集中度,有助于其学习能力的提升。对于青少年来说,家庭体育是塑造健康体魄和良好心态的关键。青少年正处于生长发育的关键时期,通过家庭体育可以促进身体的协调发展,增强身体素质和耐力。此外,家庭体育还有助于缓解青少年的学习压力和焦虑情绪,提高其自信心和自尊心,培养积极向上的心态和团队合作精神。对于成年人来说,家庭体育是维持身体健康、预防疾病的重要手段。通过坚持家庭体育,成年人可以改善心肺功能,降低心血管疾病的风险;增强肌肉力量,预防骨质疏松和关节疾病;提高代谢水平,控制体重和减少脂肪堆积。对于老年人来说,家庭体育则是延缓衰老、保持活力的有效途径。同时,适度家庭体育锻炼可以改善人体心肺功能,增强肌肉力量和平衡能力,预防跌倒和骨折等意外事件的发生。

(三)家庭体育健康管理的意义

家庭体育是现代健康生活方式的重要组成部分,对其进行有效且持续的健康管理意义深远。家庭体育健康管理的意义在于提升家庭成员的生活质量、促进身体健康和心理健康,同时增强家庭成员间的互动和沟通,从而达到预防疾病、保持身体健康、提高生活质量的目的。家庭体育健康管理不仅关乎家庭个体的健康与发展,更是构建健康、和谐家庭环境的关键要素。通过合理体育规划,每个家庭成员都能从中受益,共同创造充满活力、温馨和谐的家庭氛围。

二 家庭体育健康管理发展现状

(一)家庭体育开展的制约因素

1. 家庭健康观念与体育行为认知存在偏差[①]

健康不仅是指人没有疾病和体质不虚弱,更是包含人在身体、精神和社会适应上的完好状态。很多社会公众对健康观念和体育行为的认知上存在一定的偏差。(1)很多社会公众持有"无病就是健康"的观念,特别是中青年人自认为身体健康,不需要参加体育锻炼。(2)部分社会公众过于或盲目相信营养物质和保健用品,认为健康问题只需加强营养或补药滋补即可,从而忽视了体育锻炼。(3)有些社会公众认为钓鱼、散步等休闲娱乐活动就是锻炼身体;也有些社会公众只是喜欢观看欣赏体育比赛活动,却很少亲自参加体育锻炼;还有一些社会公众因习惯于借助打扑克、玩麻将和玩游戏等方式休闲娱乐而很少真正参加体育锻炼。(4)很多社会公众由于在健康观念和体育行为上存在认知误区,在日常家庭生活中缺乏体育锻炼意识和习惯,没能形成有利于身心健康的家庭体育生活方式。

2. 居住环境及体育场地设施难以满足的现有需求

家庭居住环境的空间大小直接影响家庭体育的开展。缺乏合适的运动空间或设施如健身房等限制家庭成员的体育锻炼选择。体育场地设施是家庭成员参加体育锻炼的物质条件,但我国公共体育资源短缺。据国家统计局发布的《中华人民共和国 2023 年国民经济和社会发展统计公报》进行初步核算,2023 年末全国共有体育场地 459.3 万个,体育场地面积 40.7 亿平方米,人均体育场地面积 2.89 平方米。我国人均体育场地数及面积相较发达国家存在很大差距。

[①] 张永保:《我国家庭体育的制约因素与创新发展对策研究》,《四川体育科学》2024 年第 4 期。

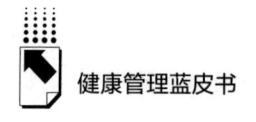

3. 家庭体育消费的经济能力有限

家庭体育可能涉及一定的经济投入，如购买运动器材、参加健身课程等，经济状况较差的家庭可能因经济压力而减少体育锻炼的投入。《中国统计年鉴2023》显示，我国2021~2022年居民可支配收入和人均消费支出较2020~2021年增长缓慢，且居民平均每百户年末主要拥有的耐用消费品集中在交通工具（家用汽车、电动助力车、摩托车）、家电（冰箱、洗衣机、微波炉、空调、热水器、排油烟机）和电子设备（移动电话、计算机和照相机）上。

4. 家庭结构变迁的影响

我国家庭类型分为核心家庭、主干家庭、空巢家庭、单亲家庭等。《第七次全国人口普查公报》数据显示，2021年我国平均每个家庭户的人口为2.62人，比2010年的3.10人减少0.48人，家庭户规模持续缩小，间接反映了主干和核心家庭比重的下降。不同类型的家庭在选择参与家庭体育活动时，可能会受到家庭特征、家庭结构以及家庭成员需求的影响。家庭体育没有特定地集中在某一种家庭类型上，而是广泛存在于各种家庭类型中。不同类型的家庭在选择家庭体育活动时，都会根据自己的具体情况和需求进行灵活选择。然而，从参与度和活跃度来看，核心家庭和主干家庭可能更容易形成固定的家庭体育活动习惯，因为这些家庭通常有更多的成员和更紧密的家庭关系，从而更容易组织和参与家庭体育活动。而单亲家庭相对来说时间有限，家庭成员往往忙于工作、学习和日常事务，难以抽出足够的时间进行体育锻炼。

5. 家庭健康状况与体适能水平的影响

家庭成员的健康状况和体能水平直接影响其参与家庭体育的能力和选择。患有某些疾病、体能较差者或老年人的运动康复指导、生活自理能力训练可能需要专业人员进行家庭体育评估、指导和照顾。但目前家庭运动健康服务从业人员相对短缺，健康管理体系尚未建立，严重限制家庭体育的开展。

综上所述，家庭体育受到多种因素的共同影响。为了提高家庭体育的参与度，家庭成员需要合理规划时间、创造运动空间、增强健康意识、培养个人兴趣与动机、加强家庭支持与互动，并充分利用外部资源与环境。同时，关注家庭成员的健康状况和体适能水平，提供个性化的家庭体育管理也是至关重要的。

（二）家庭体育健康管理需求

1. 家庭体育健康教育和心理支持的需求

在家庭体育中，健康教育和心理支持的需求是不可或缺的。（1）健康教育：通过体育健康相关知识的普及，使家庭成员了解运动对健康的益处、如何科学运动等，以提高体育素养和运动技能。同时，了解膳食营养知识，以确保在运动前后获得足够的能量和营养素。（2）心理支持：帮助家庭成员培养积极的运动态度，通过设定运动目标，激发家庭成员的运动动力；通过正向反馈，增强体育锻炼的依从性。此外，鼓励家庭成员之间的情感支持，使之更好地享受运动乐趣、提高运动效果。

2. 规避家庭体育运动损伤风险的需求

科学研究表明，体育运动不仅可以提高生活质量，而且有利于高血压、糖尿病、肥胖等多种慢性疾病的预防，降低冠心病、脑卒中、癌症等重大疾病风险。然而不科学、不适宜的运动反而会因锻炼不当导致运动伤害，甚至猝死。因此，体育运动前需要对运动者进行整体运动功能测评，主要包括：（1）运动风险评估：有助于筛查出运动及运动损伤的高风险人群；（2）运动系统体格检查：有助于规避运动系统损伤风险，并指导进行有针对性的相应功能练习；（3）身体姿态评估：有助于发现运动中的潜在风险，给出提示从而降低运动损伤风险；（4）运动素质评估：量化相关运动素质水平，并调节各项素质间的不平衡；（5）心肺运动评估：反映人体内脏功能的协调性、是否增龄性退化、运动相关状况下的病理生理学机制以及潜在运动不耐受性疾病的筛查。因此，实施运动功能测评后的家庭体育，可以更好地预防运动损伤，实现个体化运动指导与监测。

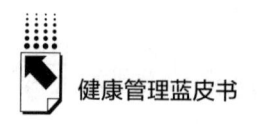

3. 家庭成员个性化运动处方制定的需求

家庭中不同年龄段的人在体育健身方面有着各自独特的需求：（1）幼儿（3~6岁）：运动形式应以游戏为主，注重模仿性和故事性。不宜进行长时间、高强度的运动，以免导致幼儿过度疲劳或受伤。运动目标是通过运动锻炼幼儿的协调能力、平衡能力和基本运动技能，达到促进骨骼和肌肉健康发育的目的。（2）青少年（7~18岁）：运动形式应多样化，包括有氧运动（如跑步、游泳）、团队运动（如足球、篮球）、智力体育项目（如国际象棋）等，以锻炼青少年的心肺功能、协调能力和团队协作能力。运动强度推荐中等至高强度，根据青少年的身体状况和运动能力进行调整，以达到最佳的锻炼效果。运动目标是通过运动提高青少年的身体素质。（3）成年人（19~60岁）：运动形式以有氧运动（如健步走、慢跑、游泳）、抗阻训练（如力量训练）和柔韧性训练（如瑜伽、拉伸）为主。运动强度推荐中等至高强度，根据个人的身体状况和运动习惯进行调整。运动目标是通过运动改变肥胖状态、促进心血管健康、降低患慢性病风险、缓解焦虑和抑郁情绪、提高睡眠质量等。（4）老年人（60岁以上）：运动形式以有氧运动为主，如散步、太极拳、瑜伽等，结合适量的力量训练，以增强肌肉力量和骨骼健康，同时增加平衡性训练、预防跌倒。运动强度建议中低强度，以不引起过度疲劳和受伤为宜，同时逐渐增加运动强度和时间，以适应老年人的身体状况。运动目标主要是通过运动延缓肌肉力量衰退，提高生活质量，减少跌倒风险，降低慢性病发生风险。

4. 家庭体育中运动监测和运动效果评估的需求

在家庭体育中，运动监测是一项至关重要的活动，它有助于家庭成员更好地了解自己的运动状态，规划锻炼计划，并监测健康指标。运动监测主要包含以下几个方面：（1）基本运动数据监测，包括步数与运动距离、运动时间、运动强度、卡路里消耗等。（2）健康指标监测，包括心率、睡眠质量、呼吸频率。（3）运动损伤监控，动态观察自己的身体状况，及时发现运动损伤的迹象；如果怀疑有运动损伤，应及时进行检查和确诊，以便采取适当的治疗措施。运动效果评估则通过体能指标（力量、耐力、速度、协调性和灵活性）变化评估锻炼计划的有效性，并据此调整训练计划，或通过竞技成绩来评估训练效果。

（三）家庭体育健康管理现状

1.体育与健身行业规模持续扩大

党的十八大以来，我国体育事业实现高质量发展，全民健身蔚然成风，体育产业发展迅速，推动体育强国建设取得新进展。我国经常参加体育锻炼的人数比例达到37.2%。截至2023年底，我国人均体育场地面积达到了2.89平方米，已经提前超过"十四五"规划的人均2.6平方米的标准。我国体育产业总规模和增加值大幅跃升，增速均高于同期GDP的增速。2012~2022年，体育产业增加值年均增速达15.4%，占当年国内生产总值的比重从0.60%提升至1.08%[①]。体育产业结构不断优化，体育与相关产业融合愈加紧密。目前，我国已基本形成以竞赛表演、休闲健身为引领，体育场馆服务、体育培训、体育制造、体育传媒等共同发展的体育产业体系。

2.个性化、定制化运动服务成为趋势

运动者对于体育健身的需求越来越个性化，不同的年龄、性别、身体状况和健身目标需要不同的健身方案。因此，越来越多的体育与健身企业开始提供个性化、定制化的服务。例如，一些健身房提供家庭体育套餐服务，依据家庭成员的身体状况和健身目标，制订个性化的训练计划，并提供专业的教练指导。

3.智能化、数字化技术广泛应用

科技进步和互联网的发展推动了家庭体育的迅猛发展。通过穿戴设备、智能健身器械等收集家庭成员运动数据，实时监测其运动表现和生理指标，提高运动效果。同时，运用机器学习、深度学习等算法，为家庭成员提供个

[①] 《国新办举行"推动高质量发展"系列主题新闻发布会（国家体育总局）》，https://www.sport.gov.cn/n4/n28119585/index.html，最后检索时间：2024年10月9日。

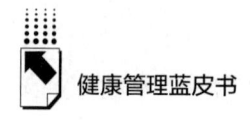

性化运动计划、训练指导和健康管理建议[①]。例如，环保哑铃、多功能滑行板、AI智能魔镜、自发电划船机、跑步机+划船机综合器械、AI+VR未来网球学院系统、智慧校园体育综合平台等，将运动与科技紧密结合，提供更加智能化的健身体验。

4. 家庭体育氛围逐渐浓厚

人民群众健身意识不断增强，同时也更加追求健身的品质，越来越多的家庭开始共同参与体育运动，主要表现在以下方面：（1）"能健身"：截至2023年底，我国健身步道长度37.1万公里，健身场地设施更加可及。（2）"会健身"：国家通过科学健身指导走基层、科学健身大讲堂、国民体质检测等活动，进学校、进乡村、进社区、进企业、进家庭，将健身知识送到群众身边；目前简单易懂的科学健身短视频、科学健身节目和运动安全科普作品丰富多彩。（3）"健好身"：丰富的全民健身赛事活动，如全运会群众赛事活动、全国全民健身大赛、社区运动会已成为体育健身的品牌，使家庭体育和群众展示健身成果的平台更加丰富。

三 家庭体育健康管理的机遇、挑战与对策

（一）发展机遇

1. 政策端

近年来，国家体育强国顶层设计和整体规划更加清晰，相继出台了一系列政策文件（见表1），规范体育健身行业有序发展，包括鼓励引导全民健身、推动体育产业发展、发展体育志愿服务工程和社会体育指导员等。这些政策文件从多个方面对体育健身行业进行了规范和引导，可助力家庭体育健康管理有序、健康、可持续发展。

[①] 袁腾凡、李南、王红雨、张航瑞：《数字技术推动家庭体育发展的实践困境与优化路径》，《2024年全国体育社会科学年会论文集（三）》，2024年。

表 1　体育与健身的主要相关政策

部门	政策	发布时间	相关内容
中共中央、国务院	《"健康中国2030"规划纲要》	2016年10月25日	强调加强体医融合和非医疗健康干预,发布体育健身活动指南,建立完善针对不同人群、不同环境、不同身体状况的运动处方库
国务院办公厅	《关于加快发展健身休闲产业的指导意见》	2016年10月28日	加快发展健身休闲产业对增强人民体质、实现全民健身和全民健康深度融合、建设"健康中国"具有重要意义,同时也有利于挖掘和释放消费潜力、保障和改善民生、培育新的经济增长点
国家体育总局、民政部、文化部、全国妇联、中国残联	《关于加快推进全民健身进家庭的指导意见》	2017年12月6日	推动以家庭为单位的体育健身社会组织蓬勃发展,家庭体育健身场地设施不断增多,家庭体育健身活动赛事不断丰富,家庭体育健身指导全面普及,家庭体育健身意识普遍增强
国务院办公厅	《体育强国建设纲要》	2019年9月2日	明确体育强国建设的目标、任务及措施,充分发挥体育在全面建设社会主义现代化国家新征程中的重要作用
国务院办公厅	《国务院办公厅关于促进全民健身和体育消费推动体育产业高质量发展的意见》	2019年9月4日	提出深化"放管服"改革,释放发展潜能;完善产业政策,优化发展环境;促进体育消费,增强发展动力;以及优化产业布局,促进协调发展等措施
国务院办公厅	《关于加强全民健身场地设施建设发展群众体育的意见》	2020年10月10日	要求完善健身设施建设顶层设计,增加健身设施有效供给,补齐群众身边的健身设施短板,大力开展群众体育活动。争取到2025年,有效解决制约健身设施规划建设的问题,相关部门联动工作机制更加健全高效,健身设施配置更加合理,健身环境明显改善,形成群众普遍参加体育健身的良好氛围
国家体育总局	《"十四五"体育发展规划》	2021年10月8日	立足"十四五"体育改革发展实际,聚焦重点领域和关键环节,坚持开放办体育、开门办体育,深化"放管服"改革,下放审批权限,推动融合发展,充分调动地方政府、市场主体以及社会各界力量投身体育事业,推动体育事业取得新成就

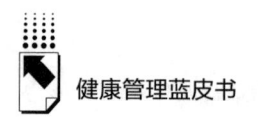

续表

部门	政策	发布时间	相关内容
国务院办公厅	《全民健身计划（2021—2025年）》	2021年7月18日	到2025年，全民健身公共服务体系更加完善，人民群众体育健身更加便利，健身热情进一步提高，各运动项目参与人数持续提升，经常参加体育锻炼人数比例达到38.5%
中共中央办公厅、国务院办公厅	《关于构建更高水平的全民健身公共服务体系的意见》	2022年3月23日	以增强人民体质、提高全民健康水平为根本目的，深入实施全民健身国家战略，全面推进健康中国建设。同时，要进一步发挥政府作用，激发社会力量积极性，优化资源布局，扩大服务供给，构建统筹城乡、公平可及、服务便利、运行高效、保障有力的更高水平的全民健身公共服务体系
体育总局办公厅、发展改革委办公厅、财政部办公厅、住房城乡建设部办公厅、人民银行办公厅	《全民健身场地设施提升行动工作方案（2023—2025年）》	2023年5月26日	致力于打造更加完善和便捷的公共健身设施网络。到2025年，目标是实现县（市、区）、乡镇（街道）和行政村（社区）三级公共健身设施的全面覆盖，并构建起社区15分钟健身圈，以满足城乡居民的健身需求
体育总局办公厅	《2024年群众体育工作要点》	2024年2月5日	全民健身公共服务体系要积极服务和融入国家新发展格局，解决全民健身发展动力、发展不平衡和发展不充分等问题；强调深入实施"全民健身场地设施提升行动"，推动基本公共服务均等化，并广泛开展各类全民健身赛事活动；加强社会体育指导员队伍建设，发展和壮大基层体育社会组织，以及加强监督评估体系和激励体系建设等
国务院	《国务院关于促进服务消费高质量发展的意见》	2024年8月3日	优化和扩大体育服务供给，释放体育消费潜力，更好地满足人民群众对高品质体育生活的需求。通过盘活空置场馆场地资源、举办体育赛事活动、发展冰雪运动以及深化促进体育消费试点工作等措施，可以有效推动体育产业的高质量发展，为经济高质量发展提供有力支撑

2. 需求端

在亚健康问题与健康观念转变双重驱动下，家庭成员健身规模持续增大，健康意识不断提升，健康生活方式与行为素养水平也在提高，从注重"治已病"向注重"治未病"转变。《2023年中国居民健康素养监测情况》显示，城乡居民健康素养水平稳步提升，从2012年的8.80%上升到2022年的27.78%，提前实现了《健康中国行动（2019—2030年）》提出的"到2025年达到25%"的目标；2023年我国居民健康素养水平达到29.70%，比2022年提高1.92个百分点，继续呈现稳步提升态势，其中，健康生活方式与行为素养提升幅度较大[1]。随着健康意识的提升，居民在健康方面的消费潜力也在不断增加。特别是城市青年群体，他们更加关注健康信息知识，愿意为健康消费投入更多资金。

3. 供给端

大数据、区块链、物联网、云计算、人工智能等新技术在体育领域创新运用，打造多维智能健身场景，促进线上线下互动融合，满足更多家庭成员居家健身、线上参赛观赛等新需求。同时，竞赛表演、健身指导、技能培训等各类体育健身产品和服务更加丰富，以健身休闲业和竞赛表演业等为龙头、高端制造业与现代服务业融合发展的体育产业体系正逐步形成。

（二）问题与挑战

1. 家庭对体育教育的重视程度相对不足，体育意识欠缺

①家庭体育教育不够：家庭教育普遍存在重视文化课学习而轻视体育教育即"重文轻体"现象。在这种氛围下，家长和孩子们更关注考试成绩和升学机会，而忽视了体育教育的价值[2]。②家庭体育知识缺乏：许多家庭成员对运动的理解停留在表面，认为运动就是简单的跑步、打球等，缺乏对运

---

[1]《2023年中国居民健康素养监测情况》，http://www.nhc.gov.cn/xcs/s3582/202404/287e15ca9fd148b5ab9debce59f58c6d.shtml，最后检索时间：2024年10月10日。

[2] 国文飞：《家庭体育氛围对3-6年级小学生体育锻炼行为影响的调查研究》，南京体育学院硕士学位论文，2024，第1~3页。

动种类、运动强度、运动时间等基本概念的了解，特别是缺乏针对老年人和青少年的专业健身指导。部分家庭体育依赖单纯的抖音、快手等自媒体平台的博主，盲目跟风而忽视了健身方法的合理性、科学性及系统性。

2. 全民健身公共服务还无法有效满足家庭体育的美好需要

①全民健身公共服务的质量在不同地区之间存在差异：尽管近年来全民健身设施有了显著增长，但在一些地区，尤其是农村和偏远地区，体育设施仍然相对匮乏。此外，设施的分布也可能不均衡，导致一些社区或地区的家庭难以获得足够的运动空间。②难以满足个性化需求：每个家庭对于体育活动的需求都是独特的，包括运动类型、强度、时间等。然而，当前的全民健身公共服务往往侧重于提供标准化的设施和活动，难以充分满足家庭的个性化需求。③宣传和教育不足：虽然全民健身的理念已经深入人心，但在一些家庭中，对于如何科学、有效地进行体育锻炼仍然缺乏足够的了解。这可能导致家庭成员在参与体育活动时缺乏计划性和持续性。

3. 体育创新能力和产业结构不适应家庭体育高质量发展要求

（1）体育创新能力不足：技术创新方面，体育产业在采用先进科学技术和手段开发新产品、引入新工艺方面进展缓慢，导致体育产品和服务的科技含量不高，难以满足家庭体育高质量发展的需求。产品创新方面，体育市场上缺乏具有创新性和差异化的产品，导致家庭体育消费者在选择体育产品和服务时缺乏多样性。服务创新方面，体育产业在提供个性化、定制化服务方面还有待提升。（2）产业结构不合理：体育产业与其他相关产业的融合程度不够，如群众体育与竞技体育融合、家庭-社区-学校体育融合、家庭体育与康养-旅游融合发展严重不足[1][2]。传统体育与竞技体育的发展不均衡，家庭体育项目以奥林匹克运动项目为主，民族传统体育不受重视。体育产业在区域布局上也存在不均衡现象，一些地区体育产业发展迅速，而另一

---

[1] 张磊、殷子骏：《场域理论视角下"家校社"协同推进以体育人研究》，《体育文化导刊》2024年第8期。

[2] 杨柳、高名洋：《"健康中国"背景下我国社区体育文化发展研究》，《当代体育科技》2019年第31期。

些地区则相对滞后。(3) 家庭体育需求与供给不匹配：当前体育产业的供给与家庭体育消费者的需求之间存在不匹配现象。家庭体育消费者对体育产品和服务的需求日益多样化、个性化，而体育产业在提供这些产品和服务方面存在不足。体育产品和服务未充分考虑到家庭体育消费者的实际需求和使用场景，导致这些产品和服务在市场上难以得到大范围推广和应用。体育人才短缺，无法满足家庭体育健康管理需求。

（三）对策建议

1. 切实注重家庭体育的宣传和组织工作

加强宣传教育与引导，推动家庭体育发展理念与时俱进，为家庭体育发展提供坚实支撑：（1）加强家庭体育健康管理的宣传教育与引导，推动家庭体育发展理念与时俱进：①加强国家政策宣传教育，将家庭健康促进与爱国主义精神、国家战略、民族复兴紧密结合，做到理论与实践、知与行相统一。②弘扬家庭体育健身文化，带动家庭成员积极参加体育健身活动，形成热爱运动的健康家风。③积极发动社会力量组织相关推广项目如科普宣传与技能培训，促进家庭体育扩容增趣。（2）加强重点人群的家庭体育健身指导：① 老年人群：开展家庭老年人非医疗健康干预，支持社会力量参与新建社区老年人运动与健康服务中心，加强家庭与社区体育联动，提供有针对性的"银发族"家庭运动健身方案或运动指导服务。②青少年：充分发挥体育在促进家庭青少年健康成长方面的独特作用。首先，以主题示范活动为引领，着眼解决青少年近视、肥胖、脊柱侧弯、心理健康等问题，推广普及青少年体育活动，开发体育游戏和运动健康课程；其次，面向全体青少年开展体育竞赛、体育文化教育、健康体测、技能展示等；最后，实现学校体育与家庭体育协同发展，拓宽家校沟通桥梁，定期互通孩子在体育方面的表现和需求，学校可以向家长提供一些简单易行、适合在家进行的运动指导。（3）培育家庭体育健身组织：鼓励培育基层家庭体育健身社会组织，鼓励发展社区体育健身俱乐部；鼓励体育社会组织与妇联、残联和其他社会组织融合发展；鼓励以家庭为单位加入各类体育组织。

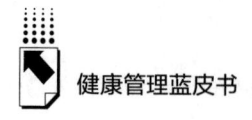

2. 构建更高水平的全民健身公共服务体系

构建体制机制更灵活、要素支撑更强大、资源分布更均衡、健身设施更便捷、赛事活动更丰富、体育组织更健全、健身指导更科学、群众参与更广泛的全民健身公共服务体系：（1）加大场地设施的供给：充分发挥中央预算内投资引领、撬动、示范的作用，广泛动员社会力量，加强体育场地设施建设，在农村重点加强乡镇级专项运动场地建设，为家庭体育提供地域便利；鼓励体育场馆进行智能化升级改造，鼓励"错峰"运动，充分利用新技术、新科技提高体育场馆的利用率。（2）加大体育产品的供给：制造业方面，加快新技术、新材料在体育用品领域的应用，推动体育制造业转型升级，打造智能装备、智慧场馆，更多地智能化产品和消费场景；服务业方面，加大体育赛事的供给，提供多层次、多样化、个性化的体育服务；智慧化发展方面，推进"互联网+健身""物联网+健身"，创新全民健身公共服务模式；体育文化创作方面，鼓励开展体育文学、体育音乐、体育雕塑、体育摄影、体育影视、体育动漫、体育标识等创作，扩展体育文化内涵。（3）加强政策措施的供给：国家发展改革委、工业和信息化部、商务部以及文化和旅游部沟通协调，研制出台体育用品转型升级、户外运动高质量目的地等政策措施，不断打通政策堵点和难点，优化发展环境，激发市场活力。（4）加强运动服务人才和体育智库的供给：加强社会体育指导员、运动防护师、运动健康师、运动营养师等人才培养；通过培训和认证，使更多全科医生、家庭医生、专科医生等掌握开具运动处方技能，以服务家庭体育健身指导。

3. 加快体育科技创新，优化产业结构和布局，释放体育消费能力

打造现代体育产业体系，推动体育产业高质量发展：①加快体育产业学院以及创新实验区的建设，进行体育科技创新，保证健康中国建设的科学性。②加速形成以健身休闲业和竞赛表演业等为龙头、高端制造业与现代服务业融合发展的体育产业体系，为家庭开发覆盖全生命周期的生活性体育服务，以提升我国体育人口数量、提升家庭体育活动参与度与满意度。③扩大家庭体育消费，广泛开展群众性体育活动，增强体育消费黏性，丰富节假日体育赛事供给，激发大众体育消费需求；创新体育消费支付产品，推动体育消费便利化。④鼓励体育用品企业研发家庭化、智能化运动装备器材，加快体育用品制造业向服务业延伸。⑤实施"体育+"工程，大力发展体育运动技能培训、运动健康服务、运动医疗康复、体育旅游等跨界融合产业。

B.5
2024年中国家庭心理健康管理发展报告

赵琳琳[*]

摘　要：　家庭心理健康是家庭成员健康状态中的重要一环，也是构建健康家庭的重要组成部分。家庭心理健康在构建和谐社会中具有不可替代的重要意义。随着社会经济的发展和人民生活水平的提高，越来越多的家庭开始注重心理健康管理。家庭成员普遍认识到心理健康的重要性，并采取了相应的措施来维护心理健康。本文探讨了心理健康与家庭健康以及家庭心理健康的界定，对家庭心理健康主要影响因素、家庭心理健康管理需求以及家庭心理健康管理发展的现状进行分析，探讨家庭心理健康管理的机遇、挑战与对策。家庭成员在心理健康管理中面临多重需求，包括情感支持、信息获取、社会支持和自我照顾。影响家庭成员心理健康的因素是多方面的，涉及个人、家庭和社会层面的复杂交互作用。为了改善家庭成员的心理健康状况，必须综合考虑这些因素，并提供相应的支持和干预措施。政策支持、数字技术及对心理健康管理的迫切需求是家庭心理健康管理面临的机遇，目前尚存在支持系统未建立、专业人员匮乏、大众心理健康意识薄弱等问题，亟须加快织密家庭心理健康问题的干预与转介网络，利用互联网科技为家庭心理健康服务赋能，加快心理健康服务整合与创新。

关键词：　家庭　心理健康　数字技术

---

[*] 赵琳琳，医学博士，中南大学湘雅三医院健康管理医学中心副教授，主要研究方向为慢性病风险评估与健康管理。

一 心理健康与家庭健康

（一）心理健康与家庭健康的界定

1. 心理健康的界定

心理健康是指个体在心理、情感和行为方面处于良好的状态，具备正常的智力、积极的情绪、和谐的人际关系以及良好的社会适应能力。心理健康是一个多维度的概念，它不仅关注个体是否存在心理问题，还强调个体在心理、情感和行为方面的积极发展和适应能力。

2. 家庭心理健康的界定

家庭心理健康是指家庭成员在心理层面的健康状态，它涵盖了每个家庭成员的心理健康状况以及家庭成员之间的心理关系。具体来说，家庭心理健康意味着每个家庭成员都能够保持稳定的情绪、积极的心理状态，具备良好的自我认知、情绪管理和应对压力的能力。同时，家庭成员之间能够相互理解、支持和关爱，形成良好的家庭氛围，有压力时能向家庭成员倾诉，能有效调节家庭矛盾。

（二）心理健康与家庭心理健康的关系

心理健康与家庭心理健康之间的关系密切，个体的心理健康状况不仅受到自身因素的影响，还与家庭成员的心理健康密切相关。例如，战争退伍军人的心理健康问题，如创伤后应激障碍（PTSD）和抑郁症，已被发现与其伴侣的心理健康和家庭功能存在显著关联[1]。这表明，个体的心理健康问题可能会对家庭其他成员造成影响，进而影响家庭的整体功能和幸福感。此外，家庭的韧性和经济困难的轨迹也被认为在母亲和儿童的心理健康

---

[1] Franz Molly R., Kaiser Anica Pless, Phillips Rebecca J., et al., Associations of Warzone Veteran Mental Health with Partner Mental Health and Family Functioning: Family Foundations Study. Depression and Anxiety 2020.

之间起到调节作用。研究发现，家庭韧性较高的家庭能够更好地应对经济压力，从而减轻母亲和儿童的心理健康问题[1]。这进一步强调了家庭环境和支持系统在个体心理健康中的重要性。在儿童和青少年的心理健康方面，父母的心理健康状况也被发现与孩子的心理健康存在双向关系。研究显示，父母的心理健康状况不佳会增加孩子出现情绪障碍的风险，而孩子的情绪问题又会反过来影响父母的心理健康[2]。这种相互影响的关系强调了在家庭层面进行心理健康干预的重要性。此外，医疗服务的可及性和协调性在儿童特殊健康需求家庭中也起到了重要的中介作用。研究表明，医疗服务的有效性可以减轻家庭因儿童心理健康问题而产生的经济和情感负担[3]。提升医疗服务的质量和可及性，尤其是在家庭层面，可能会对家庭成员的心理健康产生积极影响。综上所述，个体心理健康与家庭心理健康之间的关系是复杂的。个体的心理健康不仅受到自身因素的影响，还受到家庭成员的心理健康状况、家庭韧性、经济状况以及医疗服务的可及性等多重因素的影响。因此，针对家庭的心理健康干预措施应当被重视，以促进个体和家庭的整体心理健康。

（三）家庭心理健康管理的意义

《关于全面开展健康家庭建设的通知》（国卫办人口发〔2024〕1号）中指出，健康家庭是指家庭成员履行自身健康第一责任、掌握必备的健康知识和技能、践行文明健康绿色环保生活方式、传承优良家风家教，家庭环境卫生健康，家庭成员身体、心理和社会生活处于良好状态的家

---

[1] Wen D. J., Goh E. C. L., The Moderating Role of Trajectories of Family Hardiness in the Relationship between Trajectories of Economic Hardship and Mental Health of Mothers and Children. Current Psychology 2022.

[2] Ball S., Berry V., Ford T., et al., The Longitudinal Relationship between Child Emotional Disorder and Parental Mental Health in the British Child and Adolescent Mental Health Surveys 1999 and 2004. *Journal of Affective Disorders*, 2021.

[3] Ghandour Reem M., Kogan Michael D., Perry Deborah F., et al., The Medical Home as a Mediator of the Relation between Mental Health Symptoms and Family Burden among Children with Special Health Care Needs. Academic Pediatrics 2011.

庭，因此，家庭心理健康是家庭成员健康状态中的重要一环，也是构建健康家庭的重要组成部分。家庭心理健康在构建和谐社会中具有不可替代的重要意义。一个健康和谐的家庭，能够为社会培养出积极向上、心理健康的公民，为社会的稳定发展提供有力的支撑。

家庭心理健康管理在增进家庭成员的整体福祉方面具有重要意义。研究表明，家庭环境和家庭关系对个体的心理健康有着深远的影响。例如，家庭冲突的解决方式与抑郁症状之间存在显著关联，负面的家庭冲突解决方式会增加抑郁的风险[1]。此外，家庭成员的心理健康状况也会影响到其他家庭成员，尤其是在父母有心理健康问题的情况下，孩子的心理健康受到显著影响[2]。

此外，家庭医生在社区中扮演着关键角色，他们能够识别和管理家庭成员的心理健康需求。家庭医学强调患者的背景和家庭动态在疾病的发生和治疗中的重要性，这种以家庭为中心的护理模式能够更好地满足患者的心理健康需求[3]。通过整合心理健康服务，家庭医生可以提供更全面的支持，帮助家庭成员共同应对心理健康问题。在处理家庭心理健康问题时，教育和支持家庭成员也是至关重要的。研究表明，家庭成员的参与和支持可以显著改善心理健康服务的效果，尤其是在长期精神健康护理中[4]。因此，提升家庭成员的心理健康知识和技能，促进他们在护理过程中的参与，能够有效改善家庭的整体心理健康状况。

---

[1] Choi Dong-Woo, Han Kyu-Tae, Jeon Jooeun, et al., Association between Family Conflict Resolution Methods and Depressive Symptoms in South Korea: A Longitudinal Study. Archives of Womens Mental Health 2019.

[2] Alhalal Eman, Binomran Kenan, Al-Radwan Zainab, et al., Intimate Partner Violence and School-Aged Childrens Mental Health: Unpacking the Effects of Family Functioning, Mothers Mental Health, and Social Capital. Issues in Mental Health Nursing 2023.

[3] Fisher Sheehan D., Walsh Tova, Wongwai Clare: The Importance of Perinatal Non-birthing Parents Mental Health and Involvement for Family Health. Seminars in Perinatology 2024.

[4] Balasubramanian Swaathi, Anand Ashoojit K., Sawant Prathamesh S., et al., Managing Mental Health Problems in a Family and Community Setting: Reflections on the Family Physician Approach and Re-imagining Psychiatric Education. *Journal of Family Medicine and Primary Care*, 2021.

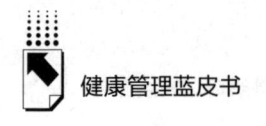

（四）家庭心理健康管理行业产业链

涵盖研发、服务与消费三大环节。上游聚焦于研发与创新，包括药物研发生产机构致力于精神类药物的开发，数字疗法及心理云平台软件开发机构利用科技手段打造心理健康解决方案。中游是服务与执行的核心，涵盖精神卫生专业机构、社会心理健康服务组织、政府及企事业单位的心理服务机构，以及数字化心理健康服务平台，它们提供多样化的心理健康服务，满足从预防、评估到干预的全方位需求。下游则面向广大消费者，即存在心理健康需求的家庭和个人，他们根据自身的精神心理障碍选择适合的治疗服务或产品，如心理咨询、心理课程等，以提升心理健康水平。整个产业链紧密相连，共同推动家庭心理健康管理行业的健康发展。

二 家庭心理健康管理发展现状

（一）家庭成员心理健康主要影响因素

家庭成员的心理健康受到多种因素的影响，这些因素可以分为个人、家庭和社会层面。首先，个人因素包括家庭成员的年龄、性别、教育水平以及他们自身的心理健康状况。例如，研究表明，年轻的家庭成员在照顾有严重心理疾病的亲属时，可能会经历更高水平的抑郁和焦虑症状。[1] 此外，家庭成员的生活方式和习惯，如饮食和睡眠规律，也会对心理健康产生重要影响。其次，家庭因素同样至关重要。家庭功能的状况直接影响家庭成员的心理健康。家庭中如果存在亲密关系的缺失、沟通不畅或角色冲突，可能会导

---

[1] Mabunda Nkhensani F., Mangena - Netshikweta Mutshinyalo L., Lebese Rachel T., et al., Family Perspectives Related to Caring for Mental Health Care Users: A Case Study in the Long-Term Mental Health Institutions of Limpopo Province, South Africa. 2022.

致家庭成员感到孤独和无助。例如，照顾者在照顾有心理疾病的亲属时，常常会感受到巨大的情感压力和责任感，这可能导致他们的心理健康状况恶化[1]。最后，社会因素也不可忽视。社会支持网络的强弱、经济状况以及社会对心理健康问题的认知和态度都会影响家庭成员的心理健康。研究显示，缺乏社会支持的家庭成员更容易感到焦虑和抑郁，而良好的社会支持可以缓解这些负面情绪[2]。此外，文化背景和社会污名化也会影响家庭成员寻求帮助的意愿，从而影响他们的心理健康[3]。综上所述，影响家庭成员心理健康的因素是多方面的，涉及个人、家庭和社会层面的复杂交互作用。为了改善家庭成员的心理健康状况，必须综合考虑这些因素，并提供相应的支持和干预措施。

（二）家庭成员心理健康管理需求

家庭成员在照顾心理健康问题患者时，常常面临多重挑战和需求。研究表明，家庭成员的心理健康管理需求不仅包括对患者的支持，还涉及他们自身的情感、社交和经济需求。

首先，家庭成员需要情感支持。许多研究发现，照顾心理健康患者的家庭成员常常经历情感困扰，包括焦虑、抑郁和愤怒。例如，女性家庭成员在照顾严重心理疾病患者时，情感困扰的风险显著增加。因此，提供情感支持和心理咨询服务对于减轻家庭成员的心理负担至关重要。

其次，家庭成员需要获取信息和教育。研究显示，家庭成员在照顾过程中常常缺乏必要的信息和知识，这使得他们在应对患者的心理健康问题时感

---

[1] McCarthy Joan, Higgins Agnes, McCarthy Bridie, et al., Family Members Perspectives of Hope When Supporting a Relative Experiencing Mental Health Problems. *International Journal of Mental Health Nursing*, 2023.

[2] Camões-Costa Vera, Loganathan Jayasree, Barton Chris, et al., Factors Contributing to the Mental Health Outcomes of Carers during the Transition of Their Family Member to Residential Aged Care: A Systematic Search and Narrative Review. Bmc Geriatrics 2022.

[3] Li Verdugo Juliann, Oh Hans Y., Jang Yuri: Mental Health of Asian American Caregivers of Family Members with Severe Mental Illness. Psychiatric Services 2023.

到无助[1]。例如，了解患者的病情、治疗方案以及如何提供有效的支持，可以帮助家庭成员更好地应对挑战。此外，家庭成员还需要社会支持。许多研究强调，来自朋友、邻居和社区的支持对家庭成员的心理健康至关重要[2]。

最后，家庭成员的自我照顾和心理健康也需要得到关注。家庭成员在照顾患者的同时，往往忽视了自身的需求。因此，提供自我照顾的资源和支持，帮助家庭成员平衡照顾责任与个人需求，是改善其心理健康状况的重要措施。

综上所述，家庭成员在心理健康管理中面临多重需求，包括情感支持、信息和教育、社会支持等（见表1）。针对这些需求的干预措施可以显著改善家庭成员的心理健康状况，并增强他们在照顾患者过程中的能力。

表1 家庭成员的心理健康管理需求

需求类别	需求内容
情感支持	家庭成员需要情感上的支持，以应对照顾心理健康患者所带来的压力和焦虑
信息和教育	家庭成员希望获得关于心理健康状况、治疗方案和应对策略的相关信息，以便更好地理解和支持患者
社会支持	建立一个支持网络，包括朋友、亲戚和其他照顾者，以分享经验和获得建议
灵活的工作政策	提供灵活的工作安排和带薪假期，以便家庭成员能够平衡工作和照顾责任
专业指导	家庭成员希望获得来自心理健康专业人士的指导和培训，以提高他们的照顾能力和应对技巧
心理健康服务	家庭成员自身的心理健康需求也需要被关注，包括心理咨询和治疗服务，以帮助他们处理照顾过程中的情感负担
参与决策	家庭成员希望在患者的治疗和护理决策中发挥更积极的作用，以确保他们的声音被听到
资源获取	获取有关可用资源的信息，包括支持小组、财务援助和法律咨询，以帮助他们更好地应对照顾的挑战
持续的沟通	与医疗服务提供者保持开放的沟通，以便及时了解患者的状况和治疗进展
应对策略	学习有效的应对策略，以应对照顾过程中的压力和挑战

[1] McCarthy Joan, Higgins Agnes, McCarthy Bridie, et al., Family Members Perspectives of Hope When Supporting a Relative Experiencing Mental Health Problems. *International Journal of Mental Health Nursing*, 2023.

[2] Li Verdugo Juliann, Oh Hans Y., Jang Yuri: Mental Health of Asian American Caregivers of Family Members With Severe Mental Illness. Psychiatric Services 2023.

（三）家庭成员心理健康管理现状

随着社会经济的发展和人民生活水平的提高，越来越多的家庭开始注重心理健康管理。家庭成员普遍认识到心理健康的重要性，并采取了相应的措施来维护心理健康。例如，通过参加心理健康讲座、阅读相关书籍、使用心理健康App等方式，学习和掌握心理健康知识和技能。青少年正处于身心快速发展的阶段，面临着学业、人际关系等多重压力，心理健康问题易发，需要家庭的支持与引导。女性因生理、心理及社会角色的特殊性，常面临情绪波动、压力增大等问题，家庭的理解与关爱对维护她们的心理健康至关重要。老年人常面临身体机能下降、社交圈子缩小等变化，易产生孤独感与焦虑，家庭的支持与陪伴是他们保持心理健康的重要基石，以下是相关研究现状。

1. 青少年心理健康风险表现形式多样化，影响因素多元化，防控难度大

由于青少年存在生理条件、心理特质、认知结构等的不同，其在压力性事件下心理行为反应具有多样性，且常出现多种心理疾病共生状况。临床诊断数据显示，我国6~16岁儿童青少年的心理问题发生率约为18.0%。其中，以注意力缺陷障碍最为频发（10.4%）。同时，焦虑（4.8%）、抑郁（3.2%）、抽动障碍（2.5%）、物质滥用（1.1%）等问题亦非鲜见（见图1）。值得注意的是，受到社会污名化、心理健康意识薄弱等因素的影响，大部分青少年的心理健康问题被忽视，尚未得到科学诊断与及时干预。调查发现，我国有近30%的青少年表现出不同水平的抑郁症状，其中仅有不到10%的个体得到系统干预。整体而言，青少年心理健康风险仍表现出较强的社会隐匿性。

青少年的心理健康是个体、家庭、学校、社会等多重因素交互作用的结果。家庭环境与学业压力或将成为当代青少年心理健康问题的主要诱因。一项基于全国范围的社会调查显示（见图2），在影响青少年焦虑/抑郁的各种因素中，选择最多的为"升学压力"，占比为54.7%；其次为"父母期待"，占比为43.6%；再次是"考试评比"，占比40.0%；选择

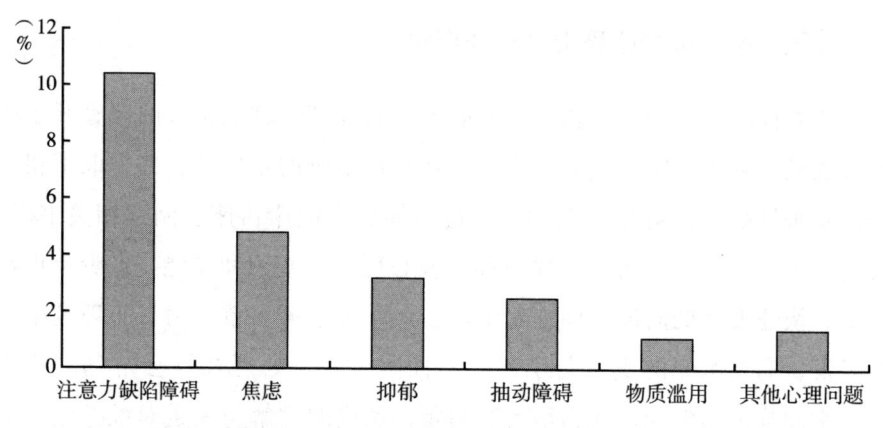

图1　6~16岁儿童青少年精神障碍患病率

注：根据文献 Li F., Cui Y., Li Y., et al. Prevalence of Mental Disorders in School Children and Adolescents in China: Diagnostic Data from Detailed Clinical Assessments of 17,524 Individuals [J]. Journal of Child Psychology and Psychiatry, 2022, 63（1）: 34-46 整理。

"教师言行"、"人际交往"与"成长困惑"的人数占比均在20%左右。可喜的是有31.2%的青少年，觉得各项因素都不会引起自己的焦虑和抑郁。因此，防范消解青少年的心理健康风险是一项系统工程，需要多场景、多主体的共同努力。

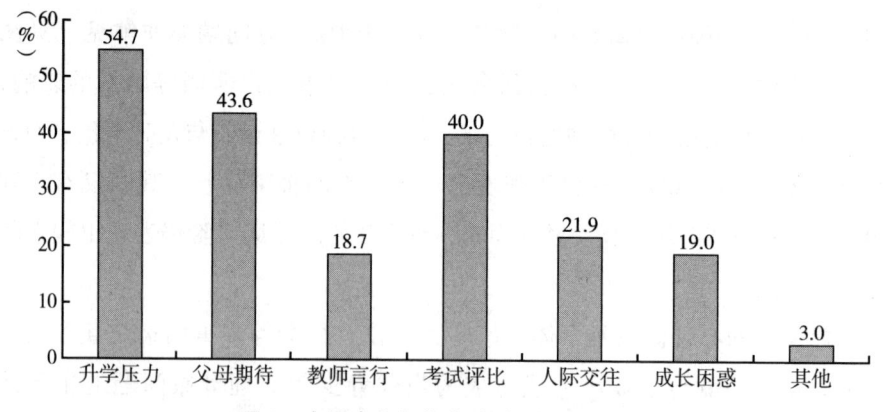

图2　中国青少年焦虑/抑郁的主要诱因

资料来源：李镇西、王丹凤《关于青少年心理焦虑、抑郁的问卷调查》，2023年10月。

随着教育理念的不断更新，亲子关系成为越来越多家庭关注的焦点，越来越多的家长开始重视与孩子建立平等、相互尊重与理解的亲子关系。数据显示，不尊重孩子意见、独断专行（63.3%），经常将孩子与他人比较（61.6%），过度干涉个人生活（50.0%）排在孩子反感行为的前三位。除此之外，对孩子缺乏信任（49.0%），"自我感动式"的过度牺牲（44.6%），言语伤害（42.7%），忽视情感需求（35.5%），将孩子视为全部、让孩子感觉有压力（33.3%），只知道给钱、很少或不与孩子沟通交流（21.8%）等也是受访者认为父母可能会引起孩子反感的行为。

2. 农村女性心理健康需要关注

回顾和梳理压力以及女性心理压力影响因素的相关文献，通过问卷调查对重庆市4270位60岁以下成年女性的心理压力程度进行分析，考察影响60岁以下成年女性心理压力的相关因素。通过有序Logistic回归分析发现，年龄、户籍、教育程度、年收入情况、工作时长、女性人才重视程度、对政策和制度的熟悉程度等变量显著影响60岁以下成年女性的心理压力。研究结果显示：60岁以下成年女性中，农村户籍的女性心理压力显著高于城市户籍；年龄越大、工作时间越长，心理压力越大；受教育程度和年收入水平越高、女性人才重视程度越高，对政策和制度熟悉程度越高，心理压力越小。基于此，提出以下4条干预对策：重视低收入成年女性的心理问题；重视农村"留守中老年女性"的心理健康问题；重视企事业单位女性的心理健康问题；加强对成年女性的心理健康教育、舆论引导及政策宣讲等[1]。

3. 老年人对心理健康服务需求大

2023年10月至2024年3月采取方便抽样法抽取沈阳市城市5个社区的社区养老老年人为研究对象，采用汉密尔顿焦虑量表、汉密尔顿抑郁量表、纽芬兰纪念大学幸福度量表对沈阳市社区养老老年人心理健康现状及心理健

---

[1] 周学馨、刘美华：《60岁以下成年女性心理压力现状、影响因素及干预对策研究——以重庆市为例》，《重庆理工大学学报》（社会科学）2024年第2期。

康服务需求进行调查，研究发现社区养老老年人存在焦虑、抑郁情绪，其主观幸福感处于中等水平（见图3）。

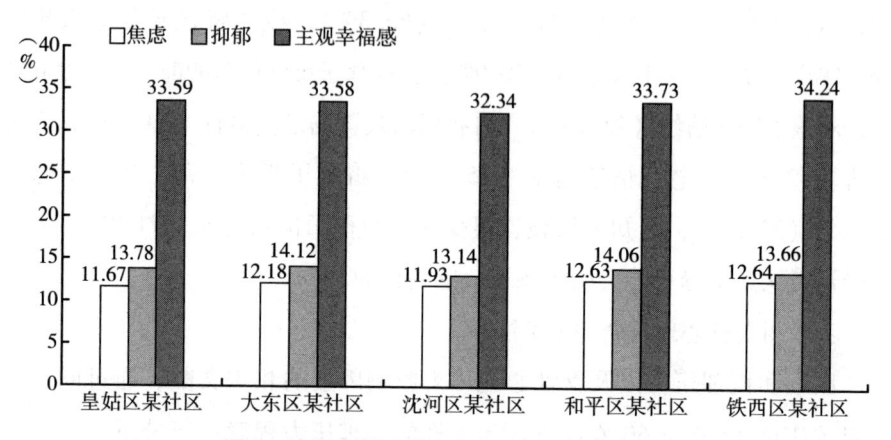

图3 沈阳市社区养老老年人心理健康现状

社区	焦虑	抑郁	主观幸福感
皇姑区某社区	11.67	13.78	33.59
大东区某社区	12.18	14.12	33.58
沈河区某社区	11.93	13.14	32.34
和平区某社区	12.63	14.06	33.73
铁西区某社区	12.64	13.66	34.24

这些老人主要有以下五种需求：（1）对健康教育的需求，部分社区老年人患有一种或一种以上的慢性病，缺乏疾病诊断、治疗、康复、药物应用等相关知识，想得到相关疾病知识方面的指导。（2）对社会支持的需求：社区老年人与子女分隔两地，长期缺乏子女陪伴，社交生活匮乏，他们渴望与子女多交流；同时在生活中也希望得到周围邻居、社区的关心与帮助。（3）改变负性情绪的需求：社区老年人长期处于缺乏家庭支持/社会支持、受疾病困扰、生活不便等状况中，导致其生活质量下降，容易产生负性情绪。（4）精神诉求：社区老年人容易产生焦虑、孤独情绪，需要专业的心理疏导。同时社区老年人渴望得到他人的关注，需要得到政府、儿女、医护人员、亲朋好友等的关心与关爱。（5）卫生服务需求：有社区老年人认为当前的社区医疗服务无法满足自己的需求，建议举办健康讲座包括心理健康讲座，期望得到更好的医疗服务。

在政策的积极推动下，一些地区已经迈出将心理治疗费用纳入医疗保险体系的步伐。具体而言，北京市海淀区早在2016年就率先行动，为首批34家社区卫生服务中心设立了心理咨询室，并将相关心理健康服务纳入了医保范畴。而到了2021年8月，广东省更是实现了历史性的突破，成为全国首个将心理治疗项目正式纳入医保的省份，其中广州的社保普通门诊的心理诊疗项目费用也可以报销。

三 家庭心理健康管理的机遇、挑战与对策

（一）发展机遇

1. 国家政策支持力度加大，为心理健康教育发展提供保障

近年来，国家高度重视家庭心理健康教育工作，陆续出台了一系列政策文件，为心理健康教育发展提供政策保障。2024年发布的《关于全面开展健康家庭建设的通知》界定了健康家庭这一概念。《关于加强心理健康服务的指导意见》鼓励发展心理健康服务机构，加强心理健康服务人才培养，提升人们心理健康服务水平。随着国家政策的支持和社会观念的转变，心理健康教育将迎来更加广阔的发展空间，从事心理健康教育工作的专业人员也将拥有更加稳定的职业发展路径。

国家政策和心理健康管理系统的有效性直接影响到社区支持和社会包容的实现。实施国家社会包容政策、建立责任框架以及提供充足的资金支持，能够有效推动家庭心理健康服务的建设。在政策的积极推动下，一些地区已经迈出将心理治疗费用纳入医疗保险体系的步伐。

2. 科技发展助力心理健康教育，拓展新的发展方向

随着科技的进步，数字健康技术（如移动健康技术）为家庭心理健康管理提供了新的支持平台。利用人工智能技术开发的心理健康测评和干预系统，可以更精准地评估个体的心理状况，并提供个性化的干预方案；利用大数据分析技术，可以更好地了解不同人群的心理健康状况、制定针对性的心理健康教育策略；利用云计算技术，可以实现心理健康资源的共享和远程服务，为更多人提供便捷的心理健康服务。科技发展将与心理健康教育深度融合，催生新的发展模式和服务方式，为心理健康教育工作者提供更广阔的职

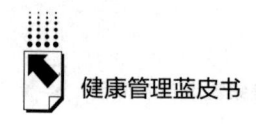

业发展空间。此外，金融科技（FinTech）也展现出理解金融行为与心理健康之间关系的潜力，能够为心理健康干预提供新的视角。

3.心理健康问题日益凸显，家庭心理健康需求增加

青少年心理问题日益凸显，如抑郁、焦虑等，已经成为社会关注的焦点。女性心理健康同样不容忽视。随着女性社会地位的提升，其对心理健康服务的需求也在增长。政府和社会各界正积极推动女性心理健康服务的普及和优化。老龄化社会的到来，对老年人的心理健康服务提出了更高的要求。家庭和社会需关注老年人的心理需求，提供必要的生活和情感支持。亲子关系和夫妻关系是影响家庭心理健康的重要因素。目前家庭成员存在缺乏沟通技巧、心理健康素养较低等问题，对家庭心理健康指导的需求日益增加。

（二）挑战

1.支持系统尚未建立健全

在中国，尽管近年来对心理健康问题的关注度有所提升，但针对家庭心理健康的支持系统仍显薄弱。从社区到学校，再到企业和医疗机构，心理健康服务资源分配不均，覆盖面有限。许多家庭在面临心理困扰时，往往缺乏便捷、有效的求助渠道，导致问题难以被及时发现和解决。此外，社会大众对心理健康问题的误解和偏见也阻碍了支持系统的构建和完善，使得家庭在寻求帮助时遭遇更多障碍。

2.家庭心理健康专业人员匮乏

家庭心理健康领域专业人才的培养和储备严重不足，导致服务供给远远不能满足家庭需求。目前，国内具备专业资质的心理咨询师、心理治疗师等数量有限，且大多集中在经济发达地区和城市，而广大农村和欠发达地区则严重缺乏。这种人才分布不均的现象加大了城乡、区域间的心理健康服务差距，使得许多家庭难以获得高质量的心理健康服务。同时，由于专业人员短缺，家庭在寻求帮助时往往面临排队等待、服务费用高昂等问题，这进一步增加了他们的负担。

3. 公众心理健康意识薄弱

尽管心理健康问题日益受到关注，但仍有大量家庭对心理健康的重要性认识不足，缺乏基本的心理健康知识和技能。许多家长在面对孩子的心理问题时，往往采取忽视、否认或简单批评的方式，而非积极寻求专业帮助。这种错误的应对方式不仅无法解决问题，反而可能加剧家庭矛盾，导致问题进一步恶化。青少年心理健康风险呈现表现形式多样化、隐匿性强，影响因素多元化、防控难度大，社会关注度高但专业工作机制仍不健全等三大特征。此外，社会大众对心理健康问题的误解和偏见也限制了家庭心理健康服务的推广和普及，使得许多家庭在面临心理困扰时感到孤立无援。

（三）对策建议

首先，加快织密家庭心理健康问题的干预与转介网络至关重要。这意味着我们需要建立更为紧密和高效的服务体系，确保家庭在面临心理健康问题时能够迅速获得专业的帮助。同时，明确不同问题的处理方式和转介路径，为家庭提供及时、有效的心理干预。另外，婚姻家庭治疗作为一种全面关注个体及家庭系统的功能和互动模式的方法，正日益得到社会和专业人士的重视与应用。

其次，利用互联网科技为家庭心理健康服务赋能。通过在线平台、移动应用等工具，我们可以打破地域限制，为更多家庭提供便捷的心理咨询服务。此外，利用大数据和人工智能技术，我们可以更精准地识别和分析家庭心理健康问题，为家庭提供更加个性化的服务方案。

最后，加快心理健康服务整合与创新，特别是针对青少年、女性和老龄化群体。我们需要关注这些特殊群体的心理健康需求，整合现有资源，提供更具针对性的服务。同时，鼓励创新服务模式和方法，如开展心理健康教育、建立互助小组等，以提升家庭成员的心理健康素养和应对能力。实施科学的传播与实施策略，可以有效缩小科学研究与实践之间的差距，确保家庭心理健康服务的有效性和可及性。

B.6
2024年中国家庭健康与脑认知健康管理发展报告

褚熙 赵静*

摘 要： 随着社会的不断发展和科技的进步，脑健康问题逐渐受到全球关注，特别是脑认知健康的管理。2022年，世界卫生组织发布了"脑健康"全球行动计划，将其列为优先战略。脑认知健康直接影响个体的思考、决策、社交能力等方面，贯穿从儿童到老年的整个生命周期。家庭作为最基本的社会单元，在认知健康的管理中起着至关重要的作用。本报告主要探讨了脑认知健康与家庭健康之间的紧密联系，介绍了脑认知健康管理的概念，分析了不同年龄段家庭成员的脑认知健康状况，介绍了脑认知健康管理的现状、问题挑战与对策建议，强调了筛查、评估、干预及家庭支持的重要性，并提出通过政策引导、技术创新和社会协作，推动脑认知健康管理的持续发展。

关键词： 脑认知健康 家庭健康 认知功能 健康管理 阿尔茨海默病

随着社会的发展和科技的进步，脑健康问题越来越受到全球关注。世界卫生组织在2022年发布"脑健康"全球行动计划，并将其列为优先战略。人类的大脑作为最复杂的生物器官，其健康状态直接影响到个体的思考、决策和社交能力。从儿童时期的大脑发育到老年时期的认知衰退，家庭作为最

---

* 褚熙，医学博士，首都医科大学宣武医院主任医师，主要研究方向为心血管疾病、慢性病预防与管理；赵静，医学博士，首都医科大学宣武医院副主任医师，主要研究方向为老年医学、慢性病预防与管理。

基本的社会单元，在其中扮演着至关重要的角色。本报告旨在介绍脑认知健康和脑认知健康管理，以及不同家庭成员脑认知健康对家庭健康的影响，分析当前家庭在脑健康管理方面的发展现状和对策建议。

一 脑认知健康与家庭健康

（一）脑认知健康与脑认知健康管理的定义

脑认知健康[①]是指个体在认知功能上的整体状态，包括记忆、注意力、思维、语言和解决问题的能力等方面。良好的脑认知健康状态有助于个体更好地适应环境、处理信息和做出决策。脑认知健康管理则是一个综合性的概念，它涉及对脑认知健康状态的监测、评估、维护和提升的全过程。有效的脑认知健康管理不仅需要医学和心理学的专业知识，还需要结合个体的自主意愿、生活习惯、环境因素以及社会支持等多方面因素，通过科学的方法和策略来实现。

（二）脑认知健康对家庭健康的影响

脑认知健康涉及婴幼儿认知能力的早期开发、青少年的成才教育、成年后的生活方式选择和老年期的康养照护，脑认知健康与家庭健康密不可分，一方面，健康的家庭和积极的生活习惯能够促进脑健康、减缓认知衰退的进程；另一方面，个体对自身和对亲人具有良好认知，对于家庭成员间的沟通和情感交流与和谐家庭关系同样至关重要。

1. 儿童与青少年认知发展的重要性

推进我国儿童健康高质量发展，为实现第二个百年奋斗目标提供健康人力资源是一项战略性任务。第七次全国人口普查数据显示，我国0~14岁儿童为2.5亿人，约占总人口的18%。儿童与青少年时期是认知发展的关键阶

---

① 脑认知健康管理中国专家共识制定委员会、《中华健康管理学杂志》编辑委员会：《脑认知健康管理中国专家共识（2023）》，《中华健康管理学杂志》2023年第12期。

段，这一时期的大脑可塑性最高，认知能力的培养和提升对未来的学业成就、职业发展乃至整体生活质量都有着深远的影响。家庭环境和教育方式在儿童与青少年认知发展中扮演着至关重要的角色。随着数字化技术的创新，儿童可接触的屏幕设备范围及其用途迅速扩展，中国儿童屏幕暴露普遍和低龄化导致其面临智商下降、认知效率更低、多动/注意缺陷的风险[1]。应该关注儿童家长养育照护的早期干预对于促进儿童早期发展脑健康和终身精神健康的重要性。

2. 中青年的认知健康现状和健康管理行为

在快节奏的职场环境中，中青年人群作为社会和家庭的中坚力量，面临着巨大的工作压力和心理负担，这不仅会导致生理心理健康问题，也会对其认知健康构成挑战。长时间的加班、高强度的工作压力以及不规律的生活习惯，都可能导致注意力分散、记忆力下降和决策能力减弱，进一步影响他们的职业表现和家庭生活质量。因此，应尽早关注和管理认知健康，提高认知储备。首先，提高认知储备是应对认知功能衰退的重要策略[2]。高认知储备指大脑通过教育、社交、持续学习等活动积累的认知能力，能帮助个体应对大脑衰退和损伤，即使在老年期出现脑部病变，高认知储备的人通常能维持较好的认知功能。其次，在中年阶段，特别是在有高血压、糖尿病等慢性病的高风险群体中，应重视定期进行认知功能筛查[3]。认知功能下降通常是渐进性的，早期往往不容易察觉，但通过科学的筛查工具和评估方法，可以及时发现潜在问题，并进行早期干预。早期筛查不仅可以帮助识别出认知功能下降的风险人群，还能通过健康管理和认知训练等方式有效减缓其发展。

3. 老年人认知功能下降及认知关怀

老年人认知健康的维护与促进是家庭健康管理中的重要组成部分。随着

---

[1] 赵春霞、王多多、刘菊芬：《低龄儿童屏幕暴露现状、影响及家庭指导建议》，《中华家教》2022年第6期。

[2] 徐俊、郑华光、洪音：《主动脑健康 提高认知储备》，《中华健康管理学杂志》2021年第2期。

[3] 脑认知健康管理中国专家共识制定委员会、《中华健康管理学杂志》编辑委员会：《脑认知健康管理中国专家共识（2023）》，《中华健康管理学杂志》2023年第12期。

年龄的增长，老年人面临着记忆力减退、思维速度下降等自然老化过程，这些变化不仅会对他们的日常生活产生显著影响，也会进一步影响到家庭关系、家庭经济照护，甚至长远的家庭规划等。要关注家中老人的认知健康状况，了解阿尔茨海默病（Alzheimer's Disease，简称AD）的相关知识，鼓励老年人保持健康饮食和适量运动，家庭成员可以与老人一起进行简单的记忆游戏、拼图或音乐活动，鼓励老年人参与社交活动，并借助专业手段进行脑健康训练，确保大脑保持活力与健康。

我国阿尔茨海默病及其他痴呆患者总数高达1699万例。阿尔茨海默病已成为中国城乡居民中排名第五的死因，这无疑给社会和个人带来了沉重的负担[1]。阿尔茨海默病是一种起病隐匿的进行性发展的神经系统退行性疾病。临床上以记忆障碍、失语、失用、失认、视空间技能损害、执行功能障碍以及人格和行为改变等全面性痴呆表现为特征。65岁以前发病者称早老性痴呆，65岁以后发病者称老年性痴呆。随着年龄的上升，阿尔茨海默病的患病率和死亡率均呈现上升趋势，且存在性别差异，女性患病率约为男性的1.8倍，而女性死亡率更是男性的2倍以上。对于痴呆患者，认知关怀尤为重要。痴呆是美国社会成本最高的疾病之一。2024年，美国AD和其他痴呆患者的医疗和长期护理费用约为3600亿美元，其中自费支出约为910亿美元，占总支出的25%。中国也面临同样的困境。随着阿尔茨海默病程度加深，在居家照护的模式中，由于患者的精神状态、行为模式的不确定性，照护会成为家庭最痛苦的部分，除了高昂的医疗成本和照护成本外，还要考虑增加的生活成本，比如患者因认知能力和生活能力下降，需要更多日常辅助用品，家庭为确保安全还需进行家居环境改造。一个阿尔茨海默病患者的护理，需要1.5个劳动力参与。家属的投入与损失以及无法量化的精神消耗也是患者家庭照护中的"痛点"，从时间投入来看，假设一位家庭成员全职照顾阿尔茨海默病患者，每天投入照护时间平均为12小时（包括日常护

---

[1] 首都医科大学宣武医院国家神经疾病医学中心、中国疾病预防控制中心慢性非传染性疾病预防控制中心、国家卫生健康委能力建设和继续教育中心等：《中国阿尔茨海默病蓝皮书（精简版）》，《中华医学杂志》2024年第29期。

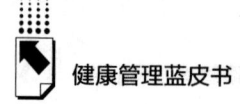

理、陪伴、医疗陪同等），全年无休，总计投入约5040小时。经济层面，以京沪平均月薪1.5万元估算，全年直接收入损失约18万元。加上晋升机会、奖金减少等间接损失，经济损失更为显著。此外，还需负担就医交通、营养品、特殊护理用品等额外费用，这些额外支出亦相当可观。可以说"一人失智，全家失衡"。

二 脑认知健康管理发展现状

脑认知健康管理是健康管理学科的一个重要分支和领域。针对适宜人群开展脑认知健康筛查、风险评估及早期干预对认知障碍相关疾病防治有着重要意义。符合"以健康为中心"的战略转变和主动应对"健康老龄化"的战略需求。

（一）脑认知健康管理适宜人群

脑认知健康管理对所有年龄段的人都有其重要性和适用性，但不同人群可能有特定的需要和关注点。以痴呆人群为例，首次确诊阿尔茨海默病的人群中，年龄在60～79岁的人群占比最高，达到62.1%。阿尔茨海默病在我国发病越来越年轻化，60岁以下的阿尔茨海默病发病患者在调查中占到21.3%，比国际上报道的早发型阿尔茨海默病占比5%～10%更高一些，只有约三成受访者在发现疾病相关症状后的1年内首次就诊，七成受访者在2年内首次就诊[1]。这种趋势提示我们，对脑认知健康的关注应及早开始，尤其是在高风险人群中加强早期筛查和干预。脑认知健康管理是一个跨生命周期的过程，不同人群应根据自身特点和需求，采取相应的策略和措施，以维护和提升脑健康。中国专家共识推荐在≥50岁全部人群中开展脑认知健康筛查；在伴有痴呆危险因素、认知障碍家族史及主观认知下降的人群中，筛查年龄可提前至40岁或根据个体化情况及早筛查。

---

[1] Xiao J., Li J., Wang J., et al, 2023 China Alzheimer's Disease: Facts and Figures. *Human Brain*, (20) 2024, pp. 1–13.

（二）脑认知健康筛查和评估

阿尔茨海默病起病隐匿，在症状显现之前的10~20年，阿尔茨海默病就已经发生、发展了。轻度认知障碍每年有10%~15%会转化为阿尔茨海默病，临床分期和AD生物标志物、影像学检查等联合应用对于判断脑认知是否健康和认知障碍的程度提供了有效方法[1]，深入了解各分期的具体内容，有助于患者及其家属更好地应对疾病，采取有效的预防、诊断和干预措施。每个阶段都可以有相应的筛查侧重和评估方法。

1. 第0期（临床前期无症状阶段）

此阶段无临床症状，但部分患者可检测风险基因类型。有家族史的人群，可能携带家族遗传基因，发展为痴呆的风险显著提升，且通常在65岁之前发病，如常染色体显性遗传阿尔茨海默病（ADAD）或唐氏综合征相关阿尔茨海默病（DSAD）患者。

通过血液检测痴呆风险基因，如载脂蛋白E（ApoE）等，可早期识别高风险人群，为后续干预提供依据。

2. 第1阶段（临床前期生物标志物异常阶段）

通常无临床症状，但是生物标志物可出现异常，说明患者的脑部已经开始发生阿尔茨海默病的病理变化。

某些血液生物标记物如磷酸化tau蛋白（p-tau181）、β-淀粉样蛋白42（Aβ-42）、β-淀粉样蛋白40（Aβ-40）、神经丝轻链（NFL）和尿液中的AD7C神经丝蛋白（AD7C-NTP）等已经逐步被证实与阿尔茨海默病的发病机制紧密相关，其水平的动态变化犹如疾病的"预警信号灯"，有可能用于人群筛查。如果想要进一步确诊认知障碍，可以进行脑脊液的检查。脑脊液在阿尔茨海默病诊断中具有较高的特异性和敏感性，是早期诊断和鉴别诊断的重要参考依据之一，但由于是侵入性操作，不推荐用于常规筛查。

---

[1] Jack Jr. C. R., Andrews J. S., Beach T. G., et al., Revised Criteria for Diagnosis and Staging of Alzheimer's Disease: Alzheimer's Association Workgroup, *Alzheimer's & Dementia*（20）2024: pp. 5143-5169.

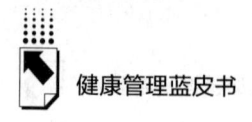

3. 第2阶段（临床前期主观认知下降阶段，SCD）

是无症状和轻度受损之间的过渡阶段。这个阶段可以出现主观认知下降（SCD），如可能开始感觉到记忆力减退、注意力不集中、抑郁、焦虑等，但这种下降还未达到疾病诊断标准。需要关注发展，可以定期进行量表测试等。

筛查项目通常包括脑认知功能筛查和脑认知健康相关风险因素筛查。包括量表（MoCA、MMSE、AD8、临床认知能力测试等）、血液学检测（血常规、血糖、血脂、肝肾功能、甲状腺功能、维生素B12缺乏、同型半胱氨酸等项目）、基因检测（载脂蛋白E基因）、影像学检测（结构MRI和功能MRI）、智能化脑认知评估（计算机化神经心理评估工具、人工智能和机器学习等技术）、视力、听力、吸烟、运动习惯等危险因素全面筛查。基于以上脑认知健康筛查的结果，将评估对象分为疑似认知障碍患者、认知障碍高风险人群和认知障碍低风险人群。并用CAIDE、BDSI等模型对未来发生痴呆的风险进行预测。

4. 第3阶段（轻度认知障碍阶段，MCI）

患者已经出现轻微的认知障碍，如记忆力下降、找词困难，难以集中注意力完成复杂任务，但具有基本日常生活能力。尽管症状较为轻微，却是一种病理状态，这一阶段可能会持续3~5年。

在这个阶段筛查除了使用上述量表、生物学检查、影像学等检查以外，需经神经专科医生采取专科检查来确诊，明确病因，积极地开展强化干预和随访。阿尔茨海默病虽然是一种不可逆转的疾病，但是及时诊断和治疗可以延缓病情的进展，改善患者的生活质量。

5. 第4~6阶段（痴呆阶段：轻度、中度、重度）

出现明显的临床症状，表现为丧失独立性，功能逐渐丧失。从轻度痴呆开始，患者将逐渐无法独立生活，需要全天候的家人或照护者陪伴和监护。他们的认知能力严重受损，逐渐发展到无法认出亲人或朋友，最后将处于极度的认知衰退状态，几乎无法做出任何有意义的反应或情感社交等互动。主要依靠症状和相关量表等评判疾病的严重程度。

（三）脑认知健康干预和管理

根据《柳叶刀》的最新报告：在一生中控制好14个风险因素可以推迟或预防45%的痴呆症病例，这14个风险因素分别为：早期受教育较少、中年听力下降、高血压、肥胖、吸烟、抑郁、社交孤立、缺乏运动、晚年（65岁及以上）患糖尿病、中年饮酒过量、头部受伤以及晚年接触空气污染、视力受损和高低密度脂蛋白胆固醇水平[①]。明确所处的认知障碍的发展阶段，是制定有效预防措施的关键。及时寻求专业医生的帮助，及时采取干预措施和认知训练将有助于提高大脑的认知储备水平，对抗可能到来的非正常认知能力下降。

1. 分期不同，干预的内容也有所区别

（1）0~1阶段：这一阶段可以通过保持正常的体重、多进行体育锻炼和脑力活动、戒烟、保证良好的睡眠、控制高血压、防治共患病（糖尿病、脑血管疾病、心房颤动等）等措施预防认知衰退。并保持积极的心态，避免长期处于高压、焦虑的状态。

（2）主观认知下降阶段：在主观认知下降阶段，除了继续坚持潜伏期的预防措施外，还应加入针对性的认知训练。例如，记忆练习能够直接加强记忆能力、提高信息处理的效率，逻辑推理训练则能强化思维的条理性和深度，空间感知练习则有助于大脑对空间信息的处理和解析。这些训练不仅有助于提升大脑的认知储备水平，更能有效延缓认知的衰退。

（3）轻度认知障碍阶段：在之前预防措施的基础上应加强患者日常生活自理能力和社交能力的锻炼。心理干预也是必不可少的环节，它能够有效减轻患者的心理压力，提升他们的心理适应能力。同时，根据患者的具体情况，医生可能会考虑使用一些药物进行干预。目前临床上常用的药物如胆碱酯酶抑制剂（多奈哌齐、卡巴拉汀、加兰他敏）等，以及刚在国内获批上

---

① Livingston G., Huntley J., Liu K. Y., et al., Dementia Prevention, Intervention, and Care: 2024 Report of the Lancet Standing Commission. *Lancet*（10）2024：pp. 572-628.

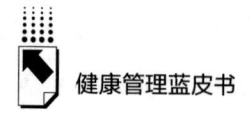

市的仑卡奈单抗注射液①，可在一定程度上改善患者的认知功能，但需在医生的严格指导下使用，密切关注药物的不良反应。

（4）痴呆阶段：在之前的干预基础上加入神经内科专科用药和治疗，继续实施认知康复训练。针对痴呆阶段的患者，研究显示，综合治疗方案能显著改善患者的生活质量。常用药物如美金刚等，可调节谷氨酸活性，改善患者的认知、行为和日常生活能力。此外，还可采用一些非药物干预手段，如音乐疗法、芳香疗法等，以缓解患者的情绪问题和行为症状。

2. 针对不同人群干预手段有不同风险层级，医生会制定个性化的干预策略

（1）生活方式的改善：指通过调整饮食、运动、睡眠、社交等方面，来改善身心健康，降低阿尔茨海默病的危险因素，增强身体抵抗力和自信心。具体的建议包括：①均衡饮食：多吃富含维生素、矿物质、抗氧化剂和不饱和脂肪酸的食物，如水果、蔬菜、坚果、鱼类等，少吃高糖、高盐、高脂肪和加工食品，避免饮酒和吸烟；延缓神经退行性变饮食（MIND）、地中海饮食模式（MeDi）和防治高血压饮食（DASH）被证实对认知功能有改善作用。②适度运动：每周至少进行150分钟的中等强度的有氧运动，如散步、骑自行车、跳舞等，以及一些增强肌力、平衡和柔韧性的运动，如做操、瑜伽、太极拳等，运动时要注意安全和舒适，避免过度劳累和受伤。③规律睡眠：每天保证7~8小时的高质量的睡眠，尽量避免晚睡、熬夜、打盹等影响睡眠质量的行为，保持良好的睡眠环境，如避免在睡前使用电子设备、喝咖啡等刺激性饮料，保持睡眠环境安静、舒适和黑暗等。④积极社交：积极参与社交活动，与家人、朋友保持良好的沟通；加入兴趣小组或社团，拓展社交圈子，这有助于提升大脑活跃度，延缓认知衰退；保持每周≥2次的多元化社交活动有助于扩大认知储备、提高认知功能。积极参与社交活动，邻里互动能增强老年人的社区归属感。⑤坚持脑力活动：长期坚持脑力活动，如学习新技能、阅读、绘画、手工、乐器演奏、唱歌跳舞和益智

---

① 《阿尔茨海默病靶向药仑卡奈单抗在中国获批》，京报网，最后检索时间：2024年11月10日。

类游戏等，可以提升情景记忆、工作记忆、执行功能和语言能力，提高认知储备，改善认知功能，尤其是跳舞、合唱和乐团等同时有社交属性的活动，有助于降低痴呆发生风险。⑥控制危险因素：一些慢性疾病，如高血压、糖尿病、高血脂、心脏病等，会增加轻度认知障碍和阿尔茨海默病的发生风险。因此，患者应该定期检查自己的血压、血糖、血脂等指标，按照医生的建议，合理用药，控制病情。同时，患者应该避免吸烟、饮酒等不良习惯，保持合适的体重，预防脑血管疾病的发生。

（2）持续的认知训练：基于神经可塑性和多模态刺激等认知科学和神经科学理论，通过一些专门设计的训练任务，来锻炼记忆力、注意力、语言、视觉空间和执行功能等，从而提高认知水平和适应能力，能有效延缓认知衰退，增强在日常生活和工作中的应对能力。特别是计算机辅助的认知训练，作为一种无明显不良反应的非药物干预手段，已成为认知障碍疾病预防和干预的重要手段。①具体的方法如：①记忆力训练：让老人反复记忆并复述一组数字或词语，或者让他们根据图片或故事线索进行记忆训练。②注意力训练：在打开电视或收音机的环境下，可以通过填词训练、算术题和猜字谜等方式锻炼老人的注意力。③思维力训练：通过棋类游戏、数学题目、脑筋急转弯等方式进行训练，可以锻炼老人的逻辑推理能力和问题解决能力。④视空间与执行能力：可以通过拼图、积木、模拟日常生活场景等方式进行训练，以增强老人的空间感知能力和生活自理能力。⑤虚拟现实（VR）认知训练：作为一种创新的计算机辅助方式，为老人提供了一种全新的训练方法。它能够模拟多样化的环境和场景，营造沉浸式的体验，让老人仿佛置身其中。这种训练方式可以全面地锻炼大脑的注意力、记忆力和感知力等核心认知功能，为预防阿尔茨海默病提供了新方法。

（3）数字化干预手段：利用智能手机应用程序或专门的认知训练软

---

① 中国医师协会神经内科医师分会、认知训练中国指南写作组：《认知训练中国指南（2022年版）》，《中华医学杂志》2022年第37期。

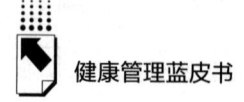

件，为训练者提供个性化的认知训练课程。这些应用可以根据初始评估结果，定制针对性的训练内容，如记忆游戏、注意力训练模块等，并通过实时反馈和数据分析，跟踪其训练进展，及时调整训练难度和内容。采用每周至少3次、每次不少于30分钟的个体化训练。另外，可穿戴设备如智能手环、智能手表等也能发挥作用，它们可以监测训练者的日常活动水平、睡眠质量、心率等生理指标，为医生和患者提供更多关于生活方式和健康状况的数据。通过长期的数据收集和分析，能够更早地发现认知功能的潜在变化趋势，以便及时采取干预措施。同时，远程医疗平台的应用也可提供便捷的医疗咨询和随访渠道，通过线上和线下交流，实现了居家和医院的无缝衔接及互动交流，通过视频通话，医生能够实时了解训练者的病情变化，调整治疗方案，节省其往返医院的时间和精力，提高医疗服务的可及性和效率。

（4）阶段性评估：及时捕捉病情的变化趋势，从而更加准确地把握疾病的进展。阶段性评估还能清晰地展示认知的改善程度，迅速调整方法，确保以上预防计划能取得最佳效果。因此，个性化的阶段性评估成为精准预防的核心组成部分。同时，通过实时跟踪与定期评估，可以确保预防措施与时俱进，满足老人不断变化的健康需求。一般建议每3~6个月进行一次全面的认知功能评估，包括使用标准化的认知评估量表（如MMSE、MoCA等）、对日常生活能力的评估以及对相关风险因素的复查。根据评估结果，及时调整干预措施和管理方案，确保干预的有效性和适应性。

（四）家庭在脑认知健康管理中的作用

在面对家庭成员的健康挑战时，家人和照护者对患者日常行为和习惯最为了解，在医生的指导下，可以成为评估过程中的"现场观察员"，记录患者在家庭环境中的行为模式、情绪变化以及对特定活动的反应。根据这些观察可以更全面地评估患者的发展和健康状况，还能在后续的干预计划中起到关键作用。在制订治疗计划时，考虑到家庭的实际情况和资源，确保计划的可行性和持续性。在干预和康复的过程中，家庭的参与不仅能够为患者提供情感上的支持，还能在专业医疗团队的指导下，共同提升治疗效果，提升生活质量。家庭的支持与参与是脑认知健康管理中不可或缺的一环。

三 脑认知健康管理的机遇、挑战与家庭对策

（一）发展机遇

1. 国家政策层面的高度重视为认知障碍防治提供了有力的保障

2021年中共中央、国务院印发《关于加强新时代老龄工作的意见》，要求提高老年人健康服务和管理水平，开展老年痴呆防治行动。健康中国行动推进委员会印发《健康中国行动（2019—2030年）》，提出实施老年健康促进行动，将"到2030年，65岁及以上人群老年期痴呆患病率增速下降"设为两个结果性指标之一。国家卫生健康委员会会同国家中医药局等部门印发《关于全面加强老年健康服务工作的通知》，提出积极开展阿尔茨海默病、帕金森病等神经退行性疾病的早期筛查和健康指导，提高公众对老年痴呆防治知识的知晓率。国家卫生健康委员会会同民政部等部门印发《关于建立完善老年健康服务体系的指导意见》，提出积极开展阿尔茨海默病、帕金森病等神经退行性疾病的早期筛查和健康指导。国家卫健委在2020年刊发了《探索老年痴呆防治特色服务工作方案》，方案确定了试点地区到2022年的工作目标，包括公众对老年痴呆防治知识知晓率达80%，建立健全老年痴呆防治服务网络，建立健全患者自我管理、家庭管理、社区管理、医院管理相结合的预防干预模式，社区（村）老年人认知功能筛查率达80%。国家卫生健康委员会会同教育部等部门印发《"十四五"健康老龄化规划》，提出实施失能（失智）预防与干预项目，减少、延缓老年人失能（失智）发生。政府的投入和政策引导，有助于推动脑认知健康管理领域的研究和创新，为行业的发展注入新的活力。

2. 脑科学研究的战略布局和国际交流

中国脑科学计划以"一体两翼"为结构，即以研究脑认知的神经原理

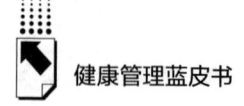

为基础，研究重大脑疾病的治疗方法和推动新一代人工智能的发展。科技部公布了《科技创新2030——"脑科学与类脑研究"重大项目》，围绕脑认知原理解析等5个方面部署研究任务，实施期限为5年。科技部在召开的中国脑计划第一次中心专家会议中就透露：未来国家将拿出540亿元，正式推进中国脑计划的发展。这些项目中，与认知障碍及教育有关的项目占比较高，是脑科学部署的重点行业领域。健康管理相关产业的市场规模估计超1.2万亿元。国际合作与交流的加强也为脑认知健康管理的发展带来了新的机遇。在全球化的大背景下，各国在脑认知健康管理领域的合作日益密切，共享研究成果，交流最佳实践，共同应对脑健康挑战。这种国际合作不仅有助于提升脑认知健康管理的整体水平，也为各国提供了学习和借鉴先进经验的机会。

3. 认知领域的科学成果层出，证实脑认知健康管理可行性

近年来，随着科技进步和跨学科研究的深入，越来越多的认知领域科学成果被应用于脑认知健康管理，证实了其健康管理的可行性。目前多项研究揭示了认知训练、健康生活方式、社交互动、充足睡眠、心理健康维护等对维持和提升认知功能的积极作用。例如，定期进行认知训练可以增强大脑的可塑性，提高记忆力和注意力；健康饮食和规律运动被证实能够改善大脑的血液循环，减少认知衰退的风险；积极的社交活动和情感支持有助于降低抑郁和焦虑水平，保护认知健康；充足的睡眠对于巩固记忆和恢复大脑功能至关重要；而有效的压力管理和心理健康干预则能够减少认知障碍的发生。这些发现为脑认知健康管理提供了坚实的科学基础，推动了个性化和预防性健康策略的发展，帮助人们在全生命周期中维护和提升认知能力。另外，近年来神经科学领域对生物标志物的研究成果为提升健康认知水平提供了新的视角和方法。随着对大脑结构和功能的深入理解，科学家们正在开发新的干预手段，以促进大脑的健康和认知功能的维持。例如神经刺激技术包括经颅直流电刺激（tDCS）和经颅磁刺激（TMS），可以增强特定脑区的活动，从而改善记忆、注意力和执行功能。此外，神经科学的进步还促进了对认知衰退早期识别和预防策略的开发，这对于延缓老年痴呆等认知障碍的发展具有重

要意义。

跨学科合作是推动认知健康研究发展的另一个关键因素。心理学、神经科学、计算机科学、医学和公共卫生等领域的专家共同合作，可以促进对认知健康问题的全面理解，并开发出综合性的解决方案。这种合作不仅有助于研究的深入，也能够促进知识的传播和教育，提高公众对认知健康重要性的认识。

4. 国内健康市场蓬勃发展，为脑认知健康管理提供强大动力

国内健康管理服务行业也在向多元化、标准化以及业态融合的方向发展。2023年中国健康管理行业市场规模达到11879.0亿元，同比增长6.2%。随着人们对健康问题的关注度日益提高，健康管理行业的需求将持续增长，尤其是随着老龄化趋势的加剧，老年人口健康问题成为社会关注的焦点，这将为健康管理行业提供巨大的市场空间。在脑科学市场中，包含认知训练、学习力提升和阿尔茨海默病治疗等在内的医疗及教育场景被多方公认为将首先迎来增长的刚性市场。经测算，到2040年，我国脑科学行业的综合市场规模将超过1200亿元，复合年均增长率（CAGR）约26%。直接市场规模可超过500亿元，CAGR达到21%。市场增长速度明显高于全球增长速度，在脑科学全球市场中的比重将明显上升。

5. 科技快速发展赋能脑认知健康管理

大数据、人工智能和移动互联网技术的应用，为脑认知健康管理提供了新的工具和平台。这些技术的应用不仅能够提高脑认知健康评估的准确性和效率，还能够实现个性化健康管理方案的制定，从而满足不同人群的特定需求。在认知健康的评估和治疗中，人工智能的应用也展现出巨大潜力。通过机器学习和深度学习算法，可以分析大量的认知健康数据，从而更准确地预测认知衰退的风险，并为个体提供定制化的干预方案。例如，智能认知评估工具能够通过游戏化的测试来评估用户的认知状态，并根据结果提供个性化的训练建议。

6. 公众主动健康的意识和健康素养的提升

主动健康的三大标志分别是良好的生活方式、积极采取健康措施和及时

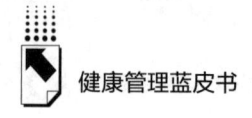

就医。随着人们对脑认知健康重要性的认识加深，越来越多的人开始关注并采取措施来维护自己的脑健康。这种趋势促使相关健康产品和服务市场扩大，为脑认知健康管理的商业发展提供了广阔的市场空间。

（二）脑认知障碍对家庭健康的挑战

脑认知障碍的健康管理具体到家庭，挑战主要来源于以下几点。

1. 早期识别困境

在认知障碍的早期，尤其是处于"主观认知下降"（SCD）阶段和"轻度认知障碍"（MCI）阶段时，家庭往往难以察觉。许多老年人将记忆力减退、注意力难以集中等症状误认作正常的衰老现象，加之病耻感作祟，使得家庭对这些早期迹象未能给予应有的重视，从而错过早期干预的黄金时机。这不仅对患者的病情控制极为不利，也为后续的家庭照护埋下隐患，因为早期未得到有效干预的认知障碍可能会加速恶化，给家庭带来更大的负担。

2. 家庭照护压力

随着认知障碍患者病情的逐步发展，家庭照护者的压力与日俱增。当患者认知衰退严重到无法自理时，家庭照护者需要投入大量的时间和精力，承担诸如喂食、穿衣、洗漱等日常护理工作。长期高强度的照护任务不仅消耗照护者的体力，还会引发一系列心理问题，如焦虑、抑郁等情绪障碍。家庭原本的生活节奏被打乱，家庭成员之间的关系也可能因为照护压力而变得紧张，家庭健康氛围遭受严重冲击。

3. 经济负担难题

目前针对认知障碍的治疗手段有限，尽管有部分新药上市，如仑卡奈单抗和多奈单抗，但这些药物大多只能缓解症状，在一定程度上延缓阿尔茨海默病的进展，但无法从根本上扭转病情，而且其高昂的费用让普通家庭望而却步。此外，为了照顾患者，家庭可能还需要减少收入来源，例如家庭成员放弃工作、全职照护，或者支付额外的护理服务费用，这进一步加剧了家庭的经济困境，对家庭健康的可持续性构成巨大威胁。

4. 社会偏见影响

社会对认知障碍患者存在一定的偏见与歧视，患者家属可能会因此产生心理压力，甚至出现病耻感。这种心理状态会导致患者及其家属延迟就医，不愿积极寻求外界帮助，从而延误病情，使家庭在应对认知障碍的道路上更加孤立无援，家庭健康的社会支持网络难以有效构建。

（三）应对脑认知障碍与家庭健康挑战的对策

1. 强化早期识别教育

医疗机构应加大力度普及认知功能下降不同阶段的相关知识，通过社区讲座、线上宣传等多种渠道，向公众详细介绍认知障碍的早期症状，如记忆力轻度受损、语言表达能力稍有下降等。同时，鼓励家庭定期为老年人进行简单的认知筛查，特别是针对有家族病史的人群，制订个性化的筛查计划，提高早期识别率，为后续的治疗和家庭健康维护争取时间。

2. 建立完善的家庭照护支持体系

政府和社会应共同努力，一方面，提供专业的护理培训课程，提升家庭照护者的护理技能，使其能够更科学、有效地照顾患者；另一方面，设立社区照护服务中心，为家庭照护者提供临时休息场所和心理辅导服务，缓解其身心压力。此外，还可以组织家庭照护者交流活动，分享经验，互相支持，增强家庭照护者的心理韧性，促进家庭健康和谐。

3. 推动治疗成本控制与医保完善

积极推动阿尔茨海默病新药的研发进程，鼓励科研机构和药企合作，加大研发投入，争取开发出更有效且成本较低的治疗药物。同时，政府应进一步完善医保政策，将更多治疗认知障碍的药物纳入医保报销范围，提高报销比例，减轻患者家庭的经济负担。此外，探索建立认知障碍专项救助基金，为贫困家庭提供额外的经济援助，确保家庭在面对认知障碍治疗费用时不至于陷入绝境。

4. 消除社会偏见与倡导互助

借助媒体的力量，广泛开展关于认知障碍的公益宣传活动，通过正面报

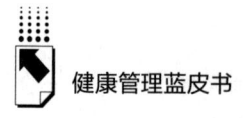

道患者家庭的故事、介绍认知障碍的科学知识等方式，消除社会对认知障碍患者及其家庭的偏见与歧视。在家庭中营造一个支持性的环境，鼓励成员间开放交流，减少压力和情绪问题，从而促进脑认知健康。倡导社区邻里之间建立互助关系，使患者家庭在遇到困难时，能够得到周围人的理解与帮助。鼓励志愿者组织开展关爱认知障碍患者家庭的活动，如陪伴患者、协助家庭照护者购物等，营造一个包容、友善的社会环境，为家庭健康提供有力的外部支持。

总之，家庭可以寻求外部帮助。社区健康中心、医院和专业机构可以提供必要的信息、培训和干预服务。政府和非政府组织也可以提供经济援助或补贴，以减轻家庭的经济压力。通过建立家庭与社区、专业机构之间的合作网络，可以更好地整合资源，为家庭成员提供全面的脑认知健康管理服务。

B.7
2024年中国家庭环境健康管理发展报告

郭谊 鲍雨枫 李家祥 宋震亚*

摘 要： 家庭环境是影响家庭健康的重要因素，包括物质环境、社会环境和心理环境，其对家庭成员的成长、发展和幸福具有深远影响。2024年，多部门联合发布《关于全面开展健康家庭建设的通知》，提出提升家庭健康素养、营造健康家庭环境等重点任务，表明国家对家庭健康管理的重视。目前，健康的居住环境和生活方式已成为公众关注重点，室内空气污染问题仍严重影响家庭健康；公众健康行为和生态环境意识显著增强，但仍须推动绿色消费和环保实践；心理健康逐步被纳入国家发展规划。此外，家庭环境健康管理呈现智能化、专业化和精细化的趋势，涌现出空气质量监测、健康监护设备、心理健康服务等新型产品和服务，但同时也存在专业人才短缺、服务质量参差不齐、智能设备安全隐患等问题。未来，在政策引导和社会支持下，借助人工智能、物联网等新兴智能技术的应用，家庭环境健康管理市场将迎来快速发展，成为健康产业的重要组成部分，促进物质、社会与心理环境的协同优化，为家庭成员提供更全面的健康保障。

关键词： 家庭环境 健康行为 智能技术

---

* 郭谊，博士，主任医师，浙江大学医学院附属第二医院健康管理中心副主任，博士生导师，主要研究方向为慢病健康管理；鲍雨枫，博士，浙江大学医学院附属第二医院健康管理中心住院医师；李家祥，硕士，浙江大学医学院附属第二医院健康管理中心住院医师；宋震亚，博士，主任医师，浙江大学医学院附属第二医院院长助理、健康管理中心主任，硕士生导师，主要研究方向为慢病健康管理。

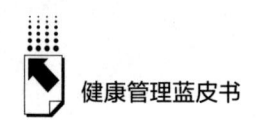

一 家庭环境与家庭健康

家庭环境是家庭健康的一个重要决定因素，是指一个家庭所处的情况和条件[1]，它可以分为物质环境、社会环境和心理环境三个方面，对于每个家庭成员的成长、发展和幸福具有重要影响。

（一）物质环境与家庭健康

物质环境是家庭环境中最基础、最根本的部分，它包括家庭的住房条件、经济状况以及所处的生态环境等方面。住房条件直接关系到家庭成员的居住环境和舒适程度。良好的住房条件可以提供一个安静、温馨的居住环境，有利于家庭成员身心健康。家庭经济水平直接决定家庭在获取健康资源以及进行健康治疗、管理时的支付能力；家庭的物质环境与经济水平往往与家庭核心人物的职业声望、社会地位有关，越高的职业声望、社会地位往往与越好的健康信念、健康行为有关，进而通过个体的健康主导能力，创造更好的家庭健康环境，影响整个家庭的健康水平。研究表明，良好的家庭经济状况可以提升个体的健康认知、健康管理水平、自评健康率，降低日常生活能力（ADL）、工具性日常生活能力（IADL）受损率，降低慢性病发病率等。

（二）社会环境与家庭健康

社会环境是指一个家庭所处的社会背景、社会关系和社会文化等方面。社会背景指的是一个家庭所处的社会类型、社会地位及其影响。社会背景不同会带来不同的社会资源和社会交往机会，影响家庭成员的成长和发展。社会关系则是家庭成员与外界及其他家庭成员之间的联系和交往，良好的社会关系可以提供安全感和社会支持，促进家庭成员的发展和幸福。此外，社会的价值观念、生活传统等社会文化会影响家庭成员的思维方式、行为模式和

---

[1] 惠金慢：《家庭环境对儿童心理发展的影响》，《社会科学前沿》2023年第12期。

生活方式。研究表明，健康的家庭社会关系和情感过程，可促进提升健康复原力，并与更好的心理健康、身体健康以及总体福祉（如减少抑郁、高血压和慢性疼痛）相关。

（三）心理环境与家庭健康

心理环境是指某一时刻与一个家庭成员有关的所有心理上的环境因素，包括家庭成员的心理状况以及家庭氛围，对于家庭成员的心理健康和幸福感具有重要影响。家庭成员的心理状态包括个体的心理健康水平、心理压力等方面，良好的心理状态有助于家庭成员的自我发展和适应能力提升。家庭氛围是一个家庭中家庭成员之间的关系及其所营造出的人际交往情境和氛围，它对家庭成员的精神和心理都起着非常重要的作用，是家庭成员生活及成长的重要环境因素，和谐的家庭氛围有利于家庭成员的成长和幸福感。研究发现，不健全的家庭结构可影响个体的心理健康，独居老人主观幸福感显著低于与家人共同居住的老年人，隔代抚养强度与中老年人的抑郁症状、生活满意度显著相关。

家庭环境是一个复杂的系统，物质环境、社会环境和心理环境这几个方面相互关联、互相作用，共同影响家庭成员的成长、发展和幸福感。了解和重视家庭环境的优化，对于每个家庭成员的健康发展都具有积极的意义。

二 家庭环境健康管理发展现状

2024年，国家卫生健康委办公厅、全国爱卫办、民政部办公厅等8个部门联合印发《关于全面开展健康家庭建设的通知》，全面部署健康家庭建设工作，该通知从提升家庭健康素养、营造健康家庭环境、培育优良家庭文化、健全健康家庭工作机制等4个方面部署了包括开展健康家庭知识普及、倡导文明健康绿色环保生活方式、健全重点人群健康保障等在内的11项重点任务。可见，家庭环境健康越来越受到国家以及个人的重视。

（一）物质环境健康发展现状

家庭环境健康，既体现在健康的居住环境上，也体现在健康的生活方式上。创建美丽舒适的居住环境，是提升家庭环境健康水平的首要任务。室内空气污染与高血压、胆固醇过高症及肥胖症等共同被列为人类健康的十大威胁。据统计，室内环境污染已经引起35.7%的呼吸道疾病、22%的慢性肺病和15%的气管炎、支气管炎和肺癌。室内空气污染已经成为对公众健康危害最大的五种环境因素之一。来自我国的检测数据表明，近年来我国化学性、物理性、生物性污染都在增加，每年由室内空气污染引起的超额死亡可达11.1万人，超额门诊数22万人，超额急诊数430万人。2022年《中国室内环境空气污染白皮书》①中针对全国各地1000户入户空气质量检测发现，居民室内空气环境普遍存在甲醛和总挥发性有机物（TVOC）污染超标，部分居室存在苯系物污染超标情况，其中甲醛最高超过国家标准的7.85倍，TVOC超标5倍，二甲苯超标4.5倍，而且在温湿度相对较高的情况下，超过3/4的建筑室内空气污染物浓度值不符合国家标准。甲醛等污染物的释放速率与温度相关，春季和夏季是甲醛超标率较高的季节，这主要是因为甲醛在室内高温下加速挥发所致，在冬季甲醛超标率是18%，但是即使未超标的居室，平均甲醛浓度也达到了0.065mg/m^3，其污染物平均浓度也很接近国家标准限值。较小的室内空间，因衣柜、床、木地板等家具和窗帘、地毯、挂画、吊顶墙纸等装饰装修材料的空间占有率过高，造成室内空气污染物累积叠加而超标，是当前室内空气超标的主要原因之一。国际癌症研究机构（IARC）将甲醛列为与鼻窦癌和鼻咽癌相关的"已知人类致癌物"，国家毒理学计划发布的《致癌物报告（第十二版）》将甲醛明确列为"已知人类致癌物"，因此，家庭室内空气污染需要引起重视。此外，在家庭室外空气质量方面，《国务院关于2022年度环境状况和环境保护目标完成情况的报告》②指出，全国生态环境质量保持改善态势，环境安全形势基本稳定，但生态环境持续改善的难度明显加大。我

---

① 上海市室内环境净化行业协会：《中国室内环境空气污染白皮书》，2022。
② 《生态环境部部长黄润秋作〈国务院关于2022年度环境状况和环境保护目标完成情况的报告〉》，https://www.mee.gov.cn/xxgk/hjyw/202305/t20230506_1029130.shtml，最后检索时间：2024年10月30日。

国当前城市的空气质量稳中向好，细颗粒物浓度持续下降。全国地级及以上城市细颗粒物（$PM_{2.5}$）平均浓度为29微克/m³，同比下降3.3%，实现近10年来连续下降。主要污染物浓度稳定达标，重污染天数明显减少。重点区域大气环境治理仍需加强。京津冀及周边地区、长三角地区、汾渭平原空气质量优良天数比例同比分别下降0.5个、3.7个、5.0个百分点。京津冀及周边地区、汾渭平原$PM_{2.5}$平均浓度分别超标25.7%、31.4%，秋冬季大气污染依然较重，区域性重污染天气仍时有发生。

在新时代，家庭和个人对居住环境的选择观念也正在发生深刻变化，人们对住房的需求从满足基本居住需求转向改善生活环境、提升生活品质。人民网等发布的《2023年居住消费趋势观察报告》[①]指出，目前居住消费市场呈现居住需求多样化、个性化新趋势，对居住环境的要求也不局限于房屋本身，开始更加关注公共环境、物业服务、人文氛围、社区配套设施等居住"质感"。此外，第七次人口普查数据也显示，少儿人口和老年人口比重双双上升，"一老一小"问题较为突出。父母养老、子女教育等社区配套设施是否合理、完善、便捷成为影响居住环境选择的重要因素。"全龄友好"型社区由此兴起，通过构建覆盖全人群、全生命周期的社区公共服务体系，满足养老、托幼等不同年龄段居民的多样化服务需求。然而当前"高品质住宅"供给不足，受成本高以及延续的高流转模式等因素影响，房企更倾向于建设符合基本标准要求的住宅，对开发建设高品质住宅的动力不足、积极性不高，家庭居住环境健康仍需进一步发展。

（二）社会环境健康发展现状

提升家庭健康素养，倡导文明健康绿色环保生活方式对于打造健康家庭社会环境至关重要。

目前，生态环境部环境与经济政策研究中心开展系统科学的调查，发布

---

① 《2023年居住消费趋势观察报告》，http：//download.people.com.cn/jiankang/nineteen16841344711.pdf，最后检索时间：2024年10月30日。

了《公民生态环境行为调查报告（2022年）》，全面了解公众环境行为状况、人群特征及影响因素，更好地为社会环境的健康管理决策制定提供支撑。调查发现，近年来，公众对社会环境健康的关注显著提升，在2022年，主动关注或传播交流过环境信息的受访者人数占比接近八成，比2019年增长了近两成，但人们在不同领域实际行为表现存在差异。行为表现较好的领域是"呵护自然生态"（八成左右受访者能基本做到"不食用陆生野生动物"或"拒绝购买毛皮、骨制品、药剂等珍稀野生动植物制品"）、"关注生态环境"（近八成受访者主动关注或传播交流过环境信息）、"减少污染产生"（八成左右受访者能在多数情况下做到"居家或公共场所控制音量不干扰他人"或"不露天焚烧"，超七成受访者能基本做到"不燃放烟花爆竹"）、"节约能源资源"（超七成受访者能通过及时关闭电器、电灯或水龙头的方式节约能源资源，六成左右受访者能经常做到"夏季空调温度设定不低于26℃"、一水多用和低楼层爬楼梯等行为）、"选择低碳出行"（六到七成受访者能在前往不同距离目的地或远途旅行时优先选择低碳出行方式）和"分类投放垃圾"（六成以上的受访者能够按要求分类投放各类生活垃圾），受访者在这些领域基本能够做到"知行合一"。行为表现一般的领域是"践行绿色消费"（超六成受访者能够优先选择较为低碳环保的食品或电器，五到六成受访者能够基本做到重复使用和多次利用各类物品）、"参加环保实践"（43.3%的受访者曾参加过生态环境志愿服务）和"参与监督举报"（14.8%的受访者参与过）。

从衣食住行到社交娱乐，互联网已经渗透到社会生活的各个方面，改变着人们的生活，良好的网民素质、安全可靠的网络秩序、健康清朗的网络空间已然成为家庭环境健康的重要方面。据2023年12月发布的《第5次全国未成年人互联网使用情况调查报告》[①]，2018~2022年，我国未成年人互联网普及率从93.7%增长到97.2%；而且，"触网"年龄越来越低，

---

① 《第5次全国未成年人互联网使用情况调查报告》，https：//qnzz.youth.cn/qckc/202312/P020231223672191910610.pdf，最后检索时间：2024年10月30日。

小学阶段的未成年人互联网普及率从89.5%提升至95.1%。最新数据显示，截至2024年6月，我国网民较2023年12月增长了742万人，其中青少年占新增网民的49.0%。网络环境健康对于未成年人的身心健康发展至关重要，2024年，网信部门"清朗·2024年暑期未成年人网络环境整治"专项行动累计清理拦截涉未成年人违法不良信息430余万条，处置账号13万余个，关闭下架网站平台2000余个，覆盖直播、短视频、社交、电商等平台，为未成年人营造健康的网络空间。不仅如此，未成年人网络沉迷也成为导致家庭冲突的常见原因，研究指出，家庭关系对未成年人上网行为有着显著影响，引导家长为子女树立榜样并提升用网能力，对于预防未成年人沉迷网络等问题至关重要。此外，自2024年起，国务院通过的《未成年人网络保护条例》开始实施，该条例明确规定，网络游戏、网络直播、网络音视频、网络社交等网络服务提供者应设置未成年人模式，在使用时段、时长、功能和内容等方面按照国家有关规定和标准提供相应的服务，并以醒目便捷的方式为监护人履行监护职责提供时间管理、权限管理、消费管理等功能。不过，近年来快速发展的人工智能技术，给未成年人用网带来新的风险。《青少年蓝皮书：中国未成年人互联网运用报告（2024）》[1]指出，人工智能技术正在潜移默化地影响未成年人的认知。一方面，智能推荐算法的普及，影响了未成年人对多元世界的理解和认知；另一方面，生成式人工智能的逐步应用，可能会加大他们对真实信息的辨别难度，因此要充分研判新一代的人工智能技术对未成年人用网的机遇和挑战，鼓励平台探索运用人工智能技术，打造个性化陪伴式的未成年人用网模式。

（三）心理环境健康发展现状

健康不仅是身体没有疾病，还包括心理健康、社会适应良好和道德健

---

[1] 方勇、季为民、沈杰主编《青少年蓝皮书：中国未成年人互联网运用报告（2024）》，社会科学文献出版社，2024。

康。党和国家高度重视国民心理健康,在《"十四五"国民健康规划》中加大了对心理健康的强调力度,明确提出"到2025年心理相关疾病发生的上升趋势减缓,严重精神障碍、职业病得到有效控制"的发展目标。《中国国民心理健康发展报告（2021~2022）》[1]显示,超过80%的成年人自评心理健康状况良好,成年人抑郁风险检出率为10.6%。随着年龄的增长和月收入的增加,心理健康状况水平也提高。不同职业群体呈现各有特征的心理健康状况:管理人员心理健康状况最好,无业/失业人员心理健康状况最差。人们对心理健康服务的便利性、满意度均显著上升。未来需要继续提高心理健康服务的可及性和规范性,推动心理体检普遍开展,关注低收入群体、失业/无业群体、青年群体的心理健康状况,关注职业人群工作倦怠问题,加强对健康生活方式的倡导与支持。另外,树立良好的家教家风,有利于增进家庭成员的身心健康。国家卫生健康委对《关于全面开展健康家庭建设的通知》的解读指出,要弘扬中华民族的传统家庭美德,引导和维护千家万户的和谐幸福,推动社会良好风气的养成,强化中华民族的道德根基和价值基础;要深化家庭家教家风建设,传承家庭美德,弘扬优良家风,使家庭成员自觉承担家庭责任,孝老敬亲,夫妻和睦,老少和顺;要传承中华优秀传统文化,引导子女树立正确的婚恋观、生育观、家庭观,培育健康向善的家庭文化。

三 家庭环境健康管理的问题与机遇

（一）家庭环境健康管理存在的问题与对策

1. 家庭环境健康管理专业人才短缺

家庭环境健康管理涉及医学、营养学、公共卫生、环境科学、信息技术

---

[1] 傅小兰、张侃主编《心理健康蓝皮书:中国国民心理健康发展报告（2021~2022）》,社会科学文献出版社,2023。

等多个学科的知识，对从业人员的专业素质要求较高，然而我国目前在该领域的人才培养仍相对匮乏。为了营造安全、舒适、宜居的家庭居住环境，我国发布了室内环境治理员、室内环境治理工程师等职业，并定期开展人员能力验证工作，相关从业人员负责保障室内空气质量安全，评估噪声水平、光照情况、家具和装修材料等潜在的家庭环境污染问题。然而，我国室内环境治理行业还是一个新兴的行业，解决室内环境方面的问题还需要漫长的过程。

家庭居住环境健康相关的专业人员缺乏，家庭成员的身体和心理健康也尚未得到足够的专业保障，合格的家庭医生和健康管理师的数量远远不能满足实际需求。据国家卫生健康委员会统计[1]，2023年底，全国每千人口执业（助理）医师3.40人，每千人口注册护士4.00人，每万人口全科医生3.99人，距离公立医院高质量发展"医护比逐步达到1∶2左右"的目标要求仍有差距。现有教育体系中缺乏专门的家庭健康管理课程，导致学生难以获得系统的专业知识和技能培训，且相较于医院、卫生院等医疗机构，家庭医生和健康管理师的工作条件和薪酬待遇相对较低，职业吸引力有限，家庭健康管理的职业发展前景不够明确，影响了人才的长期发展和稳定就业。对此，需要完善教育培训体系，在学校增设家庭环境健康管理相关课程，加强与国际先进教育机构的合作交流，提高教学质量和职业吸引力，通过提高薪资待遇、优化工作环境等措施吸引和留住人才，同时加大对优秀人才的表彰和奖励力度。此外，还需要建立健全室内环境治理员、家庭医生和健康管理师的职业资格认证制度，明确职业发展路径，并鼓励在职人员继续深造和提升技能。

2. 家庭环境健康管理的服务质量参差不齐

由于缺乏统一的服务标准和有效的监管机制，尚未形成完善的家庭环境健康管理服务标准，市场上的家庭环境健康服务机构提供的服务质量差异较

---

[1] 《2023年我国卫生健康事业发展统计公报》，国家卫生健康委网站，https：//www.gov.cn/lianbo/bumen/202408/content_ 6971241.htm，最后检索时间：2024年11月3日。

大。小型机构或个体从业者存在服务流程不规范、服务水平低下等问题，严重影响了用户体验和行业形象，大型机构也可能出现加盟代理混乱、资质鱼龙混杂的问题。相关部门对家庭环境健康服务市场的监管力度不够，难以有效遏制违法违规行为，部分消费者对家庭环境健康服务的认识较为模糊，也难以准确判断服务质量和效果。以室内甲醛检测为例[1]，专业甲醛检测机构的检测周期长、花费高，但可能出现不同甲醛治理机构给出的结果相差巨大、签约合同服务期内不提供服务等问题。自行购买的便携式甲醛检测产品，也可能存在试剂显色结果不准确、与专业机构检测结果差异较大等问题。此外，检测从业门槛低，容易导致行业内恶性竞争；检测质量控制措施欠缺，导致数据准确性差，正规专业检测机构甚至可能被冒名公司盗用资质。对此，监管部门应该更加严格科学地进行管理，不断加大监管力度，规范检验检测市场。需要建立行业标准，由行业协会牵头，联合政府部门、专家学者等多方力量，共同制定家庭环境健康管理服务标准，确保服务的专业性和规范化。还应加强市场监管，加大对家庭环境健康服务市场的监督力度，严厉打击虚假宣传、违规操作等违法行为，保护消费者权益。还需要提高消费者认知，通过媒体宣传、公益活动等形式，普及家庭环境健康知识，增强消费者辨别能力和维权意识。

3. 家庭环境健康相关智能设备的安全漏洞与缺陷

随着智能设备在家庭环境健康管理中的广泛应用，用户生活数据的收集、分析、传输和存储成为常态。然而，这些设备和系统在信息安全和隐私保护方面存在诸多隐患，部分智能设备厂商在产品设计和开发过程中，未能充分考虑到数据安全问题，导致设备容易受到黑客攻击，一旦发生数据泄露或被非法利用，将对用户造成严重损害，导致个人隐私暴露、远程攻击、非法授权等风险。许多用户对智能设备的安全使用知识了解不足，也容易在不经意间泄露个人信息。此外，尽管智能家居产业处于竞争激烈的状态，企业不断推出各类智能家居产品，但许多产品也存在功能雷同或冗余、缺乏实用

---

[1] 赵丽：《记者调查居民住房甲醛检测治理乱象》，《法治日报》2024年6月7日。

性、操作烦琐复杂问题。在实际使用体验感上，用户虽然可以与智能家居产品进行简单沟通对话，但难以让产品替代人类进行复杂操作，还经常出现识别错误、断网瘫痪、不同单品要切换不同 App 等问题，无法实现全屋兼容联动。对此，需要强化技术防护，鼓励和支持智能设备厂商采用先进的加密技术和安全认证机制，提高产品的安全性能。政府还需完善法律法规，结合行业发展实际，适时修订和完善相关法律法规，明确家庭环境健康数据的采集、使用和保护规则。智能产品厂家需加强用户教育，通过线上线下多种渠道，广泛开展家庭环境健康信息安全教育，提升用户的自我保护能力。

（二）家庭环境健康管理的机遇

1.建设健康家庭环境的政策引导和社会支持

随着人们生活水平的提高和健康意识的增强，家庭环境健康逐渐成为关注的重点。为了促进全民健康水平的提升，构建美丽宜居的家庭环境，营造健康的家庭社会环境，党的十九大作出了实施健康中国战略的重大决策部署。《健康中国行动（2019—2030 年）》[1]强调，个人、社会和政府需要协同参与健康环境促进行动，提高家居环境水平，行动目标是到 2022 年和 2030 年，居民饮用水水质达标情况明显改善并持续改善，居民环境与健康素养水平分别达到 15% 及以上和 25% 及以上，大力推进城乡生活垃圾分类处理，重点城市基本建成生活垃圾分类处理系统。2020 年国务院印发了《关于深入开展爱国卫生运动的意见》[2]，指出应该着力改善人居环境，提高群众健康素养和全民健康水平，为实现健康中国目标奠定坚实基础。而 2024 年发布的《关于全面开展健康家庭建设的通知》[3]进一步指出，鼓励社区开展美丽庭院建设活动，树立绿色环保理念，引导家庭成员共同打造整

---

[1] 《健康中国行动（2019—2030 年）》，https://www.gov.cn/xinwen/2019-07/15/content_5409694.htm，最后检索时间：2024 年 11 月 3 日。
[2] 《国务院关于深入开展爱国卫生运动的意见》，国发〔2020〕15 号，https://www.gov.cn/xinwen/2020-11/27/content_5565415.htm，最后检索时间：2024 年 11 月 3 日。
[3] 《关于全面开展健康家庭建设的通知》，国卫办人口发〔2024〕1 号，https://www.gov.cn/zhengce/zhengceku/202401/content_6927249.htm，最后检索时间：2024 年 11 月 3 日。

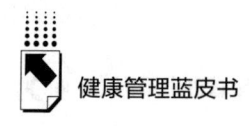

洁人居环境，并大力发展全生命周期的家庭社会环境健康服务。政府制定的家庭环境健康管理专项规划，有助于明确发展目标、重点任务和保障措施，确保各项工作的有序推进。

推进健康家庭环境建设，不仅需要政府相关部门联合发力，为人民群众健康提供重要的政策保障，更需要社会多元支持，共同开展家庭环境健康促进工作。上海市爱国卫生运动委员会办公室融合了"大卫生、大健康"理念，从2023年起在全市16个区开展卫生健康街镇建设，创新性地推出一系列示范性举措，如宝山区罗店镇关注"老小守护"，营造儿童老人友好型社区，普陀区万里街道搭建"心防联盟"，开展家庭成员心理健康支持性环境建设，因地制宜打造更整洁的健康家庭环境。福建省漳州市计划生育协会把"向日葵亲子小屋""家庭健康服务驿站"等作为家庭健康环境建设的重要阵地，大力推进全生命周期健康管理服务工作。2023年12月20日，"好家风 健康行"2023中国家庭健康大会在京召开，回顾了2023年家庭健康主题推进活动的实践经验，发布了2023年度中国家庭健康守门人榜单，并通过"健康家·优育"和"健康家·味道"征集活动，共同探索健康家庭建设新路径。通过媒体宣传、公益讲座等形式，向社会大众普及家庭环境健康知识，提高公众的健康意识和自我保健能力，有助于营造全社会关注家庭环境健康的良好氛围。

2. 快速发展的家庭环境健康管理市场

随着生活水平的提高，人们对家庭环境的要求已不再局限于基本的居住功能，而是更加注重家庭居住环境对健康的影响，家庭环境健康管理市场也随之迎来了快速发展的机遇。近年来，市场上出现了越来越多专注于家庭环境健康的服务和产品，涵盖了从日常环境监测到家庭成员健康管理等多个方面。《2023中国人居智·净·美舒适生活空间趋势研究》中提出，人们对于家居家电的需求，主要表现在智能、健康、低碳、洁净和舒适等方面，未来家电产品向智能化和洁净化方向发展已经具备消费基础。人们偏好低能耗、绿色无污染的家庭装修产品，关注家装产品带来的健康化属性，如除菌除醛、空气净化等，同时对智能科技和适老化产品的依赖度也逐渐提升。

2023年第二、三季度居民健康消费指数报告中指出①，胎心仪、血糖仪、血氧仪、护理床等覆盖全生命周期的健康管理产品，以及高血压、糖尿病、冠心病等医疗健康服务的消费需求不断增加。此外，慢病相关的消费指数排名与各省份疾病患病率的分布大致吻合，居家健康产品的消费指数还与人口流动状况紧密相关，人口流出地区的年轻人会为家中长辈购买各类健康管理产品以尽孝心，家庭成员健康管理的需求增加与产业发展机遇息息相关。此外，随着人们对生活质量要求的提高，家庭健身器材和健康食品的需求也在不断增加。中国消费者协会发布的《健康产业消费趋势发展报告》②中指出，健康产业的市场规模持续扩大，2024年中国大健康产业总收入规模将达到9万亿元，相较于2021年8万亿元的总额实现了显著跃升，人们对保健食品、精准营养补充、家居健康、汽车室内空气健康等方面都有较强消费需求，"健康消费"已经逐渐成为日常消费习惯。消费者对健康服务的需求越来越多样化和个性化，从简单的健康监测到复杂的疾病预防和治疗，都提出了更高的要求，而随着人口老龄化进程的加快，老年人对家庭健康服务的需求尤为突出，这为市场带来了新的发展机遇和潜力，促进了相关产品和服务市场的繁荣发展，也为家庭环境健康管理提供了良好的社会基础。

3.新兴技术应用为家庭健康环境的管理带来了新的可能

随着人工智能、物联网、云计算等技术在家居领域的落地，智能家居从人机交互的智能单品逐步走向了套系智能，并逐渐过渡到全屋智能新阶段，使得家庭环境健康监测变得更加便捷高效。传统白色家电三巨头（美的集团、海尔智家、格力电器）纷纷布局智能家居领域，如海尔智家在2020年推出三翼鸟场景品牌，美的集团在2023年4月分拆出子公司美智光电，华为、小米等互联网企业也加速推进智能家居业务，逐步完善基于人工智能的智慧家庭全场景解决方案。空气净化系统能为用户提供全屋健康舒适空气，净洁厨房体系能减少烹饪产生的油烟污染，高效净水系统可以产生健康洁净

---

① 《2023年第二三季度居民健康消费指数报告发布》，《北京商报》2023年11月17日。
② 王婧：《中国消费者协会：今年中国大健康产业总收入规模将达9万亿元》，央视新闻客户端，2024年8月30日。

的生活用水、抗干扰降噪系统、智能床垫和联动照明设备可以帮助用户建立健康的睡眠习惯，全方位营造舒适宜居的家庭环境。

人工智能技术的应用，也极大地提升了家庭成员健康管理的智能化水平。智能手环、智能体重秤等可穿戴设备，能够实时收集用户的生理参数，如心率和血液监测、睡眠分析、运动记录等，并通过数据分析提供个性化的健康建议，这些设备还可以与智能手机或其他智能终端连接，实现远程健康监控，让家人即使身处异地也能随时了解彼此的健康状况。2024年，美年健康推出的国内首款健康管理AI机器人[①]，可以为用户提供体检套餐专属定制、就检指南温馨提示，以及异常结果实时提醒、检验检查智能推荐等全生命周期健康管理服务。智能语音助手则可以通过对话的形式，提醒家庭成员按时服药或参加体育活动，有效促进健康生活方式的形成。此外，诸如壹心理推出的"心理咨询技能实操AI练习室"、成都市双流区的社会心理服务"小西听你说"小程序，提供了在线心理咨询和健康指导服务，帮助家庭成员应对生活压力，促进家庭心理健康。智能家居技术的发展，提高了家庭环境健康管理的智能化水平，推广先进技术、实现精准服务，科技进步为家庭环境健康管理带来了前所未有的机遇。

---

① 吴起龙：《美年健康推出AI机器人"健康小美"擘画数智健康管家蓝图》，新华网客户端，2024年4月15日。

专题篇

B.8
2024年健康体检与家庭健康发展报告

张群 赵馨 钦佩 梁秀茹 汪天培*

摘　要： 健康体检在疾病早期筛查与诊断方面发挥关键作用。从促进家庭健康的角度，健康体检有助于预防多种疾病、延缓衰老进程、提升家庭健康水平。家庭不同代际在健康体检侧重点上存在差异，健康管理服务需求状况也各具特点，医疗卫生服务机构、全科医生、家庭医生和家庭健康指导员等共同构成家庭健康管理的多元服务主体，相互协作构建服务网络。我国在该领域面临诸多发展机遇，如民众健康意识提升、国家政策大力扶持、科技助力服务优化等，但也面临家庭不同代际健康管理标准规范缺失、专业人才短

---

* 张群，内科学博士，教授，主任医师，江苏省人民医院（南京医科大学第一附属医院）健康管理中心主任，南京医科大学公共卫生学院健康管理学系主任，主要研究方向为健康管理和呼吸病学；赵馨，内科学博士，江苏省人民医院（南京医科大学第一附属医院）健康管理中心主治医师，主要研究方向为健康管理和内分泌学；钦佩，康复科学硕士，江苏省人民医院（南京医科大学第一附属医院）健康管理中心康复治疗师，主要研究方向为运动康复和健康管理；梁秀茹，妇产科学硕士，江苏省人民医院（南京医科大学第一附属医院）健康管理中心住院医师，主要研究方向为妇科系统肿瘤早筛与健康管理；汪天培，流行病与卫生统计学博士，江苏省人民医院（南京医科大学第一附属医院）健康管理中心讲师，主要研究方向为肿瘤分子流行病学。

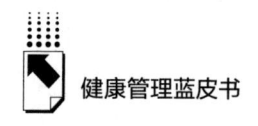

缺和支付方式单一等挑战。完善标准规范、加强人才培养和推动支付多元化等对策，是促进家庭健康管理水平提升、助力健康中国建设的重要手段。

关键词： 健康体检　家庭健康　代际差异　多元支付

一　健康体检与家庭健康

（一）健康体检的界定与目的

健康体检是一种以疾病预防和健康管理为导向，运用医学检查手段和技术，对受检者身体进行全面或针对性检查的过程，旨在评估个体健康状况、发现潜在健康问题或疾病风险因素[①]。它涵盖了多个层面的检查内容，是一个综合性的健康评估体系。

健康体检在疾病早期筛查与诊断方面发挥关键作用。首先，定期健康体检可以提升隐匿性疾病的早期检出率。其次，它为健康风险评估与预测提供了丰富数据支持，结合个体基本信息及体检结果，借助专业风险评估模型能对个体未来患病风险予以量化评估。健康体检还能够建立健康基线与实现动态监测，在个体健康初始画像基础上，定期体检可观察指标变化趋势以达成对健康状况的动态监测。此外，医生可依据健康异常指标结果给予涵盖饮食、运动、心理等多方面的个性化健康建议，促进人民群众养成并维持健康生活方式。

（二）健康体检对家庭健康的意义

1. 预防家庭相关慢性病、传染病及遗传性疾病的发生

健康体检在家庭中慢性疾病的三级预防中发挥着关键作用。第一级预

[①] 中华医学会健康管理学分会：《健康体检基本项目专家共识（2022）》，《中华健康管理学杂志》2023年第9期。

防，即病因预防，在疾病尚未发生时健康体检能够通过测量体重、血压、血糖、血脂等多项健康指标，评估个体是否存在慢病的高危因素，从而提醒个体采取对应干预措施从而免受健康危险因素暴露的影响。第二级预防，又称"三早"预防，即早发现、早诊断、早治疗，定期健康体检可以早期发现异常指标，及时诊断潜在慢病，通过早期干预与治疗减少慢病的发病率和死亡率。第三级预防，即疾病管理，健康体检可在慢病发生后通过全病程跟踪监测疾病进展并评估治疗效果，及时调整治疗方案，控制慢病发展和并发症，降低慢病带来的健康负担。慢性疾病通常具有隐匿性、长期性和复杂性，以代谢性疾病、心脑血管疾病、肿瘤等为代表的重大慢性疾病与共同的生活环境和遗传因素密切相关，常存在家族聚集现象。以糖尿病家族史为例，通过定期对有高风险因素的家庭成员进行体检，强化血糖相关筛查，可以早期发现糖尿病前期或糖尿病。对于处于糖尿病前期的家庭成员，及时采取生活方式干预，可以有效预防或延缓糖尿病的发生。

健康体检对于预防传染病在家庭内的传播也具有重要意义。家庭是人们生活中最密切接触的环境，在没有采取有效预防措施的情况下，传染病也容易在家庭成员之间传播。如幽门螺杆菌可在家庭内通过共用餐具、口对口喂食等途径传播，引发胃炎、胃溃疡等消化系统疾病。借助健康体检中的幽门螺杆菌检测，能迅速定位感染成员，予以治疗，并推行分餐制与使用公筷，有效阻断传播路径，降低其他家庭成员胃部患病风险。

随着医学科技的发展，健康体检中的基因检测等技术为预防遗传性疾病在家庭中的传递提供了有力支持。许多遗传性疾病具有明确的遗传模式和致病基因，如地中海贫血、某些遗传性肿瘤（与乳腺癌相关的BRCA1/2基因突变、结直肠癌相关的Lynch综合征等）[①]。对于有遗传性疾病史的家庭，通过对家庭成员进行基因检测，可以确定成员是否携带致病基因，结合医生

---

① 左伋、张学：《医学遗传学（第8版）》，人民卫生出版社，2024。

提供的遗传咨询，制定个性化的预防策略（包括加强筛查、采取预防性手术、生活方式调整等），达到早期干预、改善预后的效果[1]。同时，基因检测结果也可以为家庭生育计划提供指导，帮助有遗传风险的夫妇选择合适的生育方式，避免将致病基因传递给下一代[2]。

2. 评估衰老进程，延缓衰老发生

随着年龄的增长，人体的各项机能会逐渐衰退，健康体检中的各项指标可以反映衰老变化趋势，帮助家庭成员清晰地了解自身身体机能的状态，及时发现衰老过程中的异常变化。如体检中的血压、心电图、心脏超声等检查评估心脏和血管的功能状态，肝肾功能、血糖、血脂等指标反映身体的代谢功能，骨密度反映骨健康状况，免疫功能、氧化应激指标评估细胞损伤等。家庭成员可以根据体检结果，调整生活方式，补充富含抗氧化成分的食物、适度运动，减轻氧化应激损伤，延缓衰老。近年来，随着前沿科学研究的发展，端粒长度检测、表观遗传学评估、生物学年龄的测算等一系列新兴衰老检测手段的出现，为衰老的精准化评估和干预提供了新的途径。专业团队能依据更精准信息制定精细方案，助力家庭成员精准抗衰，提升家庭健康水平与生活质量。

3. 健康体检是家庭健康管理入口，助力提升家庭成员健康水平

首先，健康体检为家庭健康构建了信息核心库。体检所生成的家庭成员的基本身体表征数据、详尽的生化检验数值、全面的影像学检查结论，以及既往疾病诊疗历程与家族病史详情等各类数据结果，成为搭建家庭健康档案的关键素材。家庭成员可据此了解自身健康轨迹的变化，专业医护人员也能迅速明确家庭中个体健康隐患与潜在的疾病风险，从而为后续制定个性化、科学化的健康管理策略提供依据。另外，凭借健康体检所揭示的翔实信息，能够精准识别家庭成员在健康维度的薄弱环节，为定制化的健康教育与宣教提供方向。例如，对于缺乏运动的成员，可组织家庭健身课程，传授科学的

---

[1] 赫捷、陈万青、李霓等：《中国女性乳腺癌筛查与早诊早治指南》，《中华肿瘤杂志》2021年第4期。

[2] 刘铭、张开立：《临床遗传咨询》，人民卫生出版社，2020。

运动方法与技巧；针对饮食结构不合理的成员，举办营养讲座，指导合理膳食搭配。此外，在家庭成员面临疾病困扰或健康风险时，健康体检数据能协助医疗专业人员制订更为适宜的治疗与康复计划，确保家庭成员在患病期间得到妥善照料与有效治疗，加速康复进程，最终实现家庭整体健康素养的提升以及健康生活方式的全面养成。

（三）家庭成员健康体检消费需求与支付方式

改革开放以来，特别是党的十八大之后，我国城乡居民消费水平持续提高，消费结构优化升级。与此同时，伴随着人口老龄化和家庭结构的加速改变，家庭消费趋势进一步转变，其中对于健康消费的需求进一步增长。有调查显示，在家庭中，婴幼儿及儿童的健康状况最佳，其次是中青年一代，而家中老年人则普遍患有慢性病[1]，这也影响家庭成员健康体检消费的频次。例如，对于健康状况相对较好的中青年，可选择每1~2年进行一次体检；对于患有慢性病或具有慢性病风险因素的人群，则建议每年进行体检并按需随访；对于老年人群，则需保持每年1~2次的健康体检或随访复查。

当前，医院就医与购买药品仍是家庭医疗健康消费中的主要部分，但非医疗或非药物的以"追求健康"为核心的消费已在越来越多的家庭中普及，尤其是对于那些健康状况较好的家庭。目前尚缺乏全国范围内关于不同家庭成员间健康体检消费金额的系统比较，以上海地区为例，通过搜索相关健康体检机构公开的健康体检套餐发现，面向家庭中老年人群的一般健康体检金额在2200~3500元，面向中青年家庭主力一代人群的一般健康体检金额在1500~2600元，而高端型健康体检通常指费用在7000元以上，对中青年和老年人群等均有设置。不同地区之间由于经济水平具有一定差异，这一金额也存在一定波动，但整体而言，伴随家庭健康意识和理念的转变，以健康体检为代表的非医疗健康消费需求正逐步增大。在一项2020年进行的有关家庭健康消费的调查中，有9.8%的受访者家庭表示家中最

---

[1] 艾瑞咨询：《2020年中国家庭医疗健康服务消费白皮书》，2020年8月。

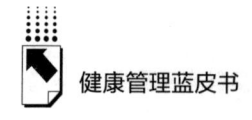

大健康消费是健康体检，另有7.8%的受访者家庭在运动和饮食计划上投入最多[1]。另对11930名受访者调查的数据显示，有42%的家庭预计下一年度将在非医疗性服务上增加支出，预期的消费金额增长率为5%，仅次于在教育上的增加投入金额，并明显高于食品饮料、旅游等其他消费领域的投入增长预期[2]。

如前文所述，定期健康体检对提升家庭的整体健康水平具有重要意义，家庭成员健康体检的支付方式也伴随社会发展而日益多样化，并在一定程度上推动了健康体检在不同代际成员中的普及和提升。由于一般人群的健康体检尚未纳入医保支付体系，传统的支付方式主要为单位集体支付和个人支付。而近年来，以基本公共卫生服务为代表的普惠性健康体检和以商业保险为代表的高端健康体检愈加受到相应人群的重视，表1围绕各支付方式的主要受众和特点进行了简要归纳总结。

二　我国家庭场景下的健康体检与管理发展现状

（一）家庭不同代际的健康体检侧重点差异

生理特点、生活习惯、健康风险等方面的不同导致我国不同年龄段家庭成员及特殊人群（孕产妇、慢性病人群、特殊职业人群）体检重点存在差异。根据不同世代家庭成员的年龄特征和角色变化大致划分一些关键的年龄节点。以下是对不同代际健康体检侧重点的详细阐述，表2对此进行了简要归纳总结。

1. 儿童及青少年的健康体检

他们常是家庭中的被照顾者，依赖父母或监护人。该年龄段的体检重点在于监测生长发育指标是否正常和评估营养状况，包括身高、体重、头围、

---

[1] 艾瑞咨询：《2020年中国家庭医疗健康服务消费白皮书》，2020年8月。
[2] 麦肯锡发布《2024中国消费趋势调研：预期谨慎 存在潜力》，2024。

表1 家庭中不同世代人群健康体检支付方式及特点比较

体检内容	支付方式	主要面向受众	主要特点
儿童保健体检	国家基本公共卫生服务项目	0~3岁婴幼儿	・以生长发育情况检查为主 ・通常在社区医院进行 ・免费，检查项目相对基础
	个人支付		・以生长发育情况检查和疾病筛查为主，相对基本公卫项目更全面 ・通常在妇幼保健院或各级医院儿童保健科进行
入学体检	财政经费或个人支付	学龄期儿童、青少年及大学生	・以重大疾病筛查，影响某些专业学习的疾病或残疾和传染病筛查为主 ・通常在当地公立医院进行
健康体检	单位支付	工作人群	・作为单位福利或职业保护要求 ・在基本健康体检基础上，通常聚焦心脑血管疾病、代谢性疾病、肿瘤等重大慢性病及职业相关疾病的筛查 ・通常在公立医院健康管理中心或民营健康体检机构进行，构成其主要主客户群体 ・有一定金额限制，尚不能全面实现个性化的健康体检
	个人支付	不限	・以全面健康体检为目标，可实现个性化健康体检，受检者有较多的自主选择，项目相对全面 ・通常在公立医院健康管理中心或民营健康体检机构进行
	保险支付 医保支付	不限	・作为健康保险的服务后盾 ・根据保险测算后有一定金额限制，但项目通常较为全面 ・通常在相对优质的医疗机构进行，包括大型三甲医院及国际医疗中心等 ・在我国发展时间较短但愈加受到重视，支付方式和支撑体系亟待完善

129

续表

体检内容	支付方式	主要面向受众	主要特点
孕产期健康体检	国家基本公共卫生服务项目 医保及个人支付	孕产妇或夫妇双方	·包含孕早期产前检查、孕中期评估和产后42天健康检查等，及相关健康教育，内容较为基础 ·免费，通常由基层医疗卫生机构和社区卫生服务中心（站）执行 ·孕前健康体检常针对夫妇双方，以生殖健康和优生育为主要目的 ·孕期对孕产妇及胎儿进行一系列检查，内容较包基本公卫项目更全面 ·通常在妇幼保健院或医院相应科室进行
慢性病人群及老年人健康体检	国家基本公共卫生服务项目	糖尿病、高血压、慢性阻塞性肺疾病，严重精神障碍患者以及65岁以上老年人	·以基本健康体检和疾病相关指标监测随访为主，内容相对基础，满足疾病管理的基本需要 ·免费，通常在基层医疗卫生机构和社区卫生服务中心（站）进行

表 2 家庭不同代际的健康体检侧重点差异

人员类型		体检重点
不同代际人群	儿童及青少年	生长发育指标监测、视力、听力、口腔检查、出生缺陷、新生儿疾病及常见儿童疾病筛查、心理健康评估特殊关注点：体质监测、近视防控、肥胖干预、疫苗接种、性发育监测（青春期）
	中青年男性	血压、血糖、血脂检测、心血管系统检查、肿瘤筛查（肺癌筛查）、消化系统肿瘤筛查、泌尿系统肿瘤筛查、心理健康评估
	中青年女性	血压、血糖、血脂检测、肿瘤筛查（肺癌筛查、乳腺癌筛查、宫颈癌筛查、卵巢癌筛查、消化系统肿瘤筛查）、心理健康评估
	老年人群	心脑血管疾病、代谢性疾病、肿瘤、骨质疏松等慢性病筛查、眼底、听力、牙齿检查、认知功能评估
特殊人群	孕产妇	孕前：整体健康状况、生育力评估、传染病筛查；孕期：胎儿生长发育监测（超声、血糖筛查、胎动监测等）、孕妇身体状况评估、心理指导；产后：身体恢复、哺乳喂养、盆底功能恢复、心理疏导
	慢性病人群	病情评估、并发症筛查、潜在健康问题早期发现向医生详细告知病史、获取个性化健康管理方案（饮食、运动、用药指导）
	特殊职业人群	根据职业特点针对性检查，如粉尘作业者着重肺部功能检查（肺通气功能、胸部 X 光或 CT）、接触化学毒物者进行肝肾功能、血液毒物检测及神经系统检查、噪声环境工作者重点听力检查并关注心血管系统、高强度体力劳动者侧重骨骼肌肉系统检查（关节 X 光、肌肉力量测试）等

资料来源：编者整理。

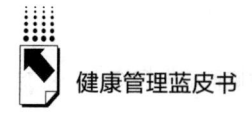

胸围、骨龄、皮褶厚度等指标，还应做好对视力、听力、口腔的检查。关注出生缺陷、新生儿疾病以及常见儿童疾病筛查。青春期的心理变化是复杂而敏感的，在这个阶段，青少年往往经历自我认知、情感管理等方面的变化，学业、家庭、社交等方面的压力也可能对其产生深远的影响。因此，心理健康评估也不容忽视，可通过问卷或面谈了解他们可能面临的困扰和挑战，为他们提供心理健康的指导和支持①。特殊关注点：①体质监测：应包含身体的运动素质方面，比如力量、速度、耐力、灵敏性、柔韧性等测试，有助于全面了解儿童及青少年的身体素质状况，指导其科学合理地进行体育锻炼。②心理健康：留意学习、社交压力下的心理障碍倾向，如自卑、抑郁等，及时干预。③近视防控：检测视力同时关注用眼习惯，督促养成良好习惯并增加户外活动。④肥胖干预：通过身高、体重来判断是否存在肥胖，综合分析饮食结构、运动量等因素，提供饮食调整建议，制订合理的运动计划，帮助其科学减重。⑤疫苗接种：提醒和协助完成疫苗接种计划。⑥性发育：青春期身体快速发育，需关注性发育情况，如女孩月经初潮的时间和规律、男孩睾丸的发育情况。

2. 中青年人群的健康体检

他们常是家庭的经济支柱和决策者。本年龄段的体检重点在于全面筛查慢性疾病的早期风险和肿瘤。做好血压、血糖、血脂的检测，预防"三高"及心脑血管疾病的发生；定期进行肿瘤筛查，特别是对于有家族病史的人群，应提前进行筛查。不同性别在疾病的发病风险上存在差异，中青年男性健康体检侧重于心血管、代谢及泌尿系统疾病筛查，如血压监测、心脏检查、血糖血脂检测等，以及肺癌、胃癌、肝癌等肿瘤排查；中青年女性则重点关注乳腺、宫颈、卵巢等妇科肿瘤筛查，同时也需要留意慢性疾病风险，且男女均不可忽视心理健康问题的筛查与干预。

3. 老年人群的健康体检

他们是家庭中的长辈，随着年龄的增长，身体各器官的功能逐渐衰退，

---

① 郑银娥：《关注青少年定期体检助力其健康成长》，《青春期健康》2023年第17期。

患病的风险也会相应增加。他们的体检重点在于全面评估身体状况，及时发现和管理多种慢性疾病。做好心脑血管疾病、代谢性疾病、肿瘤、骨质疏松等慢性病的筛查，关注眼底检查、听力和牙齿检查以及认知功能的评估，及时发现并处理老年性健康问题，提高生活质量。

4. 家庭特殊人群的健康体检

（1）孕产妇：孕产妇的健康体检需要关注孕前、孕期、产后三个时期。孕前体检主要是对育龄期女性整体健康状况、生育力的评估以及传染病的筛查，确保能够安全、健康地怀孕和分娩[1]。孕期体检主要是为了监测胎儿的生长发育情况，及时发现并处理潜在的健康问题。孕早期需社区医院建档并进行初次全面身体状况评估，确定妊娠等级，后续定期进行超声检查、血糖筛查、胎动监测等检查，对孕妇及胎儿进行健康体检，并对孕妇进行心理上的指导[2]。产后体检主要给予孕妇身体恢复、哺乳喂养、盆底功能恢复、心理疏导等方面以指导和支持[3]。

（2）慢性病人群：慢性病人群是指已患有一种或多种慢性病的人群，其体检的重点在于对已有疾病的病情评估、并发症的筛查以及潜在健康问题的早期发现[4]。在进行体检之前，慢性病患者应当详细告知医生自己的病史，包括已经被诊断的慢性疾病、正在接受的治疗方案以及任何正在使用的药物，这有助于医生更好地评估身体状况和制订适当的体检计划，并为其他家庭成员健康体检项目的制订提供依据。针对慢性病人群要注重为他们提供个性化的健康管理方案，包括饮食指导、运动建议、用药指导等，以控制病情的发展。

（3）特殊职业人群：由于其工作环境和工作性质特殊，健康体检具有独特的侧重点。例如，长期从事粉尘作业的工人，如矿工、水泥厂工人等，

---

[1] 姚泓璘：《婚孕前健康体检教育对优生优育的影响研究》，《甘肃医药》2021年第3期。
[2] 郁培华：《孕期产检为准妈妈助力》，《健康博览》2023年第7期。
[3] 王学东：《不要忽视产后体检》，《食品与健康》2007年第3期。
[4] 方立亿、孙英、张远等：《新时期城乡居民对健康管理服务内容和形式需求调查分析》，《中国卫生事业管理》2018年第7期。

体检时需着重进行肺部功能检查，包括肺通气功能、胸部 X 光或 CT 检查，以早期发现尘肺病等肺部疾病。对于经常接触化学毒物的职业人群，如化工工人、实验室技术员等，要进行肝肾功能检查、血液毒物检测以及神经系统检查。长期在噪声环境中工作的人员，如机场地勤人员、机械制造工人等，听力检查是关键项目，同时也要关注心血管系统因长期噪声刺激可能产生的不良影响，如高血压等疾病的筛查。另外，从事高强度体力劳动职业的人群，如建筑工人、搬运工人等，体检应侧重于骨骼肌肉系统的检查，如关节 X 光检查、肌肉力量测试等，以便及时发现骨骼损伤、肌肉劳损等问题，并给予相应的康复建议和劳动强度调整指导，从而保障他们的身体健康，预防因职业因素导致的严重疾病。

（二）家庭不同代际的检后健康管理服务需求状况

检后健康管理是提高身体健康水平的重要手段，但是我国健康管理模式起步时间晚，发展不够成熟，与发达国家比还存在许多不足之处[①]。目前人们的健康管理需求不断提高，受到生理、心理、社会和生活方式等因素的影响，我国家庭不同代际的检后健康管理服务需求状况存在显著差异[②]。以下是对我国家庭不同代际的检后健康管理服务需求状况的分析。

1. 儿童及青少年的健康管理服务需求

儿童和青少年时期是身体快速生长发育的关键阶段，其检后健康管理服务需求具有鲜明的特点，而这一年龄段的健康管理需求通常由家长端提出。首先，家长高度关注孩子的生长发育指标，希望获得专业的营养指导与运动建议，促进孩子健康成长。学业压力与心理健康也是这一年龄段不容忽视的需求领域，检后对于心理测评与辅导服务的需求逐渐凸显，这些服务可助力孩子缓解压力、培养良好的学习习惯与心理素质。在疾病预防

---

① 汤艳利：《体检人群体检后相关健康管理需求的调查结果分析》，《临床医药文献电子杂志》2019 年第 1 期。
② 施译楠、周驰：《不同年龄段就诊居民社区卫生服务的反应性评价现状与影响因素研究》，《中国全科医学》2024 年第 31 期。

方面，儿童和青少年免疫系统尚不完善，易患感染性疾病与过敏性疾病。家长对疫苗接种规划、传染病防控知识普及以及过敏体质的管理方案有着强烈的需求，如在特定季节如何预防流感、如何应对食物过敏等，目的是为孩子营造安全健康的成长环境。

2. 中青年人群的健康管理服务需求

慢性疾病的早期预防与管理是中青年关注的重点。随着年龄增长，高血压、糖尿病、心血管疾病等慢性疾病的发病风险逐渐增加。检后全面的健康风险评估有助于了解自身患慢性疾病的潜在风险；专业的饮食、运动、生活方式调整指导，以及定期的健康监测服务，可以帮助及时发现并干预疾病的发生发展。此外，在家庭与事业平衡的过程中，中青年的心理健康同样需要关注。职场竞争压力、家庭责任负担等容易引发焦虑、抑郁等心理问题。检后心理健康咨询、压力管理课程以及家庭关系协调指导等服务需求日益增长，这些服务可帮助他们更好地应对生活中的各种挑战、保持积极乐观的心态。

3. 老年人群的健康管理服务需求

随着身体机能的衰退，老年群体对检后健康管理服务的需求更为复杂。慢性疾病管理是老年检后服务的核心需求之一。常见的慢性疾病如高血压、冠心病、糖尿病、关节炎等在老年人群中发病率较高。他们需要定期的疾病复查安排、药物使用指导与调整服务，以及专业的康复护理建议，以控制疾病进展、减轻疾病痛苦、提高生活自理能力。老年群体对生活质量的追求使得他们的康复护理服务需求显著。例如，在行动不便时，需要物理治疗师提供康复训练方案，以恢复肢体功能；长期卧床的老人，需要专业的护理人员给予皮肤护理、防压疮指导以及（照顾者）日常生活照料技巧培训等服务，确保他们的生活舒适与安全。同时，老年人群的心理健康与社交需求也不容忽视。退休后的生活转变、身体疾病困扰以及家庭结构变化等因素容易导致老年人出现孤独、失落、抑郁等心理问题。他们渴望获得心理关怀与陪伴服务，如参加老年心理健康讲座、参加老年社交团体活动等，以丰富精神文化生活、增强心理归属感与幸福感、安享

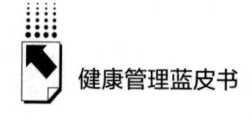

晚年时光。

4. 孕产妇人群的健康管理服务需求

孕产期是女性生命中的特殊时期，其健康管理服务需求具有高度的专业性和复杂性。孕期，她们渴望全面精准的产检服务，从孕早期的胚胎监测到孕中晚期的各类身体指标检查，期望医护人员详细解读结果并给予清晰指引；对科学、个性化营养指导需求迫切，孕期不同阶段精准把握蛋白质、钙、铁等营养素摄入与食物搭配，应对如缺铁性贫血等状况；面对孕吐、水肿等多种不适，期望专业有效的应对策略，知晓饮食特点、运动方式、姿势调整及就医时机；同时期待系统深入的孕期知识培训，涵盖分娩方式抉择、疼痛管理、母乳喂养准备等内容。产后则聚焦于身体恢复指导与监测，关注子宫复旧、盆底肌修复与身材恢复进程，期望得到医护人员专业检查与恢复方法传授，也急需母乳喂养协助，解决乳头皲裂、乳汁淤积等问题，还渴望心理关怀与疏导，应对产后激素变化引发的情绪波动，顺利度过身心调适的关键时期。

家庭不同代际的健康管理服务需求状况存在显著差异，需要根据各代际的特点和需求提供针对性的服务。同时，随着科技的发展和社会的进步，家庭健康管理服务的方式也需要不断创新和完善，以更好地满足家庭成员的健康需求。

（三）家庭健康管理中的多元服务主体

在我国当前的医疗卫生服务体系中，不同层级的医疗机构以及多种专业人员共同构成了家庭健康服务的重要力量。他们在家庭健康服务中各自扮演着不同的角色，履行着各自的功能，并相互协作，共同构建起家庭健康管理的服务网络。

1. 机构主体：家庭健康的层级保障力量

基层医疗机构：包括社区卫生服务中心、乡镇卫生院等。这些基层医疗机构更侧重于基础医疗服务与公共卫生职能的履行。它们贴近居民生活区域，能够为家庭提供便捷的基本医疗保健服务，如常见疾病的诊断与治疗、预防接种、妇幼保健服务等；同时，也是开展家庭健康档案建立与管理的重要基层站点，通过对家庭健康信息的收集、整理与初步分析，为后续的家庭健康管理策略制定奠定基础。家庭是健康管理的起点，家庭成员在出现健康问题时首先会在家庭内部进行初步判断与处理，若超出家庭能力范围，则会向社区或基层医疗机构求助，而基层医疗机构在遇到疑难病症时会及时将患者转诊至三甲医疗机构，形成纵向转诊体系，确保患者得到适宜的医疗服务。

三甲医疗机构：凭借其雄厚的医疗技术力量、先进的医疗设备以及丰富的临床经验，在家庭健康管理中主要发挥着疑难病症诊治、重大疾病救治以及提供高端医疗技术支持的关键作用。它们往往是家庭健康管理的后盾力量，当家庭成员遭遇复杂疾病或需要专科深度治疗时，成为患者寻求救治的核心场所。

2. 专业人员：家庭健康的专业服务力量

全科医生：全科医生作为医疗卫生服务队伍中的多面手，具备广泛的医学知识与综合诊疗技能。他们在家庭健康管理中的角色定位是为家庭成员提供全方位、连续性的基本医疗保健服务。他们不仅是医疗服务的提供者，更是家庭健康的守护者、协调者和教育者[1]。从日常的疾病诊疗，如感冒、发烧、腹泻等常见疾病的处理，到慢性疾病的初步管理与健康指导，如对高血压、糖尿病患者的血压、血糖监测指导、饮食运动建议等，全科医生都能发挥专业作用。他们还是家庭健康管理的协调者，当遇到超出其诊疗能力范围的疾病时，能够及时将患者转诊至上级医院或专科医疗机构，并在患者治疗后进行跟踪随访，确保患者的治疗连续性与康复效果。

家庭医生：家庭医生是接受过全科医生专门训练且在基层工作的新型医生，他们以家庭医疗保健服务为主要任务，能为家庭每一名成员（包括不同性别、不同年龄），针对不同生理、心理或社会问题，提供连续性和综合

---

[1] 王荣华、李云涛、赵玲等：《基层全科医生在医联体内的角色定位研究》，《中国全科医学》2019年第1期。

性的医疗保健、健康维护和预防服务[1]。他们以家庭为签约服务单位，与家庭成员建立起长期稳定的服务关系。具体职责包括提供健康知识普及、疾病预防、常见病咨询、小病初级诊疗、就医指导等服务，并通过落实家庭医生首诊制，实现分级诊疗和医疗控费等目标。家庭医生团队通过家庭访视、健康档案管理、慢性病管理等方式，提供个体化的健康管理服务。家庭医生还承担着健康咨询与健康教育的职责，通过举办健康讲座、家庭健康咨询活动等方式，提高家庭成员的健康意识与自我保健能力。

家庭健康指导员：家庭健康指导员是家庭健康管理服务中的新兴力量。他们主要协助家庭医生开展工作，深入家庭内部进行健康知识普及与健康生活方式推广。他们不仅要掌握专业的健康知识，还要能够将复杂的医学知识转化为通俗易懂的家庭健康指导内容，需要致力于推广健康理念、普及健康知识、倡导健康行为、教授健康技能[2]。具体来说，通过组织开展家庭健康讲座、发放健康宣传资料、建立健康指导微信群等方式普及健康知识；帮助家庭成员制订健康生活方式培养计划；培训家庭成员慢病管理技能及紧急情况下自救互救能力；承担家庭健康服务阵地活动的指导、咨询、日常管理等事项；参加地方卫生健康部门、计生协等组织的相关业务学习培训。并在此基础上，完善硬件设施，不断拓展家庭健康指导员服务内容维度，提高指导水平，增强其在人民群众心中的需求意愿和信任感。

营养师：在家庭健康管理中扮演着不可或缺的角色。他们依据家庭成员的身体特质，如年龄、性别、体重、健康状况以及特殊的营养需求（如孕妇、儿童、老年人、慢性病患者等），精心设计个性化的营养方案。从日常饮食的食材选择、搭配比例，到特殊营养补充剂的合理使用，营养师都能给予精准的建议。例如，为患有糖尿病的家庭成员制订低糖、高纤维

---

[1] 李丽鑫、李仙辉、张秋等：《家庭医生职责界定与制度发展》，《卫生经济研究》2022年第8期。

[2] 张俊杰、王文龙、郭成根等：《新时代家庭健康指导员培养的现实诉求、发展困境与推进思考》，《山东体育学院学报》2023年第3期。

的膳食计划，帮助控制血糖水平；为成长发育中的儿童规划富含蛋白质、维生素和矿物质的食谱，以促进其身体和智力良好发育。他们还会开展家庭营养教育活动，教导家庭成员如何解读食品营养标签，培养健康的饮食习惯，从而从饮食根源上预防各类疾病的发生，为家庭整体健康奠定坚实的营养基础。

运动康复师：专注于为有运动损伤、慢性疾病（如关节疾病、心血管疾病康复期等）或希望通过科学运动提升健康水平的家庭成员设计安全、有效的运动康复方案和健身计划。他们会先对家庭成员进行全面的身体功能评估，包括关节活动度、肌肉力量、心肺功能等，然后根据评估结果制订针对性的运动计划。在运动过程中，运动康复师会细致地指导家庭成员习得正确的运动姿势与方法，密切监督其运动强度和进度，预防运动损伤的发生。例如，为术后康复的患者制订渐进式的康复运动训练计划，帮助其恢复身体机能；为长期伏案工作导致颈肩腰腿痛的家庭成员设计专属的体态矫正和肌肉放松运动方案。他们与其他服务主体协同工作，确保家庭成员在运动促进健康的道路上科学、安全地前行。

3. 多元主体协作：构建家庭健康保障网络

在实际的家庭健康管理服务过程中，这些机构与人员主体之间相互协作配合，形成了一个有机的整体。社区卫生服务中心或乡镇卫生院作为基层平台，整合全科医生、家庭医生和家庭健康指导员的力量，对辖区内家庭进行全面的健康管理服务覆盖。全科医生与家庭医生之间保持密切的沟通与转诊协作关系，当家庭医生遇到需要全科医生协助处理的情况时，全科医生能够及时提供支持；反之，全科医生在日常诊疗中发现需要家庭医生进行长期健康管理的家庭，也会及时转诊并交接相关信息。家庭健康指导员则在家庭医生的指导下，深入家庭开展具体的健康促进工作，并将家庭的健康需求与问题反馈给家庭医生，以便家庭医生及时调整健康管理策略。这种多元服务主体的协同合作模式，有效地提升了我国家庭健康管理的服务水平与质量，为家庭健康提供了全方位、多层次的保障。

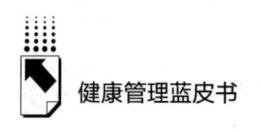

三 我国家庭场景下健康体检与管理的机遇、挑战及对策

我国在家庭场景下的健康体检与管理方面既迎来了诸多机遇，也面临着一系列挑战。一方面，随着人们健康意识的觉醒、科技的飞速进步以及国家政策的大力支持，家庭场景下的健康体检与管理有了更广阔的发展空间和更多的可能性。另一方面，针对不同代际家庭成员的健康体检与管理标准规范的缺乏、专业家庭健康管理人才体系的不健全以及相关成本支出的保障等问题也成为制约其发展的重要因素。深入探讨我国家庭场景下健康体检与管理的机遇、挑战及对策，有助于更好地把握发展机遇，有效应对挑战，充分发挥家庭在健康管理中的积极作用，推动我国健康事业的持续发展。

（一）发展机遇

1. 健康意识提升引领需求攀升

随着经济的飞速发展和人们生活水平的显著提高，越来越多的家庭开始高度重视健康体检与管理，当前以防患于未然为主要目的的健康管理行为成为主流趋势。调查显示①，我国家庭人均健康管理行为4.3个，58%的人群会关注健康知识，且报告显示新增了3个排名较靠前的家庭场景健康行为：储备药品囤药/整理家庭药箱，服用营养补剂和使用家用医疗器械。当前公众普遍开始重视健康管理，对家庭医生服务的需求也较为强烈，2024年最新统计数据显示②，99.15%的调研对象希望有固定的家庭医生给自己和家人

---

① 丁香医生发布《2023国民健康洞察报告·家庭健康篇》，https://www.thepaper.cn/newsDetail_forward_23418304，最后检索时间：2024年11月1日。
② 21世纪新健康研究院发布《2024中国居民家庭医生需求调研及发展报告》，https://m.21jingji.com/article/20240619/herald/08849d0d5672680fe2da459d0e874fb6_zaker.html，最后检索时间：2024年11月1日。

提供服务，74.65%的调研对象希望能够为老人提供定期健康监测服务；同时有接近50%的调研对象希望家庭医生能推荐健康体检套餐；59.22%的调研对象希望能获得对慢病管理的指导，仅次于定期健康监测。可以看出居民对专业和个性化健康体检、慢病管理指导、家庭健康监测等健康管理环节都有很大的需求。物质生活的富足让人们不再仅仅满足于基本的生存，而是将目光更多地投向了自身及家人的健康，家庭场景下健康体检与管理存在广阔的市场需求。家庭是社会的基本单元，其对健康的重视将汇聚成一股强大的力量，推动整个健康产业的发展。

2. 国家政策支持营造良好环境

健康是国家繁荣富强和人民幸福安康的重要基础。伴随"十四五"时期国家进入高质量发展新阶段和健康中国建设的持续推进，我国健康管理行业进入新的发展时期，构建全人群、全方位、全周期的健康管理服务体系已经成为国家长期战略和民众共同的需求。家庭是社会的基本细胞，推进健康家庭建设是实施健康中国战略的重要举措。2020年11月，国务院印发《关于深入开展爱国卫生运动的意见》，明确要加强社会健康管理，协同推进健康中国建设，并要求制定健康家庭等健康细胞建设标准，引导和规范各地健康细胞建设。2021年，全国爱卫办等《关于印发健康村等健康细胞和健康乡镇、健康县区建设规范（试行）的通知》提出了健康家庭建设的十条规范。2024年1月，国家卫生健康委联合各部门发布了《关于全面开展健康家庭建设的通知》，明确了健康家庭需要具备的6个条件以及5个层面的健康家庭建设工作目标，并部署了4个方面11项重点任务。国家对健康产业的大力支持和对健康家庭建设的政策要求为家庭健康体检与管理带来了机遇。

3. 科技进步助力健康管理服务提升

随着互联网技术的蓬勃发展，中国传统的医疗服务模式开始转变，互联网医院、线上线下一体化的医疗服务进一步成熟，全生命周期的健康管理成为重要的发展方向。智能家庭医疗行业进入快速发展时期，在AI、5G等技术的推动下，家庭医疗设备将更加智能化，可穿戴设备在医疗领域的应用也更加广泛①。2017~2023年，我国消费级智能可穿戴设备行业市场规模由212.6亿元增长至934.7亿元，年复合增长率为28%②。各种便携式智能健康设备如雨后春笋般不断涌现。智能手环可以实时监测佩戴者的心率、运动步数、睡眠质量等数据；血压计、血糖仪等设备让家庭成员能够方便地在家中自行测量血压、血糖等重要生理指标。这些设备能随时随地为家庭成员提供健康监测服务。同时，互联网技术的飞速发展使得健康数据的传输和分析更加便捷高效。智能健康设备可以将采集到的数据快速传输到终端设备上，再借助各种健康管理App和云平台，对数据进行存储、分析和处理。专业的健康管理机构也可以通过网络远程获取家庭成员的健康数据，为其提供个性化的健康建议和管理方案。科技的进步打破了时间和空间的限制，让家庭健康体检与管理变得更加智能、高效，为家庭健康管理带来更多的可能性。

（二）问题挑战

1. 家庭不同代际健康管理标准规范欠缺

尽管健康体检的需求在增加，但我国在健康体检与管理标准化方面仍面临诸多挑战。当前健康管理行业存在区域发展不平衡、行业质控监管滞后、人才短缺、服务能力参差不齐等问题③。在此基础之上，当涉及家庭中的不同代际时，我们迫切需要建立起一套涵盖不同人群的健康体检与管理标准体系，尤其是家庭健康管理服务标准的制定至关重要。在国家大力推进健康家庭建设的过程中，以家庭健康医生为主，社区护士、公卫（卫技）人员为支持的家庭健康医生团队服务制度初具雏形，相关岗位制度也得以建立，但缺乏系统的、具体可操作的、针对不同代际的家庭健康管理服务标准，当前家庭健康服务团队的实际作用有限。未来需要进一步细化家庭健康管理服务

---

① 《2023智能家庭医疗行业趋势报告》，http://www.cmrnn.com.cn/content/2023-09/21/content_239383.html，最后检索时间：2024年11月1日。
② 《2024年中国智能可穿戴设备行业发展现状及趋势分析》，https://www.huaon.com/channel/trend/1012789.html，最后检索时间：2024年11月1日。
③ 强东昌、武留信：《中国健康管理（体检）机构现状调查报告》，2024。

要求及执行标准，以实现健康管理的针对性和家庭场景适用性。

2. 家庭场景下健康管理专业人才不足

家庭健康管理需要专业的健康管理人才的指导以及家庭成员的长期坚持和配合。我国家庭医生队伍建设和服务能力不足。截至2017年底，我国培训合格的家庭医生只有25.3万人①。其次，家庭医生综合素质不高，服务意识较弱，无法为居民提供及时的诊疗与健康管理服务，难以满足基层要求，进一步导致了居民对社区医院和家庭医生不信任。2024年1月，国家卫生健康委员会等八部门共同发布了《关于全面开展健康家庭建设的通知》及其附件《健康家庭建设指南》，明确要求配备"家庭健康指导员"。每个村（社区）配备1~2名家庭健康指导员，到2025年末，覆盖90%以上的村（社区），基本实现全覆盖；到2030年末，覆盖100%的村（社区）。目前，我国家庭数量超4.9亿户，健康管理人才缺口至少一千万人。到2035年前后，我国50岁及以上中老年人口比重将超过30%，中老年人口将达到4亿人，家庭健康管理人才缺口巨大②。目前，国内对健康管理人才的培养尚处于起步阶段，专业课程设置相对滞后。虽然一些高校已开设健康管理相关课程，但整体数量仍显不足，亟须建立系统的培训和认证机制。

3. 支付方式单一带来发展阻碍

家庭健康体检与管理的成本也是一个不容忽视的问题。当前，健康体检和管理服务的支付模式主要依赖于自费和部分商业保险，缺乏多元化的财政支持。对于每个家庭的健康支出而言，过于单一的支付模式缺乏灵活性，无法适应不同家庭在经济状况、健康需求等方面的差异。另外，单一的支付模式也不利于健康管理服务市场的良性发展。亟须探索多样化的支付模式，比如，可以推出不同层次的家庭健康管理套餐，满足不同家庭的需求。同时，还应进一步增大保险覆盖范围，鼓励保险公司开发更多针对家庭健康管理的

---

① 常园园、徐鸿彬、乔岩、卢祖洵：《国外家庭医生签约服务及其对我国的启示》，《中国卫生政策研究》2020年第5期。

② 国家卫生健康委发布《2023年我国卫生健康事业发展统计公报》，https：//www.gov.cn/lianbo/bumen/202408/content_ 6971241.htm，最后检索时间：2024年11月1日。

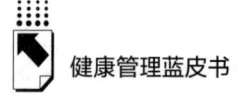

保险产品，提高报销比例，降低家庭的经济负担。在服务的提供方层面，以家庭健康指导员推进工作为例，缺乏专项经费是一个突出问题。家庭医生在开展工作时受到很大限制，无法为家庭提供全面、优质的健康管理服务。大部分资金分流至上级医院，财政资源难以持续投入基层，家庭医生收入无法得到持续有效的保障，医疗资源难以实现有效下沉。

（三）对策建议

1. 完善家庭场景下不同世代健康管理标准规范

在家庭场景下，不同世代健康管理标准规范的缺乏尤为突出。因此，政府相关部门及健康管理学协会组织应积极行动起来，制定全面且具有针对性的健康管理标准体系。首先，要组织专业团队深入研究不同世代人群的生理特点、常见疾病风险以及健康需求。比如，老年人可能更关注慢性疾病的管理和康复护理，年轻人则可能更注重预防保健和健康生活方式的养成。根据这些差异，制定涵盖不同人群的健康体检与管理标准体系，明确各类健康管理服务的具体内容、操作流程和质量要求。其次，建立居家健康管理服务标准。规范家庭场景下的健康监测设备使用、疾病预防措施、康复护理方法等服务内容。确保家庭在进行健康管理时，能够有章可循，保证服务的专业性和安全性。同时，政府应加大对健康管理机构的监管力度，建立定期检查和评估机制，维护家庭健康管理市场的良好秩序。

2. 加强家庭场景下健康管理专业人才培养

我国家庭医生队伍建设和服务能力不足，家庭健康指导员数量严重短缺，健康管理人才培养任重道远。一方面，加大对家庭医生队伍的建设力度。提高家庭医生的待遇水平，完善晋升机制，吸引更多优秀的医学人才投身家庭医生工作。加强对家庭医生的培训，定期组织专业技能培训和职业道德教育，提高其业务水平和服务意识。同时，建立家庭医生考核评价机制，对服务质量高、居民满意度高的家庭医生给予奖励，激励他们不断提升服务水平。另一方面，加快家庭健康指导员培训和认证机制的建设。明确培训内容和考核标准，确保家庭健康指导员具备扎实的专业知识和丰富的实践经验。鼓励高校增加健康管理相关专业课程的设置，加强与企业的合作，开展实践教学，为家庭健康管理培养更多高素质的专业人才。此外，提高家庭医生和健康指导员的综合素质和服务意识，通过开展职业道德教育、定期考核评价等方式，激励他们为居民提供优质的诊疗与健康管理服务。

3. 推动家庭健康管理支付方式多元化

家庭健康体检与管理的成本是一个不容忽视的问题。当前，健康体检和管理服务的支付方式过于单一，难以满足覆盖全家庭健康管理的需求。欧美一些国家在家庭健康管理支付方式上呈现多元化的特点，部分国家采用政府、企业和个人共同分担的模式。我们可以考虑引入企业参与支付，鼓励企业将员工的家庭健康管理纳入企业福利计划。企业可以与健康管理机构合作，为员工及其家庭成员提供健康体检、健康咨询等服务，并支付相应费用。另外，政府可以与社会资本合作，探索政府与社会资本合作模式，共同投资家庭健康管理项目。如与保险公司、健康管理企业等合作，创新健康管理保险产品或服务套餐。政府提供财政补贴和政策支持，社会资本负责运营管理，实现优势互补，推动支付方式多元化发展。政府应加大对家庭健康管理的财政支持力度，设立专项经费用于家庭医生签约服务和家庭健康指导员工作，确保为家庭提供优质健康管理服务。同时建立相关政策制度，保障财政资源持续投入。建立适合国情的长期护理保险制度，可以为需要长期护理的家庭成员提供经济支持，包括康复护理、生活照料等费用。政府、企业和个人共同缴纳保费，确保保险制度的可持续运行。

家庭健康管理作为现代健康管理的重要组成部分，面临着机遇与挑战并存的局面。在科技、产业和公众意识等多方面综合施策，能够有效提升家庭健康管理水平，建成全社会共同参与的健康管理体系。未来，家庭健康管理将朝着智能化、数字化的方向发展，进一步推动健康中国建设，为实现全民健康目标贡献力量。

B.9
2024年中国家庭健康指导员与家庭健康发展报告

——以江西为例

孙常翔　李五凡　谢　丽[*]

摘　要： 家庭是社会的基本细胞，家庭健康是健康中国的基石，只有家庭健康，才有全民健康。家庭健康指导员可打通服务群众家庭健康的"最后一米"。自健康中国建设工程启动以来，中国计生协结合改革转型发展，广泛寻求融入健康中国行动的路径和方法，组织在全国大力开展家庭健康促进行动，大力推进家庭健康阵地、队伍、服务体系建设，着重培养了群众身边的家庭健康指导员队伍，促进家庭健康服务提质增效。本报告通过对我国家庭健康促进和家庭健康指导员发展现状的分析，以江西省家庭健康指导员及服务实践为例，总结、分享家庭健康指导员在家庭健康促进行动中的经验，分析家庭健康发展中存在的问题、挑战并提出对策建议，希望对其他省份的家庭健康促进行动具有启示和借鉴作用。

关键词： 家庭健康指导员　家庭健康　服务实践

---

[*] 孙常翔，江西省卫生健康委党组成员、副主任；李五凡，江西省计生协家庭服务处处长、一级调研员；谢丽，江西省计生协家庭服务处一级主任科员。

一 我国家庭健康促进与家庭健康指导员发展现状

（一）家庭健康促进行动概述

1. 家庭健康促进行动的背景

党的十八大以来，以习近平同志为核心的党中央高度重视人民健康，提出了"健康中国"建设目标。党的二十大报告明确指出，要深入实施健康中国战略，把保障人民健康放在优先发展的战略位置，完善人民健康促进政策[1]。

建设"健康中国"是一项系统工程，需要政府、社会、家庭、个人共同行动。为深入贯彻乡村振兴战略的有关要求，助力推动健康中国建设，中国计生协结合改革转型发展，广泛寻求融入健康中国行动的路径和方法。2019年9月，国家卫生健康委、农业农村部、中国计生协印发《关于服务乡村振兴促进家庭健康行动的实施意见》[2]，提出开展家庭健康促进行动。2020年4月，中国计生协印发《关于开展家庭健康促进行动的通知》[3]，组织在全国大力开展家庭健康促进行动。2023年12月，全国爱国卫生运动委员会《关于印发全国爱国卫生运动委员会工作规则和成员单位职责分工的通知》，增加中国计生协为全国爱国卫生运动委员会成员单位，明确"推动家庭健康指导员队伍和家庭健康服务中心建设，加强家庭健康指导服务"[4]。

---

[1] 习近平：《高举中国特色社会主义伟大旗帜　为全面建设社会主义现代化国家而团结奋斗——在中国共产党第二十次全国代表大会上的报告》，中国政府网，2022年10月25日。

[2] 国家卫生健康委、农业农村部、中国计生协印发《关于服务乡村振兴促进家庭健康行动的实施意见》，国卫人口发〔2019〕53号，http：//www.shsys.moa.gov.cn/ncggfw/201909/t20190924_6328795.htm，最后检索时间：2024年10月17日。

[3] 中国计划生育协会印发《关于开展家庭健康促进行动的通知》，国计生协〔2020〕18号，https：//www.chinafpa.org.cn/tzgg/202311/t20231112_9584.html，最后检索时间：2024年10月17日。

[4] 全国爱国卫生运动委员会：《关于印发全国爱国卫生运动委员会工作规则和成员单位职责分工的通知》，全爱卫发〔2023〕2号，http：//www.nhc.gov.cn/guihuaxxs/s7788/202401/a61ac52388f84b6b972fe24f357d90c1.shtml，最后检索时间：2024年10月17日。

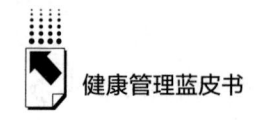

2. 家庭健康促进行动的界定

《关于全面开展健康家庭建设的通知》[①] 提出,"健康家庭"是指家庭成员履行自身健康第一责任,掌握必备的健康知识和技能,践行文明健康绿色环保生活方式,传承优良家风家教,家庭环境卫生健康,家庭成员身体、心理和社会生活处于良好状态的家庭。

《关于开展家庭健康促进行动的通知》提出,家庭健康促进行动坚持以人民健康为中心,落实预防为主,以健康家庭建设为抓手,引导广大家庭树立健康理念,养成健康行为习惯,建设健康家居环境,倡导家庭成员之间相互关爱,形成符合自身和家庭特点的健康生活方式,不断提升家庭健康素养和水平,促进人口均衡发展与家庭和谐幸福。

3. 影响家庭健康的主要因素

家庭由个体组成,家庭健康与个体健康密切相关。因此,影响家庭健康的主要因素与个体健康影响因素基本相统一。

(1)个体健康影响因素。世界卫生组织(WHO)指出,影响个体健康的主要因素包括行为与生活方式、遗传因素、社会因素、医疗条件、生活环境和地理气候条件。其中,行为与生活方式占60%,遗传因素占15%,社会因素占10%,医疗条件占8%,生活环境和地理气候条件占7%(见图1)。

①行为与生活方式。生活方式包括饮食、运动、睡眠、心理状态等。家庭中的生活方式、生活习惯及家庭氛围均可影响家庭成员的身心健康。以家庭为单位的生活方式病正逐渐成为城市居民健康的隐形杀手,其危害已经超过家庭遗传病。

②遗传因素。遗传是影响人类健康与疾病的重要因素之一,许多疾病可通过基因遗传,一些影响健康的生理或心理特征也受遗传的影响。

③社会因素。社会因素对健康的影响是多方面的,涵盖了经济、文化、人口、法律法规、社会制度等多个层面。

[①] 国家卫健委等8部门联合印发《关于全面开展健康家庭建设的通知》,国卫办人口发〔2024〕1号,http://www.nhc.gov.cn/rkjcyjtfzs/s7785/202401/0df2f10ec65f4714b6b287437ac82507.shtml。最后检索时间:2024年10月17日。

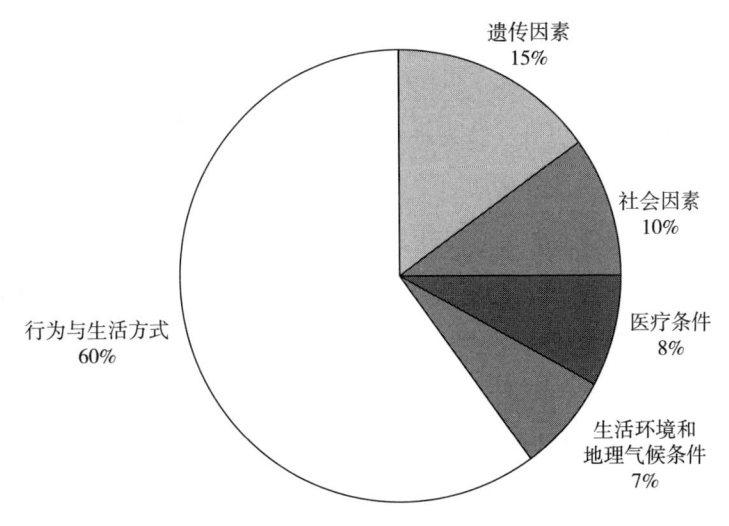

图 1 个体健康影响因素（WTO）

④医疗条件。医疗服务的质量和可及性对个体和群体的健康有显著影响。

⑤生活环境和地理气候条件。健康不仅立足于个人身体和精神的健康，更强调人体与自然环境和社会环境的统一。生活环境中的空气质量、水源和食品安全、居住环境等都影响着健康。不同的地理气候类型对人的身体健康有不同的影响。

（2）家庭健康的其他影响因素。此外，家庭健康还受家庭经济水平、文化水平、地域环境及医疗资源等因素影响。

①经济水平。据研究，家庭收入对家庭成员的营养素摄入、健康行为养成及心理健康状况均有不同程度的影响，城市家庭和农村家庭健康状态也存在一定差异。

②文化水平。家庭成员文化水平直接决定家庭的健康理念和意识，家庭健康明白人对家庭健康也有着显著影响。

③地域环境。温暖的气候和优越的地理环境有助于长寿，如长期生活在雾霾、粉尘、潮湿、寒冷或者是极度炎热的地域环境中，都是不利于健康的。

④医疗资源。家庭成员医疗资源享有情况受家庭收入水平及所在地区医疗水平等多种因素影响。

4. 家庭健康发展现状和趋势

（1）现状。

随着健康意识的提升，越来越多的家庭开始关注健康问题，并采取积极的措施来维护家庭成员的健康。

①居民家庭健康水平不断提升。根据《2023年我国卫生健康事业发展统计公报》，我国居民人均预期寿命达到78.6岁，孕产妇死亡率下降至15.1/10万，婴儿死亡率下降至4.5‰[1]（见表1），孕产妇、婴儿死亡率均降到历史最低水平。我国居民健康素养水平稳步提升，由2012年的8.8%上升至2023年的29.7%[2]，城乡居民健康生活方式不断改善，家庭健康水平随之提升。

表1 监测地区孕产妇和儿童死亡率

指标	合计 2022年	合计 2023年	城市 2022年	城市 2023年	农村 2022年	农村 2023年
孕产妇死亡率(1/10万)	15.7	15.1	14.3	12.5	16.6	17.0
5岁以下儿童死亡率(‰)	6.8	6.2	4.2	3.9	8.0	7.2
婴儿死亡率(‰)	4.9	4.5	3.1	2.9	5.7	5.2
新生儿死亡率(‰)	3.1	2.8	1.8	1.7	3.6	3.2

资料来源：《2023年我国卫生健康事业发展统计公报》。

②居民家庭健康面临挑战。我国心脑血管疾病、癌症、慢性呼吸系统疾病、糖尿病等慢性非传染性疾病导致的死亡人数占总死亡人数的88%，导致的疾病负担占疾病总负担的70%以上[3]。造成慢性病的因素既有生活环

---

[1] 国家卫生健康委员会发布《2023年我国卫生健康事业发展统计公报》，2023年8月29日，https://www.gov.cn/lianbo/bumen/202408/content_6971241.htm，最后检索时间：2024年10月17日。

[2] 《2023年全国居民健康素养水平提高到29.7%》，国家卫生健康委官网，2024年4月24日，最后检索时间：2024年12月1日。

[3] 《国务院关于实施健康中国行动的意见》，国发〔2019〕13号，中国政府网，https://www.gov.cn/zhengce/content/2019-07/15/content_5409492.htm，最后检索时间：2024年10月17日。

境、遗传的因素，还有不良生活习惯。因为遗传的因素，下一代会出现慢性疾病的概率会增加，从而对家庭健康带来巨大挑战。

③居民家庭健康管理需求增长。根据 21 世纪新健康研究院推出的《2024 中国居民家庭医生需求调研及发展报告》[①]，超过 1/4 的老年人或家庭需要全方位的家庭医生服务，在"希望家庭医生为老年人提供哪些服务"调研中，有 74.65% 的需要提供定期健康监测，需要指导慢病管理的占 59.22%（见图 2）。

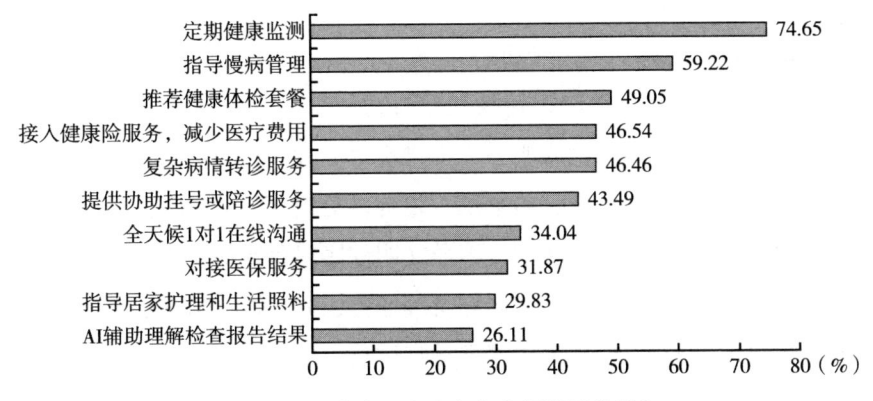

项目	比例(%)
定期健康监测	74.65
指导慢病管理	59.22
推荐健康体检套餐	49.05
接入健康险服务，减少医疗费用	46.54
复杂病情转诊服务	46.46
提供协助挂号或陪诊服务	43.49
全天候1对1在线沟通	34.04
对接医保服务	31.87
指导居家护理和生活照料	29.83
AI辅助理解检查报告结果	26.11

图 2　希望家庭医生为老年人提供哪些服务

资料来源：21 世纪新健康研究院《2024 中国居民家庭医生需求调研及发展报告》。

（2）趋势。

一是数字化健康管理工具将更加普及，家庭成员可以通过智能设备和应用程序实时监测健康状况。二是心理健康在家庭健康中的地位将越来越重要，家庭成员将更加关注彼此的心理状态。三是环保和可持续发展将成为家庭健康的重要组成部分，家庭成员将更加重视环保生活方式。四是家庭健康指导员将发挥更加重要的作用，为家庭成员提供更加全面、专业的健康指导服务。

---

① 21 世纪新健康研究院：《2024 中国居民家庭医生需求调研及发展报告》，https：//m.21jingji.com/article/20240619/herald/08849d0d5672680fe2da459d0e874fb6_zaer.html，最后检索时间：2024 年 10 月 17 日。

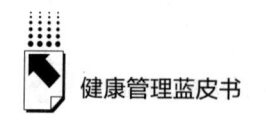

（二）家庭健康指导员概述

1.家庭健康指导员的定义

家庭健康指导员主要是指在社区、乡村和城市居民区域内，由计生协组织选拔、培训后聘任的专职或兼职从事健康指导服务的人员。建设家庭健康指导员队伍是构建家庭健康服务体系、提升基层健康服务水平的关键环节，是促进基层计生协改革发展的有力举措，是培育社会主义家庭文明新风尚、促进家庭发展的重要支撑①。

2.家庭健康指导员的工作职责

家庭健康指导员主要承担传播健康理念、普及健康知识、倡导健康行为、传授健康技能、开展健康服务、提供生育咨询、组织群众性自助互助健康小组活动、指导群众建设健康家庭、培养家庭健康"明白人"、组织引导群众参与各种健康促进主题活动、倡导文明健康绿色环保生活方式、构建全方位全周期的生育友好和家庭发展环境等任务，并积极参与基层村居公共卫生委员会工作，争取担任健康中国行动宣讲员。

表2 家庭健康指导员工作任务清单

一、开展入户指导（家访、专题指导等），帮助家庭成员制订健康生活方式培养计划。
二、组织家庭参加健康自助互助小组活动。
三、组织开展家庭健康讲座、义诊、咨询等。
四、指导群众建设健康家庭，培养家庭健康"明白人"。
五、组织家庭健康主题活动等群众性活动。
六、建立健康指导微信群、利用健康科普小程序等，向家庭推送权威科普信息。
七、发放健康教育材料、家庭健康服务包等。
八、承担家庭健康服务阵地活动的指导、咨询、日常管理等事项。
九、指导家庭形成修身齐家、孝老爱亲、适龄婚育、代际支持、家庭和睦等家庭发展理念和行为。
十、参加地方卫生健康部门、计生协等组织的相关业务学习培训。
十一、积极参与村居公共卫生委员会工作。
十二、承担计生协交办的其他工作任务。

---

① 中国计划生育协会印发《关于加快推进家庭健康指导员队伍建设的通知》，国计生协〔2022〕11号，https://www.chinafpa.org.cn/tzgg/202311/t20231112_9630.html，最后检索时间：2024年10月17日。

3. 家庭健康指导员发展现状

我国家庭健康指导员队伍的现状呈现以下特点。

（1）队伍规模不断壮大。截至2023年底，我国已经建立一支超过70万人的家庭健康指导员队伍①。这一数字表明，家庭健康指导员已经成为我国健康促进和健康教育领域的一支重要力量。

（2）覆盖范围逐步扩大。每个村（社区）配备1~2名家庭健康指导员，到2025年末，覆盖90%以上的村（社区），基本实现全覆盖；到2030年末，覆盖100%的村（社区）。这意味着，越来越多的居民将能够享受到家庭健康指导员提供的健康指导和服务。

（3）服务能力不断提升。为了提高家庭健康指导员的业务水平和服务能力，中国计生协建立了规范化培训机制，由中国计生协和各省级计生协培训指导员师资，市县级计生协培训指导员，同时鼓励家庭健康指导员参加各类专业培训和继续教育，全面提升其专业素养和综合能力。

（4）社会影响力显著增强。随着家庭健康指导员队伍的不断发展壮大和工作的深入开展，其社会影响力也在不断提升。越来越多的居民开始关注家庭健康指导员的工作，积极参与他们组织的各种健康促进活动。同时，家庭健康指导员也成为连接政府和居民的桥梁与纽带，为政府制定健康政策、推进健康中国建设提供了有力支持。

（三）家庭健康指导员与家庭健康的关系

家庭健康指导员与家庭健康之间存在紧密而重要的关系。家庭健康指导员作为家庭健康的"守门人"，在促进家庭健康、提高家庭成员健康素养、预防疾病等方面发挥着不可替代的作用。

1. 提高家庭成员的健康素养

家庭健康指导员通过传授健康知识和技能，培养家庭健康"明白人"，

---

① 《我国家庭健康指导员队伍超70万人》，2023年12月21日，http://www.news.cn/gongyi/20231221/4142f0160b06425fa22bae049b2545c0/c.html，最后检索时间：2024年10月17日。

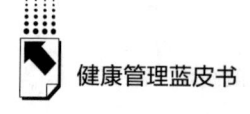

帮助家庭成员树立正确的健康观念，增强健康意识，养成健康行为，从而提高他们自主健康能力和健康素养水平。

2. 促进家庭健康的全面发展

家庭健康指导员不仅关注家庭成员的身体健康，还关注他们的心理健康和社会功能，通过指导家庭成员养成良好的生活习惯，促进他们的身心健康和社会适应能力的全面发展。

3. 降低家庭健康风险

家庭健康指导员通过提供及时、准确、有针对性的健康指导，帮助家庭成员预防疾病和降低健康风险。例如，指导家庭成员进行定期体检、疫苗接种等，以减少疾病的发生和传播。

4. 增强家庭凝聚力和支持

家庭健康指导员的工作不限于个人指导，还包括在家庭中推广健康理念和行为。通过组织家庭健康活动、建立健康档案等方式，增强家庭成员之间的凝聚力和支持感，形成健康向上的家庭氛围。

二 江西省家庭健康指导员与家庭健康服务实践

（一）江西省家庭健康促进行动工作特色

江西省高度重视家庭健康建设，高位推动家庭健康促进工作，按照"建机制、建阵地、建队伍，优政策、优模式、优服务，提升维度、拓展宽度、增强力度、延伸广度"的工作思路，取得全国"七个率先"的显著成绩。一是率先印发《江西省家庭健康促进行动实施方案》五年规划，并列入健康江西"15+3"专项行动；二是率先将省计划生育协会纳入健康江西建设工作委员会成员单位、纳入省爱国卫生运动委员会成员单位；三是率先将家庭健康促进行动纳入健康江西考核指标体系统一考核；四是率先建设综合性家庭健康服务中心阵地，县级覆盖率达到60%；五是率先组建家庭健康省级专家库，基层家庭健康指导员实现村（社区）全覆盖；六是率先联合多厅局举办全省"健康家庭"评选发布活动；七是率先独立规范化开展家庭健康指导员和师资培训，形成"江西模式"。

（二）江西省家庭健康指导员建设机制

江西省将家庭健康指导员作为计生协系统参与健康江西建设的重要力量，探索形成了一整套完备的家庭健康指导员选拔、聘任、培训、工作、管理制度体系。

1. 选拔制度

重点在基层计生协工作人员、骨干会员、志愿者和基层干部、退休干部、医生、教师等人群中，择优选拔政治立场坚定、有高度责任感和事业心、热心公益事业、经常进行体育锻炼、有良好的健康生活方式、身体素质好、无不良生活嗜好，同时具备一定卫生健康知识和健康指导服务技能以及良好的语言表达能力和沟通能力的人员，担任家庭健康指导员。每个村（社区）配备至少2名家庭健康指导员。

2. 聘任制度

按照中国计划生育协会指定的家庭健康指导员培训教材完成不少于3天的规范化培训，并在考核合格后实行聘任，聘期原则上为2年，到期后可根据实际工作情况予以续聘。家庭健康指导员实行省、市、县、乡、村分级动态调整管理机制，特别优秀的还可成为健康中国、健康江西行动宣讲员推荐人选。

3. 培训制度

采取"参与式"教学方法，培训时间为"线上1.5天+线下1.5天"。以中国计生协指定的家庭健康指导员培训教材为纲要开展线上、线下及周期性线上直播课程/虚拟仿真课程等多种形式的综合性培训。

4. 工作制度

家庭健康指导员服务对象主要为身体健康的群众及其家庭；服务内容是群众组织与动员，健康指导与服务，培养家庭健康"明白人"；服务场地是群众身边的公共场所，如各种形式的社区家庭健康服务阵地、党群服务中心、自主互助小组，以及入户等；服务时间是在群众下班后及周末、节假日

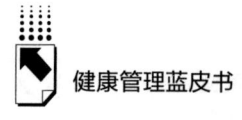

等日常生活时间；服务形式是以持续深入细致的群众工作为主，通过与群众之间和风细雨式的交流沟通等行为干预方式，转变群众思想观念，打通群众健康"知信行"闭环。

5.管理制度

建立相应的规章制度。家庭健康指导员主要通过入户家访、组织小组学习讨论、开展群众性健康活动等方式，为辖区居民提供健康指导和服务，引导居民养成健康的生活方式和行为，组建自助互助小组进行健康管理，提升其自主健康能力。将家庭健康指导员工作纳入年度综合评估，组织对家庭健康指导员工作态度、服务质量、素质能力等情况进行绩效评估。家庭健康指导员以提供公益服务为主，鼓励各级计生协对家庭健康指导员实施奖励措施。

（三）江西省家庭健康需求现状

为扎实推进家庭健康促进行动，推进家庭健康指导员根据群众所需提供针对性的健康指导服务，提升群众的健康获得感和满意度，江西省计划生育协会对全省家庭健康知识需求、获取健康知识方式以及需求的健康服务进行了全面调查，有效参与调查的家庭共有67654户。主要调查数据如下。

1.家庭对不同健康知识的需求程度

由表3可知，在对不同健康知识需求程度的分析中，大部分家庭对健康知识的需求程度处于中等或以上水平，特别是对于急救知识的需求，约54%的家庭选择了"很需要"，其次是常见传染性疾病的相关知识需求，51%的家庭选择了"很需要"，这提示了在这些领域的健康知识教育和培训是很有必要的。

表3 家庭健康知识需求程度统计

单位：人，%

选项	不需要	一般	很需要
妇女保健（如预防乳腺疾病）	11115(16.4)	25562(37.8)	30976(45.8)
生殖健康（如避孕）	23090(34.1)	24616(36.4)	19945(29.5)

续表

选项	不需要	一般	很需要
优生优育指导（如产检）	25626(37.9)	20946(31.0)	21078(31.2)
婴幼儿照护（如母乳喂养指导）	25178(37.2)	20784(30.7)	21688(32.1)
儿童早教（如语言能力培养）	21069(31.1)	20327(30.0)	26256(38.8)
视力健康（如儿童近视）	13369(19.8)	21336(31.5)	32947(48.7)
儿童超重肥胖预防	22120(32.7)	21380(31.6)	24151(35.7)
儿童寄生虫感染（如个人卫生）	17809(26.3)	22026(32.6)	27815(41.1)
青春期保健（如性教育）	15378(22.7)	23931(35.4)	28341(41.9)
中老年人日常保健（如防跌倒）	10940(16.2)	24104(35.6)	32608(48.2)
常见传染病相关知识（如甲流）	9319(13.8)	23834(35.2)	34497(51.0)
高血压/糖尿病等慢性疾病管理	9852(14.6)	23183(34.3)	34619(51.2)
急救技能（如窒息急救）	8135(12.0)	22769(33.7)	36749(54.3)
饮食指导	8393(12.4)	25817(38.1)	33440(49.4)
运动指导（如制订运动计划）	9136(13.5)	27285(40.3)	31230(46.2)
睡眠问题的处理	10144(15.0)	26548(39.2)	30960(45.8)
心理健康（如压力处理）	10507(15.5)	26133(38.6)	31011(45.8)

资料来源："加强家庭健康促进服务体系建设研究——家庭健康指导员队伍建设与管理"结项报告。

2. 家庭获取健康知识的途径

由表4可知，在获取健康知识的途径上，电视/广播、微信公众号和抖音/西瓜等短视频平台是最主要的三个途径，其响应率及普及率都较高。且如果家庭是从网络上获取健康知识，短视频是最受欢迎的方式，其普及率达到了81.0%。这说明了健康促进活动采取多样化的传播方式，特别是结合传统媒体（如电视和广播）和新媒体（如微信公众号和短视频平台）的方式较受欢迎。

表4 家庭获取健康知识途径统计

问题	n	响应位次	响应率(%)	普及位次	普及率(%)
获取健康知识的途径					
电视/广播	40685	1	17.3	1	60.1

续表

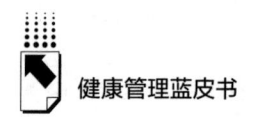

问题	n	响应位次	响应率(%)	普及位次	普及率(%)
微信公众号	40075	2	17.1	2	59.2
抖音、西瓜等短视频平台	34686	3	14.8	3	51.3
医生、护士等专业人员	26041	4	11.1	4	38.5
健康讲座/咨询等活动	24839	5	10.6	5	36.7
报纸/书籍	22439	6	9.6	6	33.2
百度等搜索平台	17544	7	7.5	7	25.9
亲戚、朋友等咨询健康信息	13526	8	5.8	8	20.0
网上专业的医疗服务平台	12784	9	5.4	9	18.9
其他	2317	10	1.0	10	3.4
从网络获取健康知识的途径					
短视频	54808	1	64.3	1	81.0
带图片的文章	45424	2	53.3	2	67.1
直播	17202	3	20.2	3	25.4
音频	21890	4	25.7	4	32.4
其他	669	5	0.8	5	1.0

资料来源："加强家庭健康促进服务体系建设研究——家庭健康指导员队伍建设与管理"结项报告。

3. 家庭需要的健康服务形式和科普活动

由表5可知，多数家庭对健康服务的需求主要集中在定期体检和健康评估上（普及率为81.4%），其次是家庭健康指导员上门指导。而关于健康科普宣传地点的调查，各家庭对于健康科普宣传地点的偏好分布较为广泛，其中社区卫生服务站、学校和离家近的任何医院、商场或公共场所是较受欢迎的地点。这说明了提供方便的体检服务和全面的健康评估可以帮助家庭满足一定的健康需求。此外，社区附近的公共场所和学校等是家庭日常生活的重要组成部分，在这些地方进行健康科普宣传可以满足较多家庭的需要。

表 5　家庭健康服务形式和健康科普活动统计

问题	n	响应位次	响应率(%)	普及位次	普及率(%)
需要的健康服务形式					
定期体检,健康评估	55095	1	37.2	1	81.4
家庭健康指导员上门指导	35314	2	23.8	2	52.2
健康讲座或咨询	33178	3	22.4	3	49.0
预约医院专家讲座或义诊	23904	4	16.1	4	35.3
其他	650	5	0.4	5	1.0
希望的健康科普宣传地点					
社区卫生服务站	48011	1	28.9	1	71.0
离家近的任何医院	31022	2	18.7	2	45.9
学校	21704	3	13.1	3	32.1
商场或公共场所	21159	4	12.7	4	31.3
自己家里	20720	5	12.5	5	30.6
大型三甲医院	15363	6	9.3	6	22.7
其他企事业单位	7313	7	4.4	7	10.8
其他	757	8	0.5	8	1.1

资料来源:"加强家庭健康促进服务体系建设研究——家庭健康指导员队伍建设与管理"结项报告。

综上所述,江西省家庭健康需求现状呈现健康意识提升、健康素养提高、健康服务需求多样化等特点。

（四）江西省家庭健康服务模式与实践案例

在推进家庭健康指导员开展服务工作中,江西做了很多尝试,也为家庭健康指导员工作开展提供了一些案例示范。

1.入户家访模式及案例

（1）入户家访流程示意图。

（2）入户家访案例——南昌县八月湖街道杨家湾社区家庭健康指导员入户家访。

南昌县八月湖街道杨家湾社区的家庭健康指导员调查发现,社区有一空巢老人,家中仅有一个女儿在外务工,老人体弱多病、家中无人照料、更缺

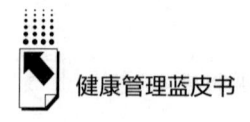

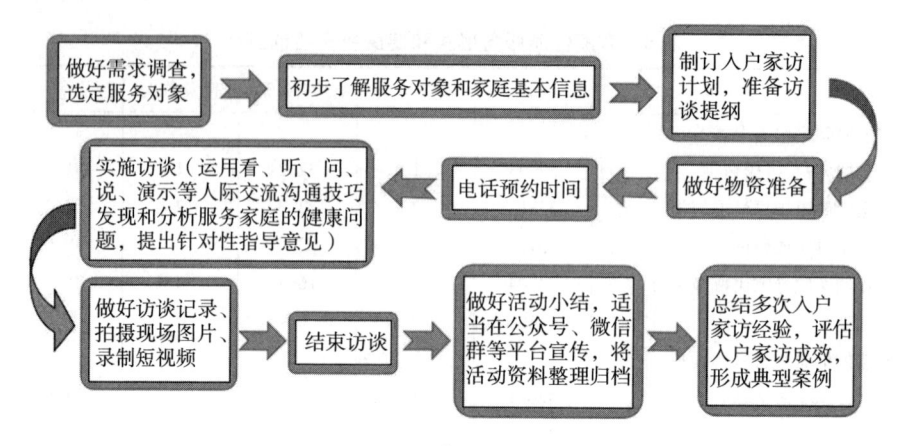

```
做好需求调查, → 初步了解服务对象和家庭基本信息 → 制订入户家访
选定服务对象                                          计划,准备访
                                                     谈提纲
                                                        ↓
实施访谈(运用看、听、问、 ← 电话预约时间 ← 做好物资准备
说、演示等人际交流沟通技巧
发现和分析服务家庭的健康问
题,提出针对性指导意见)
    ↓
做好访谈记录、     → 结束访谈 → 做好活动小结,适 → 总结多次入户
拍摄现场图片、                  当在公众号、微信    家访经验,评估
录制短视频                      群等平台宣传,将    入户家访成效,
                                活动资料整理归档    形成典型案例
```

图 3 入户家访流程

乏专业的卫生保健服务。家庭健康指导员决定将此类人群作为入户家访与指导服务对象。

家庭健康指导员事先做好详细的入户指导方案和前期准备工作,并邀请街道卫生服务中心医生一同帮忙检查入户对象身体,进行专业健康指导。

入户过程中,家庭健康指导员和医生对老人进行了简单的体检,并整理成健康档案,方便后续开展健康指导工作。交谈中,了解到老人平常喜爱吃多盐和甜的食品,对其进行健康饮食指导,并对其家庭进行大扫除,营造健康的家居环境。同时还为老人准备了一些常用药品,放在床头和客厅两处,以便老人能随时找到。

后期,通过再次入户形式,对老人健康状况和生活情况进行跟踪随访,及时提供相应帮助和指导。

入户家访类案例,关键点是需进行详细的前期健康状况调查,选择好入户需求对象,强化入户指导的针对性和必要性。其次,需做好大量充足的入户前准备工作,在实施过程发现问题,并提出针对性指导意见。根据需要建立持续跟踪回访机制。此外,还要不断总结入户工作的方法与成效,提升入户工作的有效性。

2. 小组学习讨论模式及案例

（1）小组学习讨论流程示意图。

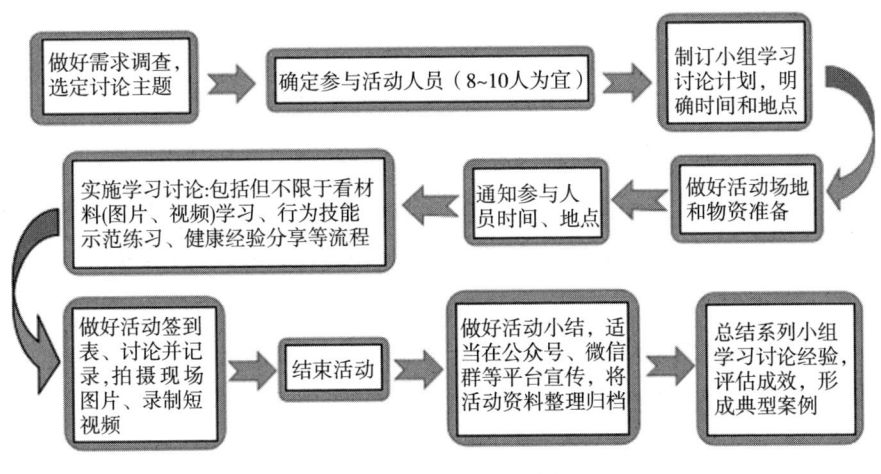

```
做好需求调查，  →  确定参与活动人员（8~10人为宜）  →  制订小组学习
选定讨论主题                                              讨论计划，明
                                                          确时间和地点
                                                              ↓
实施学习讨论:包括但不限于看材  ←  通知参与人  ←  做好活动场地
料(图片、视频)学习、行为技能        员时间、地点      和物资准备
示范练习、健康经验分享等流程
        ↓
做好活动签到
表、讨论并记  →  结束活动  →  做好活动小结，适  →  总结系列小组
录，拍摄现场                    当在公众号、微信      学习讨论经验，
图片、录制短                    群等平台宣传，将      评估成效，形成
视频                            活动资料整理归档      典型案例
```

图 4　小组学习讨论流程

（2）小组学习讨论案例——靖安县"健康运动，幸福生活"小组讨论活动。

靖安县家庭健康指导员针对社区居民运动健康问题，组织了一场以"健康运动，幸福生活"为主题的健康小组讨论活动，邀请了社区居民8人在社区党员活动室开展小组学习讨论。

活动开始时，家庭健康指导员通过组织观看短视频，引出本次小组讨论的主题，引导大家积极讨论，分享自己对健康运动的看法和日常运动习惯。

讨论中，有的居民把话题聚焦在了运动的益处上，认为运动不仅可以保持身材，还可以增强心肺功能，改善血液循环，使身体的各个器官都得到锻炼；有的居民谈到了运动与心理健康的关系，认为运动可以产生多巴胺，可以使人感到快乐和愉悦，同时还可以帮助人们释放压力，增强自信心；也有的居民提出了自己的困惑和问题，表示自己非常想运动，但是因为时间和精力的限制，很难坚持下去。

为此，家庭健康指导员给予了大家很多建议：时间有限的居民，可以尝

161

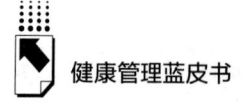

试一些简单的运动，例如慢跑、快走、骑车等；担心受伤的居民，可以选择一些低冲击性的运动，例如广场舞、跳健身操等；不知道如何选择适合自己运动方式的居民，可以咨询专业人员，根据自己的身体状况和运动目的来选择适合自己的运动方式。最后，家庭健康指导员建议大家可以组成运动互助小组，平时一起交流、一起运动，提升运动的准确性和持续性。

小组学习讨论类案例的要点是根据群众所需确定好大家感兴趣的谈论主题，选定好合适的学习讨论对象，其最终目的是要促使有相同兴趣或相同需求的居民组成不同类型的健康互助小组，形成人人参与、自助互助的良好氛围。

3. 群众性健康活动模式及案例

（1）群众性健康活动流程示意图。

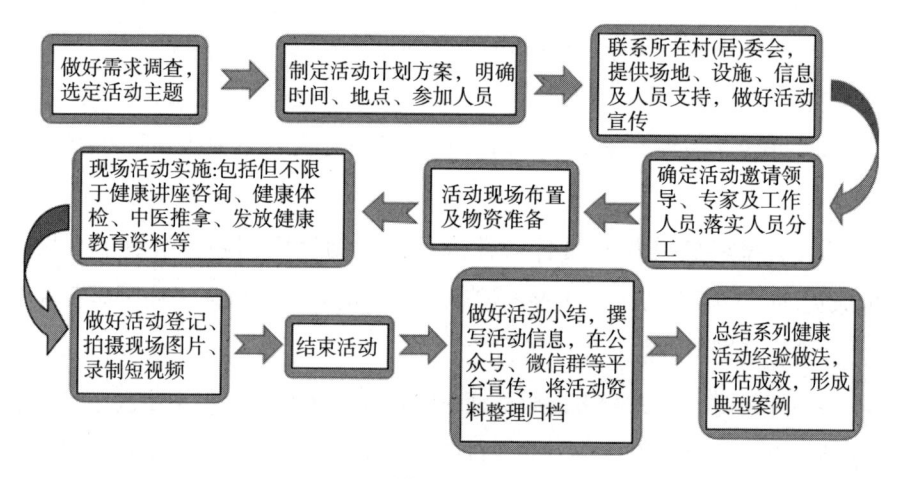

```
做好需求调查，  →  制定活动计划方案，明确  →  联系所在村(居)委会，
选定活动主题          时间、地点、参加人员          提供场地、设施、信息
                                                    及人员支持，做好活动
                                                    宣传
                                                         ↓
现场活动实施：包括但不限  ←  活动现场布置  ←  确定活动邀请领
于健康讲座咨询、健康体        及物资准备        导、专家及工作
检、中医推拿、发放健康                          人员，落实人员分
教育资料等                                      工
   ↓
做好活动登记、  →  结束活动  →  做好活动小结，撰  →  总结系列健康
拍摄现场图片、                    写活动信息，在公        活动经验做法，
录制短视频                        众号、微信群等平        评估成效，形成
                                  台宣传，将活动资        典型案例
                                  料整理归档
```

图5　群众性健康活动流程

（2）群众性健康活动案例——樟树市楼门前社区健康教育活动。

樟树市楼门前社区家庭健康指导员根据调查了解社区居民健康需求，组织了一场健康饮食讲座活动。针对活动主体人群为中老年人的特点，确定了相应的活动时间和地点，并邀请医院专业人员为讲师。活动前发布通知，发放宣传资料，做好意愿人群登记，做好各项筹备事宜。

活动开始，介绍了讲座的主题及讲座授课老师。讲座中，授课老师通过PPT生动流利地把重点内容通过有趣的例子介绍给每一位听众，用简单的语言讲解复杂的知识，加深听众的理解和记忆。讲解内容结束后，设置活动分享环节、提问环节和有奖知识问答环节，让参与群众学有所感、学有所思、学有所获。

活动结束后，对本次活动进行总结，发布活动宣传稿件。

群众性健康活动类案例重点是需根据居民健康需求和社区实际情况，确定好活动主题和形式，如讲座、义诊或烹饪比赛等类型。同时需设置好活动内容和环节，提升居民的参与热情和获得感。

三 江西省家庭健康指导员与家庭健康服务的问题、挑战与对策

（一）问题、挑战

1. 家庭健康指导员队伍来源单一与经验不足

目前全省4.6万余名家庭健康指导员绝大多数由各级计生协工作人员及村（社区）干部、妇女主任兼任。同时，由于培训经费不足，受过规范化培训的家庭健康指导员占比不足10%，健康指导服务方式不够科学规范，不能满足群众健康所需。

2. 家庭健康指导服务活动形式不够丰富

家庭健康指导员开展活动局限在健康宣教和咨询，开展新颖的家庭健康指导服务活动较少，形式不够多样，内容不够丰富，在开展群众所盼的健康趣味性文艺演出和家庭健康互助小组活动等方面经验比较欠缺。

3. 家庭健康指导员激励机制不够健全

家庭健康指导员基本属于兼职，是志愿开展免费公益健康服务，尚未形成较为完善的激励机制，特别是在精神上鼓励、物质上补助目前是一个空白；人员更换较为频繁，其工作具有较大的不稳定性。

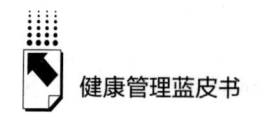

（二）对策建议

1. 强化家庭健康指导员规范化培训

（1）建立培训机制。开展线上线下健康知识培训，定期组织家庭健康指导员参加规范化培训和学习交流活动，包括健康知识、健康管理及实践技能培训等，持续提升指导员的服务能力。

（2）优化培训内容。培训内容除了基础理论知识、专业技能外，还要融合营养学、运动学、心理学、社会学等多学科知识，使家庭健康指导员能够全面掌握健康知识、分析健康问题、向群众提供有针对性的健康指导和服务。

（3）加强师资力量。主动融入大健康，强化与卫生健康行业协会之间的联系，共建共培共享师资，邀请具有丰富经验和专业资质的健康专家、营养师、心理咨询师等担任培训师资，确保培训内容的权威性和专业性。建立师资交流平台，促进师资之间的交流与合作，共同分享教学经验、探讨教学难题，提升整体教学水平。

2. 丰富家庭健康指导服务活动形式

（1）结合群众健康需求，开展多样化健康指导服务活动，结合季节、节日或当前健康热点，设计形式多样的健康服务主题，如儿童营养、老年人慢性病管理、心理健康、新型婚育文化等，提高健康活动的趣味性和实效性。

（2）开展的活动不限于入户指导访谈、小组学习讨论和群众性健康活动，不满足于健康基本知识和理念宣讲、健康生活与行为方式指导和家庭健康技能指导，协助开展优化生育政策服务项目、优生优育进万家活动。

（3）打造线上健康服务平台，充分利用"健康知识进万家"小程序，加强健康科普宣传引导，让广大家庭能够便捷地获取健康科普知识。

3. 建立健全家庭健康指导员激励机制

（1）建立激励机制。通过评选优秀家庭健康指导员、开展技能竞赛等方式，激发他们的责任心和进取心。根据家庭健康指导员的工作表现和贡献程度给予相应的奖励，如晋升机会、奖金、荣誉证书等，以增强他们的工作动力和积极性。

（2）扩大队伍范畴。设立省、市、县、乡、村五级家庭健康指导员，乡级及以上家庭健康指导员侧重规划、管理、培训和评估；村级家庭健康指导员侧重在群众身边开展健康指导与服务。选拔家庭健康指导员不限于村医、巾帼志愿服务队、社会体育指导员、营养指导员和退休党员、干部、教师、医务人员等。

（3）提升社会认可度。通过各种渠道和形式加强对家庭健康指导员的宣传，提高社会认可度。表彰优秀案例，并对在工作中表现突出的家庭健康指导员进行表彰和奖励，树立典型和榜样，激发他们的工作热情和创造力。

B.10
2024年中国陪诊服务与家庭健康发展报告

刘 佳[*]

摘　要： 伴随我国人口老年化问题的逐年递增，就医就诊群体需要帮助的需求和数量也随之呈上升趋势，陪诊服务这一新型社会需求即顺应时代大背景变化而形成。目前，国内陪诊服务由于是初生行业，其监管体系并不完备，行业规范欠缺，相关研究文献较少，不利于陪诊服务行业的健康发展。为了了解陪诊行业的服务现状、存在问题及发展前景等，本部分通过文献研究法、观察法和归纳总结法对陪诊服务行业背景和必要性进行阐述，并对国内陪诊服务发展状况及影响因素等问题进行综述分析，最后对如何进一步开展陪诊服务和促进陪诊服务业持续健康发展提出建议。

关键词： 老龄化社会　陪诊服务　家庭健康

我国作为世界人口最多的国家，也拥有最多的老年人口。第七次全国人口普查显示，我国60岁及以上人口达2.64亿，占总人口的18.7%。这一比例预计在2050年攀升至29.9%，凸显了我国老龄化趋势的严峻性[①]。然而，与老年人数不断上升形成鲜明对比的是，我国的生育率却在持续下滑。这意味着未来劳动力的养老负担会日益加重，而"421"家庭的快速增长进一步加剧了这一挑战，带来的社会现象之一是：家庭中没有子女陪

---

[*] 刘佳，博士，中南大学湘雅三医院主任护师，主要研究方向为服药依从行为、健康管理、器官移植。
[①] 宁吉喆：《第七次全国人口普查主要数据情况》，《中国统计》2021年第5期。

伴在身边的老年人数呈上升趋势，当他们需要医疗服务和救助时，距离及其他约束条件阻碍其子女及时陪伴协助。尽管国家已经采取一系列措施来应对老龄化社会的就医就诊需求，但仍然存在诸多挑战。

数据显示，我国每万人拥有的各类卫生技术人员呈逐年递增状，但在我国庞大的人口基数背景下，此递增明显不足。受限于专业卫生人才的培训难度及其周期长等问题，现阶段医疗机构医护人员的职责难以顾及日常陪诊就医活动，而起到相似作用的少部分医疗护工服务，如目前报道的住院"免陪照护"服务①，职责主要针对需长期住院治疗且没有家属陪护的群体，相较于数量更为庞大、流程更为复杂的门诊病人的就诊服务需求，对应的行业及产业发展动力不足，而我国需要协助就诊需求最旺盛的老年人群在地理分布上的不均衡，更是增加了与此相对应行业发展的难度和复杂性。

最后，伴随全球互联网技术发展，我国近几年已在国内实现大范围的智能化数字医疗，就医就诊人员从入院登记、挂号、缴费，到检查结果的查询、疑难问题的会诊等均可通过线上平台甚至只能通过线上操作完成，云胶片、便携式监测、云MDT会诊等新兴、新型的诊疗方式大大提高了就医就诊效率；但同时给大部分老年人和不熟悉当地医院就诊流程的病人增加了就诊难度，使协助就诊的供需矛盾进一步加剧。

总体而言，在我国老龄化不断加剧、人们生活水平不断提高、对健康的关注度激增的背景下，以老年群体为代表的陪诊需求增加，是国家和健康社会工作领域面临的棘手问题，陪诊服务的出现为解决该难题提供了一条新路径。

一 陪诊服务与家庭健康

（一）陪诊服务

1. 陪诊服务和陪诊师的概念

从我国整个行业的发展状况来看，"陪诊服务"是个统称。国外也有相

---

① 《推动陪诊服务行业良性发展》，《人民日报》2022年12月19日，第7版。

应的服务，被称为"patient navigator"或者"transitional care navigation"，服务形态包含陪同就医、陪同紧急医疗转诊、陪同转院、陪同康复等。在部分欧洲国家，以上服务被整合进入医疗健康服务体系，甚至被纳入医疗保险的报销范围，每一项"陪同"服务被具体命名、详细定义、规范服务流程及费用要求。根据服务性质可将陪诊服务分为急性医疗照护环境中的"陪同医疗"（Medical Escort）和社会照护环境中的"陪同就诊"（Health Care Escort）。"陪同医疗"主要由医生和护士承担，聚焦在协助前来医院就医的服务对象就医、转诊、转医、紧急就医等，涉及紧急情况的处理、复杂医疗程序的交接、医疗护理文件和物品的转移等。"陪同就诊"则侧重于日常问诊、常规检查、康复服务、健康体检、慢性病治疗及在诊疗过程中的协助和照护服务等①。本章节所提及的陪诊服务概念，亦是指上述"陪同就诊"。国内已有上海市养老服务行业协会发布的《陪诊师从业技能要求》团体标准，也将陪诊服务定义为"陪同及协助服务对象至医疗机构接受诊疗全过程服务"②。而陪诊师，指的就是提供陪诊服务的从业人员。在我国，陪诊服务在执业范围、服务标准和监管方面仍需探究。

2.陪诊服务的服务内涵

专业评论指出，陪诊服务在宏观层面促进卫生健康照护系统的垂直性整合，特别是老年健康服务连续性的供给。在微观层面直接影响有陪诊需求人群的就医行为，尤其在安全性和依从性方面。陪诊服务无论是在急性诊疗或慢性诊疗环境中，均对人群的健康有积极作用，并为提升他们的生活质量和生命质量做出一定贡献。因此，陪诊服务已经逐步发展成为社会健康照护事业的一部分。其特点包括以下方面。

（1）参与个案管理。

陪诊师需要在不侵犯隐私的前提下运用调查、评估等方法全方位了解服

---

① 《2024—2030年中国陪诊服务行业市场运营态势及发展前景研判报告》，2024年2月4日，https://baijiahao.baidu.com/s?id=1789933309692872789&wfr=speder&for=pc。
② 上海市发展和改革委员会、上海市卫生健康委员会等19部门联合印发《上海市健康老龄化行动方案（2022—2025年）》，《上海护理》2022年第10期。

务对象，利用专业知识为服务对象制定个性化陪诊方案；执行方案并将整个过程所有信息整理、记录并入档。

（2）直接提供照护。

在陪诊服务的过程中，陪诊师需要运用专业护理知识协助服务对象出行就诊，并在陪诊过程中实施必要的照护服务，确保服务对象安全和舒适。

（3）提供心理疏导。

陪诊服务的核心工作之一是协调沟通，包括与护理对象、家属和医护人员的沟通。

（4）履行倡导义务。

陪诊服务过程中如服务对象在精神上无行事能力或不能自行选择诊疗，陪诊师应在与家属或监护人充分沟通后与医务人员沟通，确保陪诊服务对象获得有最佳利益的照护。

（二）陪诊服务与家庭健康的关系

1. 家庭健康的界定

家庭是居民所处的最小社会活动单位，在每个家庭成员的身心健康发展中，家庭结构、家庭成员间的关系以及家庭的社会经济地位都发挥着决定性的作用。同时，家庭可以通过健康的家庭环境、良好的生活方式，以及家庭成员相互之间的照顾等方式对家庭成员的健康负责，从而保持家庭成员的健康或促进其康复、防治疾病[1]。对于家庭健康的定义，不同的学科，认识不同。总的来说，家庭健康是指家庭系统在生理、心理、社会文化、发展及精神方面的一种完好的、动态变化的稳定状态，是由每个家庭成员的健康，他们之间的相互作用、身体/社会和情感状态，经济以及医疗资源综合而来。

2. 陪诊服务与家庭健康

截至目前来看，虽然国家采取积极的态度应对我国老龄化，但面对复杂

---

[1] 李键敏、及慧妍、马雨濛：《陪诊需求提升背景下陪诊师行业现状及发展潜力》，《经济与社会发展研究》2023年第27期。

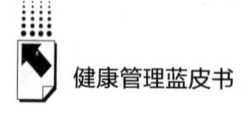

的国情，存在"心有余而力不足"的现象。在社会养老模式发展成熟完善之前，家庭养老仍是我国主流养老模式。在我国老龄化不断加剧的背景下，医患供需矛盾进一步加剧，以老年人群为代表的就诊陪同服务需求的激增已然成为一个社会问题。

家庭老年人群的就医就诊问题是我国家庭健康中最具挑战的部分，高华[1]等研究显示，出院老年人排在第一位的系统疾病是循环系统疾病，而脑梗死、慢性缺血性心脏病、原发性高血压居于循环系统疾病单病种前3位，45岁以上被调查的中老年人群中既往有心肌梗死或冠状动脉支架置入史、脑出血、脑梗死病史者占19.7%。这些慢性疾病加重老年人群失智、失去行动能力或自主生活能力的风险，造成老年人群就诊不便，给家庭成员带来巨大压力。而随着社会进程的推进，独生子女家庭结构导致老年父母更早进入空巢阶段，势必进一步增加社会医疗压力。

其次，家庭年轻成员的陪诊需求同样不容忽视。北京第七次人口普查数据显示，在北京2189.3万常住人口中，"北漂"占比38.5%，约850万人[2]。在外打拼的年轻人，独立自主是他们的自带社会属性，但这并不意味着他们不会孤独、不需要陪伴。网络上曾流行年轻人"孤独等级排行"的投票活动，"独自就医"属于孤独排名的顶级：十级孤独。

可见，不论是家庭成员中健康需求最多的老人，还是独自在外打拼的年轻人、孕产妇等，都是陪诊服务的服务对象。陪诊服务不仅为这些特殊群体带来了看病问诊的便利，更为其身后的整个家庭健康多提供了一重保障。

（三）陪诊服务的意义

一方面，我国具有浓厚的家庭观念，居民通常在家中接受亲人陪伴参与的健康保护、养老等服务，然而，家庭结构小型化、子女忙碌等原因导致家

---

[1] 高华、韩颖、张佳莹等：《2015年—2017年山西省老年病人疾病谱分析》，《护理研究》2021年第2期。

[2] 保虎：《从"巢空"到"心实"：新时代我国"空巢青年"问题再探讨》，《中国青年研究》2018年第4期。

庭养老功能削弱。以开展陪伴就医就诊服务为突破口发展健康服务，直面"孤独就医就诊"问题，可以促进健康服务提供模式的有效整合，在最大限度上满足社会健康服务需求，提高服务效率。另一方面，实现家庭健康的一个很重要的层面就是发展家庭健康服务业。陪诊服务的出现是市场需求刺激下的产物，作为推动落实我国健康政策的着力点，在一定程度上解决家庭成员就医痛点的同时，也可以满足"孤独就诊"患者希望得到帮助的社会需求，是开展健康中国建设的另一个主战场。

二 陪诊服务的流程及需求

陪诊服务是服务接触概念，在整个服务过程中，陪诊师与服务对象密集性互动和高度接触，"全人全程服务"是陪诊服务的优势，即包含陪诊前准备、陪诊过程服务、诊后连续关怀服务三部分，以常规门诊服务为基础，参考上海市养老服务行业协会发布的《陪诊师从业技能要求》团体标准及《陪诊服务规范》[①]，具体流程见图1。

（一）陪诊服务前期：接案与预估

陪诊服务前的工作包括信息收集与调查、制订陪诊服务方案、协助线上预约挂号、检查资料与物品、诊疗前交接。

1. 信息收集与调查

除依据平台了解的陪诊个体基础信息外，陪诊师在接案之后必须与服务对象或其委托人（可以是家属、亲戚等）充分沟通，进一步明确具体诉求。

风险评估是信息收集的重点：陪诊师需要做好服务对象跌倒、走失、突发疾病等风险预判，为服务对象匹配陪诊人员数量和安排出行受检方案。第四次中国城乡老年人生活状况抽样调查结果显示，我国失能、半失能老年人高达4063万人，而失能、半失能老年人又是陪检服务的高危服务对象，衡

---

① 徐启华主编《陪诊师从业指南》，学林出版社，2024。

陪诊服务的流程及需求

- 诊前
  - 信息收集与调查
    - 自理老人
    - 半失能老人
    - 失能老人
  - 制订陪诊服务方案
  - 协助线上预约挂号
  - 检查资料与物品
  - 诊疗前交接
- 诊中
  - 预约分诊
  - 陪同候诊
  - 陪同应诊
  - 缴费取药
  - 辅助服务对象完成检查和治疗
  - 汇总各类报告及票据
- 诊后
  - 诊疗后交接
  - 遵医嘱用药和注意事项
  - 服务完成确认和资料归档
  - 关怀回访

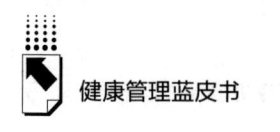

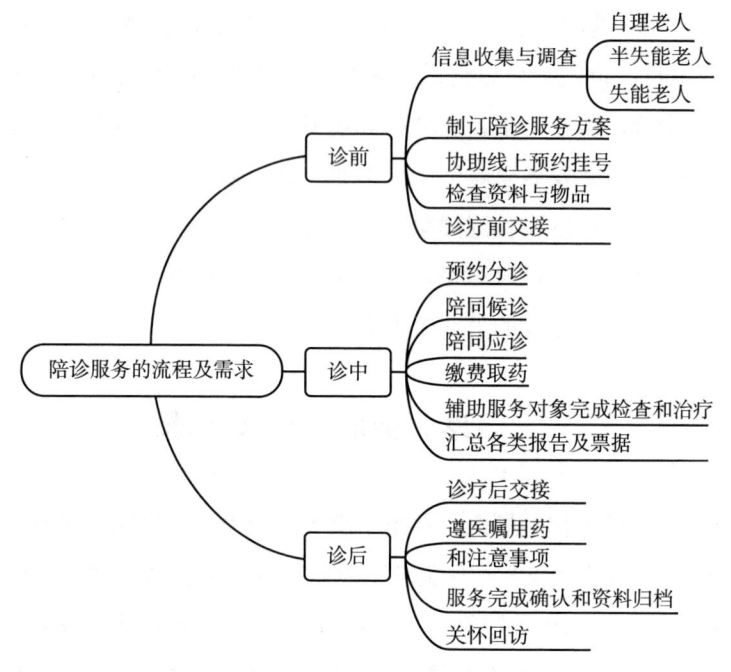

图1 陪诊服务流程及需求

量失能老人生活自理能力可参考老年人能力评估国家标准①，以便更安全地开展陪诊服务。

2. 制订陪诊服务方案

在与服务对象沟通后，根据掌握的情况为服务对象制定个性化的陪诊服务方案，作为服务的蓝图。

3. 协助线上预约挂号

根据服务对象习惯和偏好，在线上协助预约医疗机构。

4. 检查资料与物品

资料和物品清单视实际情况而定，避免因为资料缺失导致就医不畅或诊疗后交接不妥。

---

① 中华人民共和国国家标准：《老年人能力评估规范》（GB/T 42195-2022），国家市场监督管理总局、国家标准化管理委员会，2022。

5.诊疗前交接

首次见面时,陪诊师需自我介绍并出示相关证件,核对服务对象基本情况,介绍陪诊服务方案,当面清点并接收资料和物品,签交接清单。

(二)陪诊服务中期:介入与实施

按照陪诊服务方案进行陪诊服务。服务内容主要包括预约分诊、陪同候诊(即取号)、陪同应诊、缴费取药等。

(三)陪诊服务后期:评估与结案

诊疗后服务流程包括协助服务对象安全回到交接地点、与家属交接物品和药品、遵照医嘱用药、服务完成确认、陪诊资料归档和关怀回访。

服务确认和归档:流程结束,确定服务对象安好后双方做好服务完成确认。这个步骤非常重要,一是对完成服务做确认,二是作为服务和法律责任的切割点。

关怀回访:建议陪诊人员在服务结束(结案)后48小时内回访服务对象,了解诊疗后症状改善的情况,提醒复诊时间,按照需要为服务对象安排下次陪诊服务。

三 陪诊服务发展现状

陪诊服务作为一项重要的医疗附加服务,旨在为患者提供全程陪同、情感支持和信息传递,帮助患者更好地理解医疗信息和提高就诊效率。然而,陪诊服务在我国发展仍面临一些挑战。

(一)是有偿服务,但标准不一

根据《2021—2030年中国陪诊服务行业市场运营态势及发展前景研判报告》,2022年我国陪诊服务人次达360.56万,行业市场规模达6.49亿元。但陪诊服务的收费尚未形成统一的市场标准,私人陪诊和机构陪

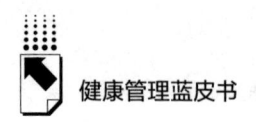

诊的收费不一，主要依据包括地区经济水平、服务项目、服务时间、客户真实情况（疾病严重程度、行动程度、有无个性化要求等）。一般而言，一线城市全天陪诊的基础费用为400~600元，二、三线城市全天陪诊的基础费用为200~400元。服务费用缺乏统一标准，阻碍了市场健康和长远发展。

（二）属市场行为，但缺乏监管

通过调查研究了解到大多老年患者子女愿意付费购买陪诊服务，因此陪诊服务的发展具有一定的市场空间。但在市面上，陪诊员往往通过社交、短视频应用平台发布个人信息，让人难以分辨真伪。专业就医陪诊平台的缺乏，使得有陪诊服务需求的人员只能依赖网络上的证明照片，却无法准确判断陪诊员的资质是否可信。近年来，不少陪诊服务对象，特别是老年人群受骗的事件层出不穷。陪诊行业中合同和纠纷处理机制尚未普及，有效监管制度的匮乏，均加剧了选择陪诊服务时的担忧。

（三）有规范出台，但参差不齐

提供陪诊服务的人员的专业培训、认定资质证明、服务规范等方面，国内尚未形成统一的标准，让有陪检需求的人员在选择陪诊服务时感到困惑和不安。《新职业——社群健康助理员就业景气现状分析报告》显示，我国目前陪诊服务从业人员近一半为中专及职高，而本科及以上学历从业人员占比不到5%，这也反映了陪诊服务领域在专业人才方面的不足。上海市是我国最早步入老龄化社会的城市，为规范陪诊行为，上海市养老服务行业协会首次牵头组织编写了《陪诊服务规范》（2024年7月1日发布实施），但由于地域经济文化等的差异，难以短时间内在全国全面推广。

总体而言，陪诊服务的出现迎合了国家医疗相关政策的号召，解决了老年人就医过程需要陪同的问题，但行业距离其健全成熟仍任重道远。

四 陪诊服务的机遇与对策

（一）发展机遇

健康老龄化是伴随世界人口老龄化的发展而产生的概念，一方面指老年人个体和群体的健康，另一方面指老年人生活在一个良好的社会环境。我国老龄化形势严峻，国家提出"健康中国"等一系列积极应对老龄化的政策措施；同时，互联网技术的普及加速了社会数字化进程，智慧医疗系统的加快构建，使得自助挂号、在线领取报告、远程问诊成为可能，但随之而来的则是遭遇数字鸿沟的老年群体独自看病门槛逐步提高。陪诊服务的出现与介入，有利于提升老年社会服务能力、缓和医患紧张关系、营造和谐社会氛围。

1. 满足老年人群就医需要

无论是政府层面还是个人层面，老年人群的健康问题愈发受到关注。在陪诊服务过程中，陪检人员不仅可以陪伴老年患者完成就医流程，还可以向其提供老年健康卫生知识，丰富陪诊服务的内容。我国失能、半失能老年人大致有4063万人，意味着在数量庞大的老年群体中存在大量的自理老人，就诊目的以治疗轻症为主，但也存在大量的自理能力欠缺的失能/半失能老人，他们有很高的陪检服务需求。陪诊服务的出现，可以适时回应老年患者就医过程中产生的疑问，也可以有效减少信息差，为老年患者提供相关医疗信息，满足患者简单的就医需求。

2. 优化家庭健康服务的配置

陪诊服务在老年患者就医过程中发挥着关键作用，在个人层面，老人就医过程中往往面临就医流程烦琐、数字鸿沟等困境。陪诊服务可以有效引导老年人就医，顺利完成就医流程；在家庭层面，61岁以上老年患者大多由成年子女陪诊，74.24%的子女存在请假陪同看病的情况，68.98%的子女愿意使用陪诊服务①。陪诊服务可以缓解家庭老年患者的就医难问题，解决家庭成员之间无法陪伴就医的困境，减轻家庭健康中的养老压力，构建和谐的家庭关系；在医院层面，陪诊服务可以在一定程度上提高诊治效率和服务质量。现如今，医疗供需矛盾大，医生与患者存在沟通不畅的现象。陪诊服务可以协助患者与医生进行沟通，避免延误最佳治疗时间。

3. 伴随专业指导与心理支持服务

选择陪诊服务的人群，一方面，身体疾患需要就医，同时，也有亲人朋友陪伴缺位的困难。近些年，老年就医人群因为记忆的衰退，对专业的就医术语以及治疗流程不理解，过度或错误服药医疗事件频发的事例屡有报道。《白皮书》提到我国老年人医疗领域的消费习惯由疾病治疗转向疾病预防和健康保健。因此，陪诊服务人员在就诊过程中协助老年患者与医务人员沟通；在日常生活中，陪诊服务人员定期提醒老年患者用药以及健康注意事项，促进疾病治疗。另一方面，病情的不确定性以及治疗的长期性导致的相关负性情绪，在老年人独自就诊时将加剧其不安情绪。陪诊服务可以起到陪同安抚的作用，缓解患者情绪。

4. 推动新型社会职业的孵化

作为在数字化社会出现的一种新型零工经济，陪诊服务自在市场上出现至今，只有短短十余年时间。人力资源和社会保障部公布的《国家职业资格目录》21版中共计有72项职业资格，其中专业技术人员职业资格59项，包含33项准入类、26项水平评价类、13项技能人员职业资格，当中并没有陪诊师的职业分类，而相较于2017版的国家职业资格目录，职业资格减少了68项，与陪诊师职业有相似之处的水平评价类职业养老护理员、保育员、育婴员等退出职业目录，这也是目前陪诊服务从业者对行业的模糊认知的根源。但退出并不意味着取消职业与职业标准，而是将技能人员水平评价由政府官方认定变为了社会化认定，这让从事陪诊服务人员

---

① 周欢欢、马国秀、王一凡等：《常州市老年人陪诊服务子女意愿及需求分析》，《中国预防医学杂志》2022年第4期。

的职业拥抱社会化成为大势所趋，也给社会化和相关陪诊机构提出了更高的要求。

（二）对策建议

总体而言，陪诊服务的出现迎合国家医疗相关政策的号召，符合家庭健康需求，鉴于目前我国陪诊服务尚处在探索阶段，接下来，笔者对陪诊服务的完善与发展提出几点意见。

1. 政府出台相关措施，规范陪诊行业的市场监管

（1）目前陪诊服务行业鱼龙混杂，政府应当加快构建完善的陪诊服务监督体系，加强对不法诊疗行为和不规范医疗平台的监管和整治。强化管理、有序引导，健全投诉受理、责任调处等追责机制，实现对陪诊机构及平台的针对性指导与监管。

（2）政府应当主导建立完整的陪诊体系，特别是在市场服务定价方面，根据市场动态调整定价模式，逐渐形成挂号、诊疗、养老、保健等的完备体系。充分发挥陪诊体系的作用，增加相关行业的黏附性、连接性。避免出现坐地起价、虚假陪诊等违规现象。

（3）同时，医院作为陪诊服务的服务场所，也可以制定相应的"院规"，对陪诊人员进行监督、考核。从政府、社会、医院三方，共同加强对该行业的监督管理，为行业发展提供良好的生态氛围。

2. 提高陪诊服务人员职业素质和行业规范

（1）当前，陪诊服务处于"野蛮生长"的阶段。职业准入门槛较低，陪诊服务人员和就诊人双方的责任划分不清晰，可以考虑从政府层面着力提高陪诊服务人员的职业素质，让他们规范学习培训、考核后在职业部门建档登记，取得许可、持证上岗等。

（2）陪诊服务可以扩展服务内容和服务对象，除以老年患者为服务对象外，还应扩散至其他群体，如孕妇、儿童等。针对不同群体的特殊需求提供个性化的服务方案。

（3）最后，陪诊服务对应的市场行业协会，如区域的养老服务产业协

会，可以在政府指导和支持下，发挥协会建章立制的积极作用，通过出台人员任职标准、陪诊标准、康复计划等相关规范，维护市场竞争秩序。如我国上海市养老服务行业协会颁布的《陪诊师从业技能要求》（T/YLHB000012-2024，2024年7月1日起实施），从陪诊人员的从业范围、规范性引用文件、相关服务术语和定义、陪诊人员职业要求、工作要求及评价等方面，确立了陪诊从业人员的工作任务和技能要求。同期颁布《陪诊服务规范》（T/YLHB000013-2014，2024年7月1日起实施），从陪诊服务范围、规范性引用文件、术语和定义、服务要求、管理保障等方面对陪诊服务进行了流程规范，以此促进陪诊行业的健康稳步发展。

3.扩大从事陪诊服务的从业人员的群体

（1）社会公益志愿者：目前国内陪诊服务需求量大，但陪诊服务尚处在探索阶段。大多独自到医院就诊的老年患者，往往症状较轻。针对此类服务对象，政府、医院可以招募公益志愿者，对志愿者进行简单的陪诊和就医常识培训，包括挂号、取药、简单护理、情绪疏导等，缩短服务对象就医时间①。一方面，满足服务对象的健康卫生和就医需求；另一方面，可以提高我国人力资源的利用效率。国内部分机构开展公益陪诊服务情况见表1。

表1 不同省份医疗机构公益陪诊服务情况

区域	医院名称	服务对象	服务范围	公益服务提供者
上海	复旦大学附属华山医院	75岁以上老人,视觉/听力障碍患者	门诊	院内工作人员
湖北	襄阳中心医院	老弱病残患者	门诊	本院医护人员
云南	云南省肿瘤医院昆明医科大学第三附属医院	65岁以上的老人,12岁以下的青少年	门诊	社会公益志愿者
江苏	南京口腔医院	65岁以上老人,残障人士	门诊	医院门诊导医人员

---

① 熊先锋、刘世昊、闫美玉等：《从"孤独就医"到"临时家人"——供需视域下陪诊服务行业规范化发展路径研究》，《国际救援》2024年第15期。

续表

区域	医院名称	服务对象	服务范围	公益服务提供者
河南	洛阳市新安县中医院	老年体弱、无陪护患者，残障人士，无陪护或急危重症需要协助的患者	门诊病房	院内工作人员
山东	青岛大学医学院附属医院	无家属陪伴的老年人、行动不便的残障人士、独自就诊的孕妇群体	门诊	社会公益志愿者，医院后勤志愿者
四川	四川泸州市中医医院	老、弱、残、孕、儿等其他特殊需要帮助的人群	门诊	院内护士
重庆	重庆遂宁市中心医院	老人，残障人士	门诊	院内工作人员
广西	广西壮族自治区人民医院	80岁的老年患者，或存在视觉/听力障碍的患者	门诊	院内工作人员

（2）医务社工：医务社会工作作为社会工作的一个分支，能够全方位地解决人们生活中主要的健康问题，并促进健康公平[①]。2022年社会工作者资格考试报考人数达89万人。一面是政府大力倡导，另一面是充足人才供应，为陪诊服务的生根发芽提供了肥沃的土壤基础。医务社工介入陪诊服务，将社会工作专业的科学性、专业性、艺术性与陪诊服务相结合，不仅可以成为连接医生与老年患者之间的桥梁，经由专业训练的社工人才还可以满足服务对象"私人化、细致化、专业化"的需求，提高陪诊服务的服务质量。

（3）校企医地合作：在当下许多陪诊平台已经不局限于简单的接单再陪诊，而是与政府、保险公司、养老院、医院、银行、学校展开合作，与政府部门合作的陪诊组织是以公益性质为主，与保险公司和银行合作的陪诊公司是给其客户提供相应的增值服务，与养老院合作的陪诊公司已将业务范围拓展到给失能老人上门洗澡和提供医疗器材代理等领域。目前也有高校关注到了陪诊这一市场需求，2023年7月昆明医科大学与昆医大附属医院展开

---

① 霍芸瑞、邱晓婷、杨瑛等：《"医务社工+医护人员+志愿者"多方联动的公益陪诊服务模式的实践探索》，《现代医院管理》2024年第5期。

合作，开展"一老一小，宝贝计划"公益陪诊服务，高校医学学生基于专业的知识背景参与到陪诊行业能够助推陪诊行业更加高质量发展①。未来，陪诊若能继续与高校、企业、地方、医院深度融合发展，帮助患者实现更好更快就诊，将提供大量灵活就业岗位，缓和当下的就医矛盾。

（4）加大宣传力度，提高陪诊行业认可度

陈腾霞等介绍了泸州市350名公众人员在老龄化背景下对门诊陪诊服务的认知与意愿，只有161人（46%）听说或了解陪诊服务②。这一方面显示出公众在日常生活中较少接触到这一职业，另一方面也表明陪诊服务的宣传工作尚待加强。陪诊服务虽有很大的市场需求，但想要提升人们的认知，打通陪诊服务人员和用户之间的"最后一公里"，改变群众的固有思想和理念，应当加大对陪诊行业的宣传力度，做好平台引流。平台可以在线上公域平台、商域平台及私域平台同时发力，通过微博、知乎、抖音、小红书、B站等平台进行媒体广告促销，在全国范围内先借此大幅度打开市场，将这个职业的相关理念逐渐引入人们的日常生活和思想中，让陪诊服务这个行业、陪检人员这个职业真正融入大众视野。

（5）利用大数据提高用户信息安全水平

对于用户来说，陪诊过程会涉及大量个人信息、身份证号、手机号、社保卡号等；同时，老人身体健康情况复杂，陪诊人员在陪诊过程中难免也接触到陪诊人员的其他家庭信息，陪诊平台应利用大数据技术来提高用户的信息安全水平，如在使用平台服务项目前，进行实名认证，并且要与平台签订免责协议，规避相应的风险。使用服务前，用户必须将身体健康大致情况、传染病病史都写入自己的个人资料里，让陪诊员能够大致了解老人的身体情况，为此做出相应的保护措施等。由此，降低用户与陪诊人员的安全风险，保障陪诊服务对象与陪诊人员的人身安全。

---

① 曲维静、狄晶、丁旭等：《积极老龄化背景下医学院校学生志愿陪诊可行性及实施路径》，《中文科技期刊数据库（文摘版）社会科学》2024年第7期。
② 陈腾霞、李子慧、李韵：《公众对门诊陪诊服务的认知现状及影响因素分析》，《全科护理》2023年第22期。

B.11
2024年中国家庭饮用水与家庭健康发展报告

肖渊茗*

摘　要： 家庭饮用水与家庭健康息息相关，是千家万户重视和关心的大事。本文简要介绍了家庭饮用水与家庭健康的关系、家庭饮用水的主要分类与市场供需趋势，并指出了家庭饮用水安全方面现存的问题与误区，从几个不同层面提出了对策建议：针对家庭层面，建议家庭成员提高饮用水安全意识、选择安全可靠的饮用水、养成良好的饮用水习惯；针对产品层面，建议提高产品质量、加强产品可靠性、以技术创新推动产品升级；针对产业层面，建议加强行业自律、推动技术创新、拓展市场应用；针对政策层面，建议加大监管力度、完善政策体系、推动产业发展。本文旨在推进家庭饮用水健康知识的普及，并提出家庭层面、产品层面、产业层面、政策层面的对策建议，倡导科学健康饮用水，同时推动促进我国饮用水新产品开发和相关产业的有序发展。

关键词： 家庭饮用水　饮用水产品　饮用水分类

一　家庭饮用水与家庭健康

（一）家庭饮用水的界定

家庭饮用水是指经过适当净化和处理，适合家庭成员在日常生活中直接饮用的水，也包括用于煲汤、煮饭、淘米、洗菜、泡茶、酿酒等其他途径被

---

* 肖渊茗，医学博士，中南大学湘雅三医院主治医师，研究方向为健康管理。

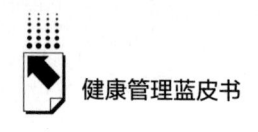

人体摄入的水。目前我国家庭饮用水的主要种类有自来水、过滤水及包装水。

(二)家庭饮用水的健康价值

1.水是生命之源

水是生命之源,也是人体的重要组成部分,成年人体内水分约占体重的60%~75%,在婴幼儿体内占比更是高达80%~85%。占据了人体重量的大部分的水,参与了体内的各种生命活动,包括新陈代谢、体温调节和细胞功能,为维持健康所必需。《中国居民膳食指南2022》推荐人体每日从饮水和膳食汤水(包含食物中的水分及汤、粥、奶等)中总摄入的水量共计2700~3000ml,其中饮水约占一半。确保家庭饮用水的充足和优质是维持每个家庭成员生命活动的基础。

2.饮水适量有依据

饮水过少或过多都会对人体健康带来不良影响。饮水过少致缺水时,会导致细胞和器官功能受损,轻度脱水可表现为口渴、疲劳、头痛和头晕,而严重脱水则可能引发低血压、心率加快、意识模糊甚至昏迷。对于循环系统,饮水不足会导致血容量减少,血液黏稠度增加,影响微循环灌注。对于消化系统,饮水不足会导致肠道内缺乏水分,使粪便变得干燥,更易发生便秘。对于泌尿系统,饮水不足会导致排尿次数和尿量减少,使得细菌在尿路中更容易滋生,从而增加尿路感染的风险。长期饮水不足容易导致尿液浓缩,使得尿液中的矿物质和盐类更容易结晶,泌尿系统结石风险升高。水是保持皮肤湿润和弹性的关键因素,饮水不足会导致皮肤缺乏光泽、干燥脱皮,甚至出现皱纹,加速衰老过程。

相反,饮水过量则会导致水中毒。短时间内大量摄入水分,会导致体内电解质紊乱,出现低钠血症,造成细胞肿胀,出现心慌、恶心、四肢无力、头晕等水中毒症状。对于循环系统,大量喝水会导致机体内环境紊乱,水钠潴留时可引起肾素-血管紧张素系统功能加强,进而引起血压增高。对于消化系统,大量喝水会稀释胃内的消化液,引起消化不良。对于泌尿系统,过量喝水会导致肾小球滤过率和肾小管的重吸收功能增强,增加肾脏负担。

《中国居民膳食指南2023》中建议："每日饮水1500～1700ml，主动饮水，少量多次，推荐白水和茶水；少喝、不喝含糖饮料。"每日饮水的需要量受年龄、身体活动、环境温度等因素的影响，在高温或者高身体活动水平的情况下应适当增加饮水量。

3.饮水品质有讲究

品质不佳或者遭受污染的饮用水中含有重金属、农药残留和病原微生物等有害物质，长期摄入会对家庭成员的健康造成不良影响。而优质的饮用水则自然、纯净，避免了有害物质对人体的损害。一些矿泉水中还含有对人体健康有益的微量元素，适量摄入有益健康。

2012年，国家发改委公众营养与发展中心水产业委员会联合北京公众健康饮用水研究所在北京发布了《中国居民饮水指南》和"中国居民日常饮水分级指南图"，提出了评估健康好水品质的参考标准，对饮用水以水源为主要依据进行了品质分级：一级饮用水（品质最佳）来自无污染水源的高海拔天然雪山冰川矿泉水，矿物质含量丰富均衡，资源珍稀，满足人体健康饮水需求，提升生命质量；二级饮用水为普通天然矿泉水，含有矿物质，给家庭带来健康、便利，水资源相对较多，无污染或微污染。三级饮用水水源较丰富，可能微污染或轻度污染，加工工艺较复杂，可满足家庭成员日常饮水方便需求，水质大部分属于饮用净水。四级饮用水为经过人工处理的非包装水，水源丰富，轻度污染或污染，属于安全水的范畴，能满足基本生活需求。确保家庭饮用水的品质不仅有助于预防各种水质相关的健康问题，还可以带来更好的口感和体验，让家庭成员在饮水时感到愉悦和满足，提高生活质量。

二 家庭饮用水发展现状

（一）家庭饮用水的分类

1.自来水

自来水是城市供水系统的重要组成部分，是指通过自来水处理厂净化、

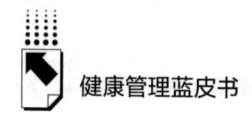

消毒后生产出来，供人们生活、生产使用的水。它是城市供水企业以公共供水管道及其附属设施向企事业单位、个体经商者、居民等的生活、生产、公共服务以及其他各项建设提供的符合要求的用水。由于使用者只需要打开水龙头（或阀门）即有水自动流出，因此被形象地称为自来水。自来水遵循国家标准［《生活饮用水卫生标准》（GB 5749-2006）是2007年7月1日实施的中华人民共和国国家标准，归口于中华人民共和国卫生部，该标准对生活饮用水水质卫生作出了明确规定］，是城市居民日常生活不可或缺的资源。自来水不仅可以直接用于生产和生活，还可以作为原料水进一步加工处理成各类特殊生产用水和商品瓶装饮用水等。自来水中含有少量杂质和细菌，需要烧开后饮用，具有供应稳定、价格相对较低的优点，是目前我国普通家庭饮用水的首选。

自来水的水质与水源的质量相关。自来水主要取自河流、湖泊、地下水、地表水等自然水体，这些水源地一般都受到国家和各地方政府的严格保护，以确保水质的安全和稳定。

2. 过滤水

随着社会工业的发展，作为自来水的重要水源的地表水普遍遭受污染，调查显示，中国75%的湖泊有不同程度的富营养化，90%的城市水域污染严重。水质的变化引起了人们的担忧，自来水已经不能满足人们对生活质量更高的要求。

为了追求更佳的饮用水品质，净水器过滤水应运而生。净水器也叫净水机、水质净化器，是按对水的使用要求对水质进行深度过滤、净化处理的水处理设备。过滤水是指通过净水器深度处理自来水，有效去除水中的有机物、异味、余氯、重金属、挥发性物质、细菌、病毒等有害物质后的安全、纯净的饮用水，目前正越来越多地应用在单位、医院、学校、商场等场所，也进入了千家万户。家庭使用的净水器一般为小型净水器，净水器过滤水不仅供饮用，也可用于盥洗沐浴、洗衣清洁等家庭日常活动。

3. 包装水

包装水或包装饮用水指以自然水源（直接来源于地表、地下）或公共供水系统的水（自来水）为水源，经加工、灌装、封装，制成的密封于符合食品安全标准和相关规定的包装材料及制品中，可直接饮用的水。其包装材料通常包括塑料瓶、玻璃瓶、纸盒等，旨在保护水质安全，同时便于携带和储存。根据我国相关国家标准（GB/T 10789-2015），包装饮用水主要包括饮用纯净水、天然矿泉水以及其他饮用水（如饮用天然泉水、饮用天然水等）三大类。包装水规格多样，适合多种不同的应用场景，从家庭日常到娱乐休闲、从户外运动到交通出行，包装水都是人们的忠实伴侣。

（二）家庭饮用水的需求趋势

家庭饮用水的需求趋势多样，自来水、过滤水和饮用包装水各有其独特的需求和发展趋势。

1. 家庭对自来水的需求趋势

自来水作为传统的饮用水源，在我国占据重要地位，是城乡家庭主要的饮用水来源。对于农村家庭来说，对自来水的主要需求在于饮水安全与供应稳定。随着农村供水工程的推进，农村自来水普及率在不断提高，目前已有1710万贫困人口的饮水安全问题在脱贫攻坚战中得到了全面解决，水利部印发的《2024年乡村振兴水利保障工作要点》（办振兴〔2024〕60号）中指出，2023年农村自来水普及率达到90%，并计划于2024年底进一步提升到92%，规模化供水工程覆盖农村人口比例要达到63%。这表明，农村地区的自来水需求将持续增长，并朝着普及化的方向发展。对于城市家庭来说，城市化带来的基础设施完善，包括供水系统的建设和升级，为自来水的普及和稳定供应提供了有力保障，城市家庭对自来水的品质、安全性和口感提出了更高的要求。

自来水供应的便捷和智能化则是另一个需求趋势。自来水供水系统正朝着智能化、自动化的方向发展，通过物联网技术实现远程监控和管理，提高供水系统的稳定性和可靠性，这不仅提升了家庭的用水体验，还降低了供水系统的运营成本。智能家居的融入开启了家庭自来水用水方式新的变革，能

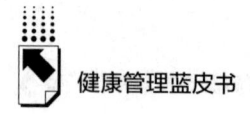

改善水质和调节水温的设备，如智能净水器和智能水龙头等使得家庭自来水使用变得更加便捷和安全。

2.家庭对过滤水的需求趋势

水资源短缺和水污染在全球普遍存在，这些问题引起了人们对饮用水安全的普遍担忧，越来越多的家庭开始关注并购买净水器，特别是在一些水质较差的地区或存在水源污染风险的区域，对过滤水的需求更为迫切。此外，一些家庭出于对健康饮水的追求，也会主动选择使用过滤水。伴随着城市化进程的加快和居民收入水平的提高，中国的净水器市场呈现蓬勃发展的态势。中研普华产业研究院的研究报告显示，中国净水器市场规模持续扩大，预计到2028年，市场规模有望突破300亿元，年均复合增长率接近9%。这显示了中国家庭对净水器过滤水的需求在持续快速增长中。

家庭对净水器过滤水的需求是多样化的，不仅关注水质的纯净度，还关注水中的矿物质含量、pH值等健康指标。因此，未来家用净水器行业将更加注重健康功能的开发，如保留有益矿物质、调节水的pH值等。同时，家庭对于产品的外观、功能、性价比等方面的要求也将越来越高，促使企业不断创新以满足市场需求。随着物联网、大数据、集成技术的不断发展，净水器产品正在向智能化、信息化、集成化方向升级，智能净水器能够通过物联网技术实现远程监控、自动维护提醒、水质实时监测等，提供更好的使用体验。

3.家庭对包装水的需求趋势

包装水（如瓶装水和桶装水）在市场上也占据一定的份额。特别是在一些公共场所、办公区域或家庭中，包装水因其便捷性和卫生性而受到青睐。市场数据显示，包装饮用水在中国饮料市场中的占有率较高，这反映出公众对包装水的需求在不断增加。特别是在一些特殊场合或需要高质量饮用水的情况下，包装水往往是首选。

据市场调查报告，全球瓶装水销售总量已突破3000亿美元，过去十年的复合增长率高达73%，显示出强劲的增长势头。在中国市场，包装饮用水整体销售规模也保持稳定增长，2024年估计达到2680亿元，预计在未来几年内持续平稳增长①。包装水规格多样，小规格瓶装水（容量≤1升）主要适用于即饮场景，而中大规格瓶装水（1升＜容量≤15升）和桶装水（一般规格约20升）则更适用于家庭、餐饮及外出等消费场景。随着家庭小型化和独居人口数量的增加，中大规格瓶装水市场增速较快。中商产业研究院发布的《2024—2029年中国包装饮用水行业发展趋势与投资咨询报告》显示，2019～2023年包装饮用水市场上，中大规格瓶装水占比不断上升，而其他两种规格则略有下降。2023年小规格瓶装水、中大规格瓶装水、桶装水占比分别为54.33%、19.72%、25.95%。受益于家庭消费场景增加、饮水安全意识的提升及配送服务范围的扩大，中商产业研究院分析师预测，2024年小规格瓶装水、中大规格瓶装水、桶装水的占比分别达到54.5%、20.19%、25.27%。

家庭对包装水的主流消费需求仍然是健康、天然，矿泉水、天然苏打水等具备健康属性的品类受到家庭的欢迎。中国家庭更偏向于健康补水，与常见的高热量饮料相比，包装饮用水与低热卡饮料更受到市场欢迎，而含糖碳酸饮料的零售额占比逐渐下降。

针对不同的家庭应用场景，家庭对包装水有着不同的需求，催生了包装水的许多细分领域，如婴幼儿专供水、儿童水、天然苏打水、电解质水等。运动补水是一个包装水需求旺盛的应用场景，国务院印发的《全民健身计划（2021—2025年）》指出，在"十三五"期间，中国经常健身锻炼的人口比例达到总人口的37.2%，预计到2030年上升至40%或以上。包装饮用水与体育运动及健身锻炼的关联十分密切，体育锻炼尤其是户外运动、旅游对包装水的需求将持续增加。包装水的另一个常见应用场景是泡茶。茶圣陆羽曾在《茶经》中提及："其水，用山水上，江水中，井水下。"对于茶道爱好者来说，泡好茶要用好水，山泉水是首选。在家中泡茶，山泉水包装饮用水是必不可少的。此外，煮饭、酿酒等场景对中大规

---

① 拿声（北京）国际文化传媒有限公司：《2024年包装饮用水行业趋势分析白皮书》，2024年10月20日。

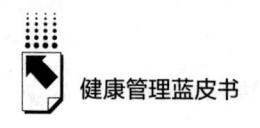

格包装水的需求正在增加，有取代自来水的趋势，这同时也增加了对配送服务的需求。

（三）家庭饮用水的供给趋势

1.自来水的供给趋势

中国的自来水供应能力在过去几年中呈现稳步增长的趋势。根据韦伯咨询的数据，中国的自来水供应能力由2017年的每日5.765亿吨增加至2022年的每日7.029亿吨，复合年增长率为4.0%。预计在未来几年内，随着城镇化建设的持续推进和自来水供应设施的不断完善，自来水供应能力将继续以较高的复合年增长率增长。随着技术的不断进步和管理的创新，自来水供应企业正在不断提升水质处理技术和设备水平，生产效率和产品质量将得到进一步提升。

2.过滤水的供给趋势

华经产业研究院发布的2023~2028年中国净水器行业市场发展监测及投资前景展望报告显示，2022年以美国、欧洲、日本、韩国为代表的发达国家净水器普及率均达80%以上，渗透率分别为80%、82%、80%和95%，而中国净水器的普及率仅为23%，存在巨大的成长空间。从中国净水器行业竞争格局来看，目前行业处于成长期，多数企业规模偏小，市场集中度较低。2023年1~4月中国净水器线上市场前十大品牌的市场占有率为78.3%，其中小米以14.8%的市场占有率位居第一，其次是美的、海尔、A.O.史密斯、沁园等。

随着物联网、大数据等技术的不断发展，家用净水器产品正在向智能化、高效化方向升级。新型过滤材料如活性炭、陶瓷、反渗透膜等的应用范围不断扩大，提高了过滤效率和水质处理能力。同时，智能净水器能够通过物联网技术实现远程监控、自动维护提醒、水质实时监测等功能，为家庭提供更加便捷、高效的用水体验。

另外，家庭饮用过滤水市场也呈现产品多样化的趋势。不同品牌、不同型号的家用净水器在过滤效果、使用寿命、价格等方面存在差异，满足了不同家庭对于不同品质、不同价格产品的需求。针对特定人群和场景的产品也不断涌现，如针对婴幼儿的专用净水器、针对厨房用水的净水器等。未来家用净水器行业将提供定制化的服务，根据家庭具体需求和用水场景，提供量身定制的过滤方案和产品。随着市场的不断发展，品牌竞争将越来越激烈，知名品牌将更加注重提升产品质量和服务水平，提高品牌影响力和市场竞争力。

3. 包装水的供给趋势

全球及中国包装饮用水市场规模均呈现持续扩大的趋势。根据公开发布的信息，全球瓶装水销售总量已突破3000亿美元，过去10年间，瓶装水复合增长率达到了73%，是全球增长最快的业务体系之一。而在中国，包装饮用水整体销售额也保持稳定增长，预计2025年可能突破3100亿元大关。

包装饮用水市场竞争日益激烈，品牌集中度不断提高。根据灼识咨询的报告，市场前五名企业品牌如农夫山泉、华润饮料、景田、娃哈哈、康师傅等占据了较大的市场份额。这些企业通过不断提高产品质量、优化销售渠道和营销策略等方式来巩固和提升自己的市场地位。同时，新进入者也在不断探索新的市场机会和增长点。

为了适应多样化的应用场景，包装饮用水市场呈现产品多样化与细分化的趋势。从产品规格来看，多规格全面渗透，中规格加速爆发，大包装稳步增长。同时，细分品类如婴幼儿水、天然苏打水等增速迅猛，含有特定矿物质和微量元素的包装饮用水也受到市场的青睐。这些细分品类的出现，满足了家庭成员对不同品质、不同功能包装饮用水的需求。

家庭饮用水的分类和供求趋势的简要总结见表1。

表 1　家庭饮用水的分类和供求趋势对比

	自来水	过滤水	包装水
界定	指通过自来水处理厂净化、消毒后生产出来，供人们生活、生产使用的水	指以净水器深度处理自来水，有效去除水中的杂质、病原体、有害物质等后提供的更安全、纯净的饮用水	指以自然水源或公共供水系统的水为水源，经加工、灌装、封装制成的密封于包装材料中，可直接饮用的水

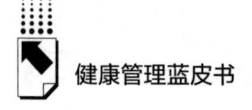

续表

	自来水	过滤水	包装水
需求趋势	普及化及供应稳定化、便捷和智能化，对安全及品质提出更高要求	需求持续增加，注重健康功能、智能化和集成化	主流需求仍然是健康、天然，多样化的应用场景催生更多细分需求
供给趋势	供应能力稳步增长，供水企业正在不断提升水质处理技术和设备水平，生产效率和产品质量将得到进一步提升	存在巨大发展空间，市场品牌集中度较低，未来竞争激烈。净水器产品正向智能化、高效化升级，出现多样化及个性化的趋势	市场规模持续扩大，竞争大、品牌集中度提高。为适应多样化的应用场景，产品出现更多细分品类

三 家庭饮用水的问题、误区与对策建议

（一）问题与误区

家庭饮用水关乎每个家庭成员的健康，越来越多的家庭开始重视家庭饮水安全与饮水健康，但仍然存在一些问题与误区。

目前家庭饮水安全方面的问题主要集中在自来水污染。自来水的水源可能受到工业废水、农业污水、生活污水等的污染，导致水质恶化，影响家庭饮水的安全性。部分地区的供水设施老化、破损，可能导致二次污染。另外，家庭内部的供水管道、水龙头等也可能因老化、锈蚀而产生污染。还有一些家庭可能存在不良的饮水习惯，如直接饮用自来水、不定期清洗饮水机等，这些习惯都可能增加饮水安全风险。另外，在高氟地区，长期饮用含氟量高的水，会导致氟摄入过量，出现氟斑牙和氟骨症等症状。严重的氟中毒还会造成人的肢体功能发生障碍，全身骨骼和关节变形，甚至瘫痪。因此，在高氟地区生活的人群需要控制饮水中的氟摄入。

饮用水对不同家庭成员如老人、儿童、病人的健康影响可能存在差异。例如，成人每天需要摄取足够的水分来满足身体的需求，但某些特定疾病

（如肾脏疾病、心衰等）患者可能需要限制饮水量。过滤水虽然相对安全，但长期饮用过滤水可能导致儿童营养不良，影响生长发育，老年人长期饮用过滤水可能增加骨质疏松、免疫力下降等健康风险，需要额外补充矿物质的摄入。

为了避免这些问题与误区，家庭成员应提高饮水安全意识，了解正确的饮水知识和方法。在选择饮用水时，应根据自身情况、年龄以及健康状况等因素进行综合考虑，并遵循科学的饮水方法，以确保身体健康。同时，政府和相关部门也应加强饮用水安全知识的宣传和普及工作，提高公众的饮水安全意识和自我保护能力。

（二）对策建议

1. 家庭层面

（1）家庭成员应提高饮水安全意识：认识到饮水安全的重要性，通过正规渠道了解饮水健康知识、了解水质污染的危害和预防措施。家庭定期主动进行水质检测，了解自家水质状况。一旦发现自来水变色、变浑、变味，应立即停止饮用，并拨打当地供水服务热线进行咨询或报告。

（2）家庭成员应选择安全可靠的饮用水：优先选择符合国家标准的自来水或瓶装水。对于净水器产品，应选择正规品牌，并查看其是否通过相关认证。

（3）家庭成员应养成良好的饮水习惯：避免直接饮用自来水，应将其煮沸后再饮用。饮水机、水壶等饮水设备需要定期清洗，防止细菌滋生。另外，还要注意饮用水的存放时间，避免饮用长时间存放的饮用水。

2. 产品层面

（1）提高产品质量：供应厂家应提高产品质量，确保产品安全，定期对产品进行更新换代，以适应家庭的多种需求。

（2）提升产品可靠性：产品应通过国家相关认证机构的认证，确保安全性和可靠性，通过对产品定期进行抽样检验，确保产品质量符合相关标准和要求。

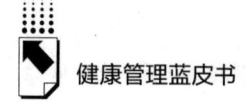

(3) 以技术创新推动产品升级：对于净水器产品，应通过研发更加高效、节能、环保的净水技术，提高产品的净水效率和使用寿命，还可以针对不同地区的水质特点，开发适合当地市场的净水器产品。包装水产品可以根据产品的市场定位和目标消费者的需求，选择适当的包装风格和设计元素，对于高端水产品，可以采用更精致的包装，以提升产品的附加值和品牌形象。

3. 产业层面

（1）加强行业自律：饮用水行业应建立自律机制，规范市场秩序，防止恶意竞争和假冒伪劣产品的出现。行业协会应定期组织培训、交流活动，提高行业整体水平。

（2）推动技术创新：鼓励企业加大研发投入，推动饮用水技术的创新和发展。支持企业与高校、科研机构等合作，开展产学研合作项目。

（3）拓展市场应用：加大饮用水的市场推广力度，提高普通家庭成员对产品的认知度和接受度。针对不同饮水场景和市场需求，开发多样化的产品和服务。

4. 政策层面

（1）加大监管力度：各级卫生行政部门负责饮用水卫生监督管理工作，确保饮用水卫生安全。相关部门应加大对饮用水市场的监管力度，打击假冒伪劣产品和恶意竞争行为，定期对饮用水产品进行抽检和评估，确保产品的安全性和可靠性。

（2）完善政策体系：我国重视饮用水行业，出台了多项政策助力行业发展，包括《国务院办公厅关于践行大食物观构建多元化食物供给体系的意见》《国家水网建设规划纲要》等政策。完善的政策法规、标准体系，为市场监管提供了法律依据，能规范市场秩序，推动市场健康发展。

（3）推动产业发展：政府应出台相关政策支持饮用水产业的发展，如提供税收优惠、资金扶持等。并可加强国际合作与交流，引进先进技术和管理经验，推动产业升级和转型。

家庭饮水安全事关千家万户的切身利益和社会稳定，需要全社会的共同努力来保障。

调查篇

B.12 中国居民健康素养分析报告

张可欣 罗力*

摘 要： 健康素养是指个人获取、理解基本健康信息并利用这些知识做出合理决策，以维护和促进自身健康的能力，对国民健康及实现"健康中国2030"战略目标至关重要。本研究基于2012~2023年《中国居民健康素养监测情况》官方报告及同期相关文献，对我国居民健康素养的现状与变化进行描述性分析。分析表明，我国健康素养整体呈上升趋势，但增速缓慢；慢性病防治素养虽提升，但水平偏低；城乡及区域间差异先扩大后缩小；教育水平是健康素养的关键影响因素；基本技能、基本医疗和传染病防治素养需重点加强。建议采取综合措施，缩小区域健康素养差异，关注教育整合与弱势群体，利用信息化优势、采取多部门合作的方式，加速提升全民健康素养。

---

* 张可欣，复旦大学公共卫生学院社会医学与卫生事业管理专业博士研究生。罗力，国家卫健委卫生健康信息标准专业委员会委员，中华预防医学会卫生事业管理分会常务委员，中国管理科学学会医疗健康管理专业委员会副主任委员，复旦大学公共卫生学院党委书记、博士生导师，主要研究方向为运用系统理论、信息技术和健康大数据优化个体健康管理和群体健康的医药卫生政策。

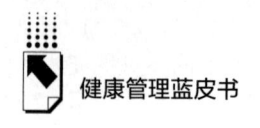

关键词： 全国居民　健康素养　国民健康

一　研究背景

（一）健康素养的重要意义

健康不仅是人类全面发展的基石，也是社会经济发展的驱动力，更是民族繁荣和国家强盛的象征[1]。2016年10月，中共中央、国务院印发了《"健康中国2030"规划纲要》，提出要把健康摆在优先发展的战略地位[2]。2022年党的二十大报告中提出要进一步推动健康中国建设，强调要深入开展健康中国行动、加强健康教育[3]。

健康素养（health literacy）是健康教育与健康促进的重要内容之一，健康素养水平直接影响到公众的生活质量，从而影响社会经济的发展。2012年国务院印发的《卫生事业发展"十二五"规划》[4]中加入了居民健康素养指标；世界卫生组织（World Health Organization）欧洲区办事处于2013年6月发布的名为 Health literacy: the Solid Facts 的健康素养报告中表示，健康素养是衡量一个国家或地区经济社会发展水平和医疗卫生发展水平的重要指标之一，是影响健康的关键因素，并且是预测群体健康状况的强有力的指标[5]。

---

[1]《为中华民族伟大复兴打下坚实健康基础——习近平总书记关于健康中国重要论述综述》，《人民日报》2021年8月8日。

[2] 中共中央、国务院：《"健康中国2030"规划纲要》，2016年。

[3]《习近平：高举中国特色社会主义伟大旗帜　为全面建设社会主义现代化国家而团结奋斗——在中国共产党第二十次全国代表大会上的报告》，https://www.gov.cn/xinwen/2022-10/25/content_5721685.html，最后检索时间：2024年11月6日。

[4]《国务院关于印发卫生事业发展"十二五"规划的通知》（国发〔2012〕57号），https://www.gov.cn/zwgk/2012-10/19/content_2246908.html，最后检索时间：2024年11月8日。

[5] World Health Organization Regional Office for Europe., *Health Literacy: the Solid Facts*. Geneva WHO, 2013.

提升健康素养对提升个体和社会的健康具有重大意义。国内外研究表明[1][2][3]，提升健康素养是提升居民整体健康水平的根本性、成本效益高且有效的措施。2019年发布的《健康中国行动（2019—2030年）》[4]中强调提升公众健康素养是提升全民健康水平的关键；2023年北京大学国家发展研究院发布的《中国健康老龄化之路：北京大学—柳叶刀重大报告》中指出促进健康素养教育是缩小健康差距的关键策略之一[5]。在个体层面，健康素养水平的高低直接影响个体对健康问题的关注程度以及健康投资的效率，进而影响个体的健康水平[6]。例如具备较高健康素养的个体对于健康的态度更加积极，与医务人员的沟通质量更高，更容易采取合理的健康行为，从而保持更好的健康状态。在社会层面，新冠疫情的暴发揭示了一个现象：具备较高健康素养的居民能够更好地理解新冠病毒的知识与防疫资讯，并实施有效的防护行为。鉴于此，在我国不断完善疾病预防控制体系的进程中，提升社会公民的健康素养对于增强应对突发公共卫生事件的能力显得尤为关键[7]。除此之外，面对我国人口老龄化的加剧以及公众行为生活方式的演变，慢性非传染性疾病如心脑血管疾病和恶性肿瘤的负担日益加重。在这一背景下，健康素养在疾病预防、慢性病管理以及医疗资源的合理分配中扮演着关键角色。因此，提升公众健康素养在提高个体健康水平、减轻社会公共卫生负担以及降低慢性疾病发病率等方面具有重要意义。

---

[1] 刘卓、谢伦芳、方兰等：《系统性红斑狼疮患者的健康素养对疾病活动度的影响》，《现代预防医学》2018年第8期。

[2] Matteo F., Hassan M.M., et al., Health Literacy and Outcomes among Patients with Heart Failure: A Systematic Review and Meta-Analysis. *JACC. Heart Failure*, 2020, 8(6): 451-460.

[3] K.J.P., M.S.H., Jan B., et al., Health Literacy and Cancer Self-management Behaviors: A Scoping Review. *Cancer*, 2018, 124(21): 4202-4210.

[4] 健康中国行动推进委员会：《健康中国行动（2019—2030年）》，2019年7月9日。

[5] 陈欣欣、John Giles、姚尧等：《中国健康老龄化之路：北京大学-柳叶刀重大报告》，*The Lancet Commissions*，2022。

[6] 郭泰鼎、秦雪征：《中国居民健康素养的水平、差异及影响因素》，《人口与经济》2024年第2期。

[7] 顾小颖、顾超颖、张微等：《新媒体公共卫生服务利用认知对居民传染病健康素养的影响》，《中国健康教育》2023年第7期。

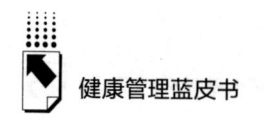

（二）健康素养的基本概念

健康素养这一概念于1974年曼谷召开的国际健康大会上首次被提出[1]，20世纪90年代，有研究发现健康素养与治疗依从性、疾病知识等之间存在关联，此后健康素养进一步被重视，逐渐成为公共卫生和健康教育与促进领域的焦点，关于健康素养的研究不断发展，有关于健康素养的定义也随之不断产生。但目前仍然没有统一的健康素养内涵界定。

在所有的定义中，运用最广泛的是世界卫生组织（WHO）和美国国家科学院、工程院和医学院（NASEM，曾被称为美国医学研究所或IOM）提出的概念[2]。世界卫生组织对健康素养作出的解释为：提高个体和社区能够获取、理解并应用健康相关信息作出适当卫生决策的能力[3]。美国国家科学院等将健康素养定义为：个体获取、理解和处理基本的健康信息或服务并作出正确的与健康相关决策的能力[4]。这两种定义均从两个方面对健康素养的内涵进行了界定：一是个体对健康信息的获取和理解能力；二是个体对卫生服务的利用能力[5]。我国国家卫健委将健康素养定义为：个人获取和理解基本健康信息与服务，并运用这些信息和服务作出正确决策，以维护和促进自身健康的能力[6]。我国健康素养的测评与欧美国家的侧重点有所不同，欧美国家的健康素养测评重点放在个体获取、理解、筛选健康信息以及将其应用于实践的能力上。相对而言，中国的健康素

---

[1] SK, S. Health Education as Social Policy. Health Education Monograph, 1974, 2, 1-25.
[2] 刘晨曦：《中国人群健康素养概念模型及其测量研究》，华中科技大学博士学位论文，2018。
[3] WHO. What is Health Promotion. https：//www.who.int/healthpromotion/fact-sheet/en/.html，最后检索时间：2024年11月8日。
[4] Ad Hoc, Committee on Health Literacy for the Council on Scientific Affairs, American Medical Association. Health Literacy：Report of the Council on Scientific Affairs. *JAMA*, 1999, 281 (6): 552-557.
[5] Kristine S., Stephan B. D. V., James F., et al., Health Literacy and Public Health：a Systematic Review and Integration of Definitions and Models, *BMC Public Health*, 2012, 12 (1): 80.
[6] 中华人民共和国卫生部：《健康66条：中国公民健康素养读本》，人民卫生出版社，2008。

养测评更注重个体的健康知识积累、健康行为的培养以及健康技能的发展[①]。

(三)健康素养研究的中国进展

中国对健康素养的研究,尤其是对全民健康素养的监测起步较晚。2008年1月,国家卫生和计划生育委员会(原卫生部)颁布了《中国公民健康素养——基本知识与技能(试行)》,通称《中国公民健康素养66条》,该文件是全球范围内首次由政府明确界定了公民健康素养的政府文件,其中详细列出了66项公民应具备的基本健康知识和技能要求,覆盖了25项基础知识和理念、34项健康生活方式与行为以及7项基本技能。同年8月,原卫生部推出了《中国公民健康素养促进行动工作方案(2008—2010年)》,该方案为全国范围内开展健康素养提升工作提供了坚实的基础和理论指导。2012年的《国家基本公共服务体系"十二五"规划》和《卫生事业发展"十二五"规划》将居民健康素养纳入国家发展衡量体系,强调其在评估公共服务效能和民众健康中的重要性[②]。前者设定2015年目标,即城乡居民具备健康素养的人数比例达到10%;后者提出完善健康素养监测体系,推广健康教育,针对关键领域和人群开展教育活动,以达到2015年健康素养提升10%的目标。2012年至今,国家卫生健康委员会一直持续组织开展全国居民健康素养水平动态监测。

2014年,国家卫生和计划生育委员会发布了《全民健康素养促进行动规划(2014—2020年)》,随后将《中国公民健康素养——基本知识与技能(试行)》更新为《中国公民健康素养——基本知识与技能(2015年版)》,该规划强调健康信息获取的重要性,旨在从知识、生活行为方式和技能三个维度提升全民健康素养。2019年发布的《国务院关于实施健康中

---

① 李长宁、李英华:《健康素养促进工作现状及展望》,《中国健康教育》2015年第2期。
② 和海滨、吕洋、高莉敏:《国内外健康素养研究现状综述》,《医学信息学杂志》2017年第1期。

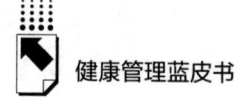

国行动的意见》①强调普及健康知识、提升健康素养。目标是到2022年基本建立健康促进政策体系，推广健康生活方式，提高全民健康素养；到2030年，普及健康生活方式，大幅提升全民健康素养水平，并有效控制主要健康影响因素。为推进健康中国建设，进一步推动卫生健康工作从"以治病为中心"向"以健康为中心"转变，2024年，国家卫生健康委、国家中医药局、国家疾控局联合印发了《关于开展全民健康素养提升三年行动（2024—2027年）的通知》②，其中明确提出了要"全面系统提升全民健康素养"，开展健康知识普及行动，引导居民个人真正成为自己健康的"第一责任人"。

（四）健康素养的五个问题

针对目前健康素养的中国进展，为进一步提高中国居民健康素养水平，本报告将通过收集和整理历年中国居民健康素养监测报告数据，回顾性分析中国居民健康素养的历史变化情况以及各个维度内容的差异和变化趋势；通过查找相关文献和政策，分析不同地区和不同人群的健康素养差异；最后为全面提升居民健康素养提出对策建议。具体研究内容如下。

1. 中国居民健康素养的历史演变分析

对2012~2023年中国居民健康素养监测报告的数据进行纵向分析，揭示中国居民健康素养的演变情况，并估算未来中国居民健康素养的变化趋势，以期为中国健康促进政策提供历史经验和未来方向。

2. 中国居民健康素养维度内容的分析

观察并比较中国居民在健康素养不同维度内容上的水平，揭示水平较低的健康素养内容并分析原因。

3. 中国居民健康素养的地区差异分析

对2023年中国不同地区居民健康素养水平进行综述，并结合2012~

---

① 《国务院关于实施健康中国行动的意见》，2019年。
② 国家卫生健康委办公厅等部门：《关于开展全民健康素养提升三年行动（2024—2027年）的通知》，2024年。

2023年的变化趋势，分析并探讨不同地区健康素养水平差异的变化情况。

4. 中国居民健康素养的人群差异分析

对 2023 年中国不同人群（基于年龄段、教育水平等社会人口学特征）的健康素养水平进行综述，分析不同人群之间存在差异的原因，并提出针对性的健康教育策略。

5. 提升中国居民健康素养的策略建议

基于当前中国居民健康素养的现状和存在的问题，本报告将提出对应的对策建议。旨在全面提升中国居民的健康素养水平，以应对日益增长的健康挑战。

二 研究方法

（一）资料来源

1. 历史变化和内容差异

依据 2012~2023 年国家卫生行政部门发布的《中国居民健康素养监测情况》官方报告及同期相关文献，以获取可靠的历史数据和内容分析。

2. 地区差异和人群差异

利用 CNKI 中国论文数据库（2023~2024 年）中的中文核心期刊论文以及研究生论文，以"健康素养"为关键词，收集最新的研究成果和数据。

（二）资料分析方法

采用描述性统计分析方法，进行横向比较和历史比较，以揭示不同时间段、地区和人群的健康素养差异及变化趋势。

三 研究结果

（一）2023年中国居民健康素养水平和各内容差异

根据 2023 年的监测数据，2023 年中国居民健康素养水平为 29.70%，较2022年的27.78%提升了1.92个百分点，呈现整体上升的趋势。与此同时，城市地区居民的健康素养水平达到33.25%，较2022年增长1.31%，比农村地区居民高出了7.02个百分点；农村地区居民健康素养为26.23%，较上一年增长2.45个百分点（见图1）。地区间的健康素养水平也存在差异，东部地区居民的健康素养水平为33.30%，高于中部地区居民的28.85%和西部地区的24.44%（见图2）。

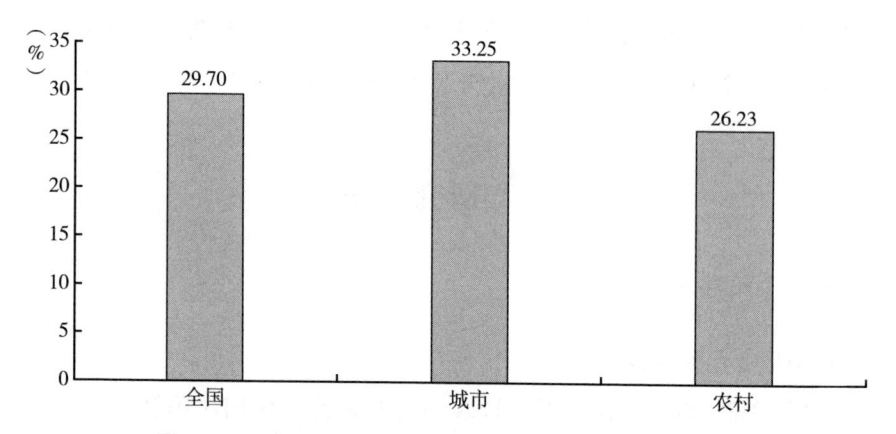

图1 2023年中国居民健康素养水平总体水平及城乡分布

资料来源：2023年中国居民健康素养监测报告。

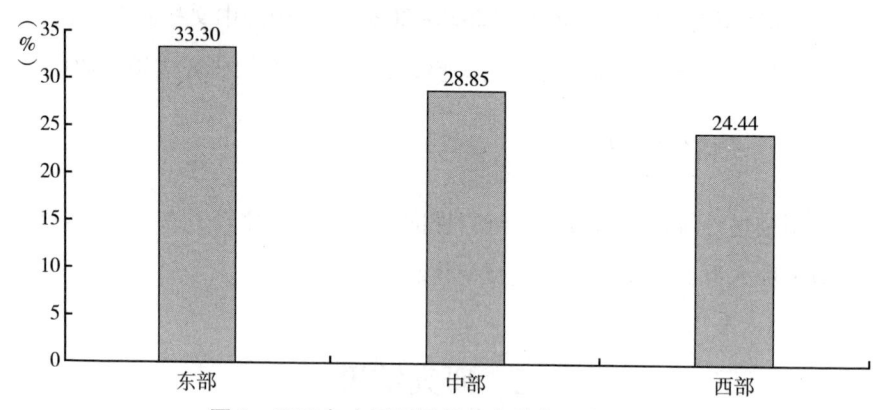

图2 2023年中国居民健康素养水平地区分布

资料来源：2023年中国居民健康素养监测报告。

在三个方面健康素养水平中（见图3），"基本知识和理念"素养方面，居民素养水平为42.00%，表明居民对于健康基本知识的掌握程度相对较好；"健康生活方式与行为"素养水平为32.21%；"基本技能"素养水平为26.76%，相对较低，这提示我们在健康技能如急救技能培训等方面还需加大力度。

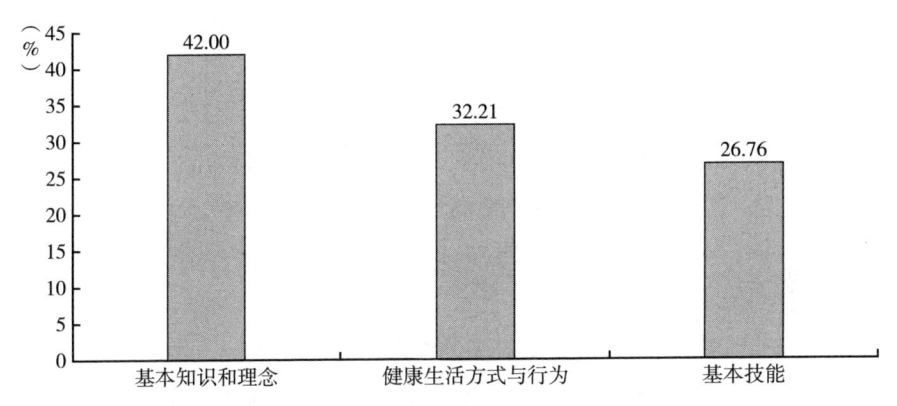

图3　2023年中国居民三个方面健康素养水平

资料来源：2023年中国居民健康素养监测报告。

六个领域健康素养水平由高到低依次为：安全与急救、科学健康观、健康信息、慢性病防治、基本医疗和传染病防治（见图4）。在六个领域健康素养中，"安全与急救"素养水平最高，达到59.33%。"科学健康观"素养水平为54.71%。"健康信息"和"慢性病防治"素养水平的同比提升幅度较大，2023年分别达到41.05%和30.43%，较2022年分别提升1.24个和1.58个百分点。"基本医疗"素养水平为28.84%，"传染病防治"素养水平为28.02%，这些领域的素养水平相对较低，提示我们在这些领域的健康教育和信息传播还需进一步加强。

（二）2012~2023年中国居民健康素养水平的总体变化

本报告通过系统收集和整理2012~2023年官方网站，如中华人民共和国中央人民政府网等发布的权威数据，绘制了中国居民健康素养变化趋势图，其中2014~2016年城市与农村居民健康素养数据缺失，为方便读者观

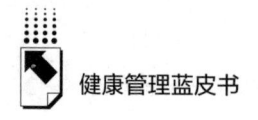

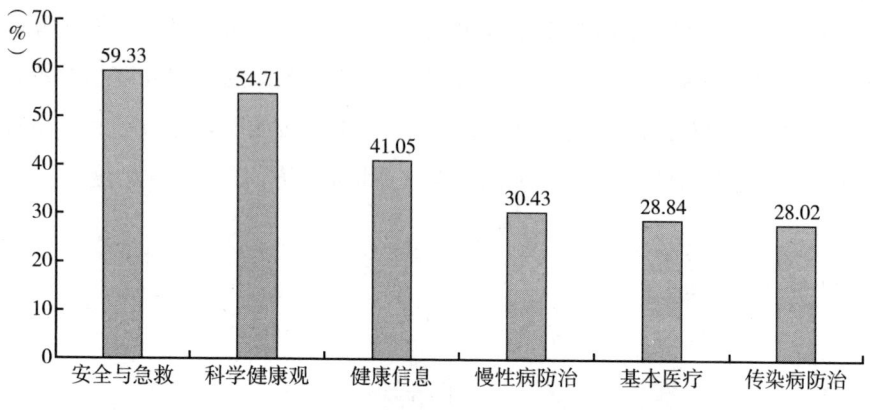

图 4 2023年中国居民六个领域健康素养水平

资料来源：2023年中国居民健康素养监测报告。

看，笔者在绘制折线图时，将缺失部分以直线进行连接。

如图5所示，2012~2023年，中国居民的健康素养水平呈现明显的上升趋势，全国居民健康素养水平从2012年的8.80%增长至2023年的29.70%，增长了20.9个百分点。这一增长趋势在城市和农村地区均有体现。其中城市居民的健康素养水平始终高于农村居民。数据显示城市居民健康素养水平从2012年的11.79%上升至2023年的33.25%，提升了21.46个百分点，高于全国平均水平，提前完成《健康中国行动（2019—2030年）》中所要求的"2030年我国居民健康素养达到30%"；而农村居民的健康素养水平则从2012年的7.13%增长至2023年的26.23%，提升了19.10个百分点。此外，城乡居民健康素养水平的差距呈现先扩大后缩小的趋势。2012年城乡健康素养水平的差值为4.66个百分点，2019年该差值达到最大，为9.14个百分点。此后差距逐渐缩小，2023年城乡居民健康素养水平的差值为7.02个百分点。

关于不同地区居民健康素养水平，如图6所示，东部地区始终高于中部和西部地区，东部地区居民健康素养水平从2012年的10.31%上升至2023年的33.30%，提升了22.99个百分点，提升幅度最大；同时期中部地区从8.59%提升至28.85%，提升了20.26个百分点；西部地区始终处于较低水平，健康素养水平从2012年的6.86%提升至2023年的24.44%，提升了

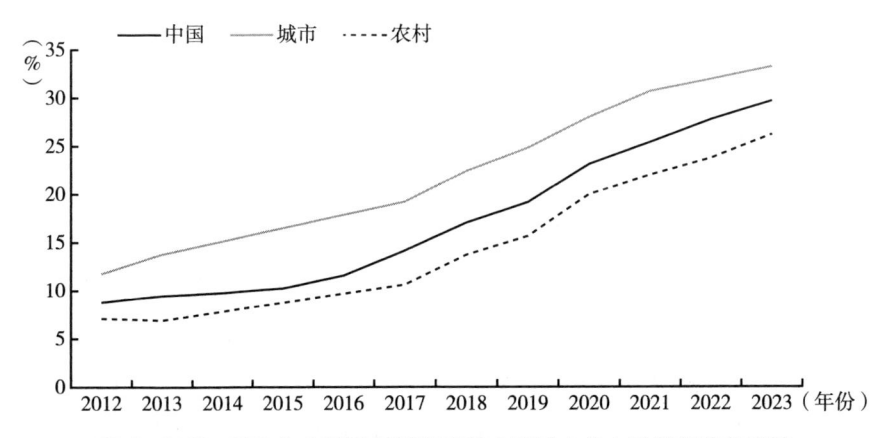

图 5　2012~2023 年中国居民健康素养水平城乡分布及总体变化趋势

资料来源：2012~2023 年中国居民健康素养监测报告。

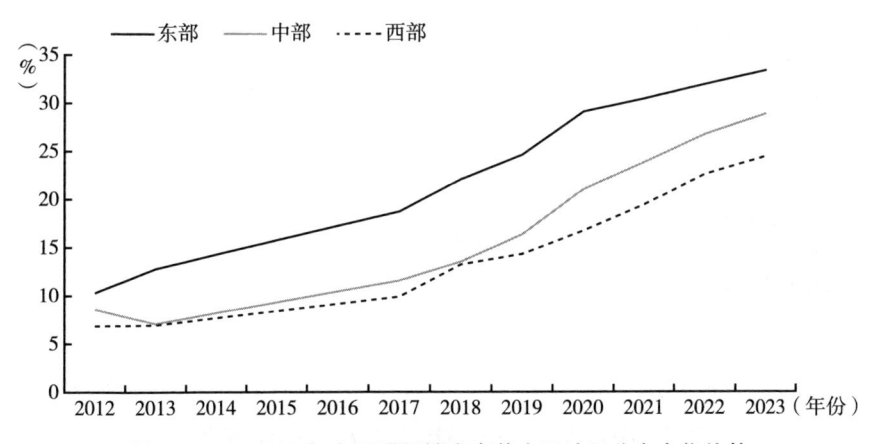

图 6　2012~2023 年中国居民健康素养水平地区分布变化趋势

资料来源：2012~2023 年中国居民健康素养监测报告。

17.58个百分点，提升幅度最小。在东、中、西部地区之间，差距最为显著的始终是东部与西部之间的差异。2012~2023年，中国居民健康素养水平在东西部地区之间的差距呈现先扩大后缩小的趋势。2012年，东部与西部的健康素养水平差值为3.45个百分点，随后该差距逐渐扩大，2020年达到最大值12.34个百分点。此后差距开始呈现逐渐缩小的趋势，2023年东西部居民健康素养水平的差值为8.86个百分点。

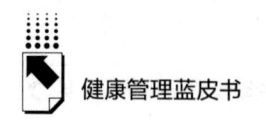

（三）2012~2023年中国居民健康素养各内容的变化及差异

在三个方面健康素养层面，"基本知识和理念""健康生活方式与行为""基本技能"均呈现积极增长的趋势（见图7）。我们可以从趋势图中发现，"基本知识和理念"素养水平一直高于"健康生活方式与行为"和"基本技能"素养水平。具体来看，2012~2023年，"基本知识和理念"素养水平从18.96%提升至42.00%，提升幅度最大，提升了23.04个百分点；"健康生活方式与行为"素养水平从11.22%提升至32.21%，提升了20.99个百分点；"基本技能"素养水平从12.29%提升至26.76%，提升了14.47个百分点，提升幅度最小。

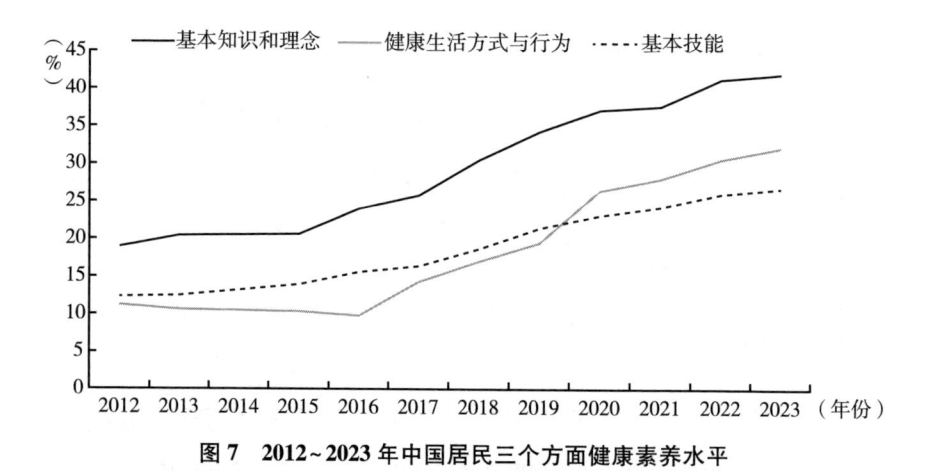

图7 2012~2023年中国居民三个方面健康素养水平

资料来源：2012~2023年中国居民健康素养监测报告。

同时，六个领域健康素养水平也一直呈现不断增长的趋势，从图8中可以看出，"安全与急救""科学健康观""健康信息"素养水平一直高于"慢性病防治""基本医疗""传染病防治"素养水平（见图8）。2012~2023年，"安全与急救"素养水平从42.28%提升至59.33%；"科学健康观"素养水平从31.87%提升至54.71%；"健康信息"素养水平由18.16%提升至41.05%，提升幅度最大；"慢性病防治"素养水平从9.07%提升至

30.43%;"基本医疗"素养水平从9.56%提升至28.84%;"传染病防治"素养水平从17.53%提升至28.02%,提升幅度最小。

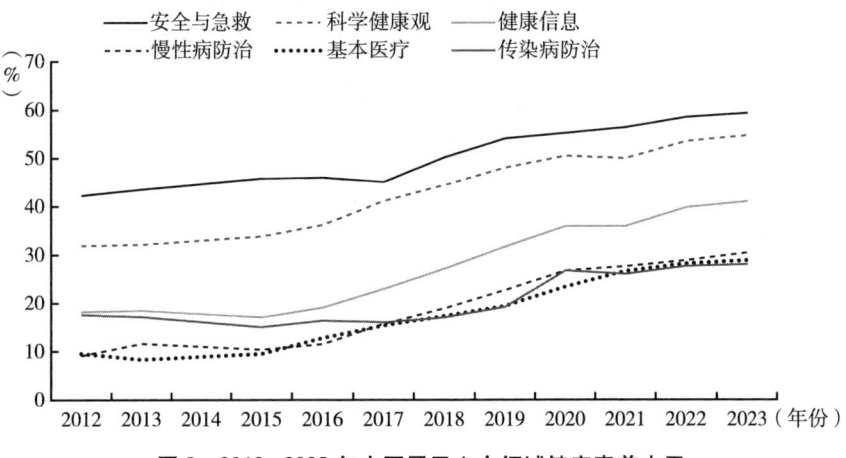

图8 2012~2023年中国居民六个领域健康素养水平

资料来源:2012~2023年中国居民健康素养监测报告。

(四)2023年中国居民健康素养水平的地区差异

根据2023年的调查结果,东部居民健康素养水平最高,为33.30%,其次是中部居民(28.85%),西部居民最低,为24.44%。本研究在中国知网(CNKI)以及万方数据官方网站上,以"2023年"和"健康素养"为关键词,检索论文共178篇。在此基础上,筛选出使用国家健康素养调查问卷进行问卷调查(即涵盖三个方面健康素养水平和六个领域健康素养水平)的文献资料,共计6篇。将该6篇文献中"三个方面健康素养水平"和"六个领域健康素养水平"结果进行汇总整理,如表1所示。

在东部地区,赵洁荣等[①]对广州市荔湾区居民进行了健康素养问卷调查,结果显示,2023年广州市荔湾区居民整体健康素养高于东部平均水平,

---

① 赵洁荣、方桦:《2023年荔湾区居民健康素养监测调查报告》,《广州市第十四届健康教育与健康促进学术交流活动稿集》,2024年。

为37.11%，在三个方面健康素养水平中，"基本知识和理念"健康素养水平为47.56%；"健康生活方式与行为"健康素养水平为41.56%，高出2023年全国平均水平9.35个百分点；"基本技能"健康素养水平为28.89%。六个领域健康素养中，"安全与急救""科学健康观""健康信息""慢性病防治""基本医疗""传染病防治"素养水平分别为71.33%、62.44%、55.56%、42.67%、30.22%、36.00%，均高于2023年国家平均水平。段蒋文等学者[1]对浙江省舟山市近8年居民健康素养趋势进行分析，发现舟山市居民2023年健康素养水平为39.47%，且三方面健康素养水平和六个领域健康素养水平均高于2023年国家平均水平；并且细致分析了舟山市健康素养薄弱的人群和薄弱的原因，即发现问题—寻找问题原因—解决问题，可为其他地区居民提高健康素养提供借鉴。

表1 2023年中国居民健康素养的地区差异

单位：%

健康素养水平	全国	广州市荔湾区	浙江省舟山市	昆明市呈贡区	山西省临汾市	西安市	重庆市南川区
三个方面							
基本知识和理念	42.00	47.56	50.34	38.90	41.99	40.35	35.28
健康生活方式与行为	32.21	41.56	39.00	27.50	34.15	28.65	32.98
基本技能	26.76	28.89	29.72	25.30	33.01	25.23	29.20
六个领域							
安全与急救	59.33	71.33	66.33	53.60	50.35	50.96	44.54
科学健康观	54.71	62.44	61.76	36.40	51.67	52.45	43.70
健康信息	41.05	55.56	48.11	41.70	41.77	39.86	37.39
慢性病防治	30.43	42.67	41.49	27.40	34.11	28.36	32.98
基本医疗	28.84	30.22	31.54	24.80	36.66	29.43	33.61
传染病防治	28.02	36.00	35.09	29.00	36.75	40.12	29.41

资料来源：根据相关文献中的数据自行整理。

[1] 段蒋文、金启韬、仝振东：《2015—2023年舟山市居民健康素养分析》，《预防医学》2024年第10期。

同年，在中部地区，临汾市卫生健康委员会[①]对临汾市居民健康素养水平进行分析，发现2023年临汾市居民健康素养水平为31.47%，与2021年相比，上升11.40个百分点。其三个方面素养水平中，"基本知识和理念"方面为41.99%；"健康生活方式与行为"方面为34.15%；"基本技能"为33.01%。其中"基本知识和理念"低于全国平均水平。六个领域健康素养中，"安全与急救""科学健康观""健康信息""慢性病防治""基本医疗""传染病防治"素养水平分别为50.35%、51.67%、41.77%、34.11%、36.66%、36.75%。其中"安全与急救"和"科学健康观"方面低于2023年全国平均水平。

西部地区杜市等学者[②]对重庆市南川区居民健康素养水平进行调查，结果显示，2023年南川区居民健康素养水平为32.14%，高于西部地区平均水平（24.44%）。在三方面健康素养水平中，"基本知识和理念"低于全国平均水平，为35.28%。在六个领域健康素养中，"安全与急救""科学健康观""健康信息"均低于2023年全国平均水平，分别为44.54%、43.70%和37.39%。

2023年不同地区居民健康素养水平均有所提升，但不同地区间存在较大差异，东中西部各个省份之间应根据自身情况，合理制定策略，用以提升居民健康素养水平。

（五）2023年中国居民健康素养的人群差异

本研究在中国知网（CNKI）以及万方数据官方网站上，以"2023年"和"健康素养"为关键词，检索论文共178篇。在此基础上，首先剔除趋势研究，以及与本研究不相关的文献，再筛选出讨论不同人群（基于年龄、受教育程度等变量）的文献资料，共计7篇。将这些文献的研究结果进行汇总整理，如表2所示。

赵洁荣、聂玲、郇伟韬、马永慈、陈秋丽等研究者，采用中国健康教育中心统一编制的《全国居民健康素养监测调查问卷》，分别向广州市荔湾区、

[①] 《2023年临汾市居民健康素养水平达到31.47%》，《临汾日报》2023年12月31日。
[②] 杜市、郇丹：《重庆市南川区2022—2023年居民健康素养水平分析》，《健康教育与健康促进》2024年第4期。

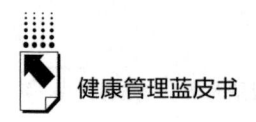

北京市某区农村、云南省昆明市、云南省呈贡区、西安市的居民进行了问卷调查。王芳等人则采用《全国重点人群职业健康素养监测调查个人问卷》，通过在线方式对纺织厂工人进行了调查。黄亚旭等人根据克拉玛依市的地方政策文件指南，采用便利整群抽样方法，对15~69岁的当地常住居民进行了面对面的问卷调查。这些研究普遍采用了卡方检验和多因素logistic回归分析方法，共同探讨了不同人群健康素养的影响因素。

最终结果均显示：不同年龄组总体健康素养之间存在差异；从多因素logistic回归分析的结果看，文化程度对居民健康素养水平产生的影响较为显著。

表2 2023年中国居民健康素养的人群差异

作者	研究设计	研究结果
赵洁荣等	采用中国健康教育中心统一编制的《全国居民健康素养监测调查问卷》，向广州市荔湾区15~69岁常住人口采取多阶段分层随机抽样的方式发放问卷450份。采用χ^2检验和多因素logistic回归进行分析	不同年龄组健康素养水平之间存在差异，差异具有统计学意义（$p<0.001$），不同文化程度者健康素养水平之间的差异有统计学意义（$p<0.001$）；多因素logistic回归分析结果显示，仅有文化程度对居民健康素养水平有影响
聂玲等	采用中国健康教育中心统一编制的《全国居民健康素养监测调查问卷》，向北京市某区农村15~69岁常住人口采取多阶段分层随机抽样的方式进行入户问卷调查，调查人数1296人。采用χ^2检验和多因素logistic回归进行分析	不同年龄组农村居民健康素养水平之间存在差异，差异具有统计学意义（$p<0.05$），不同文化程度者健康素养水平之间差异有统计学意义（$p<0.05$）。多因素logistic回归分析结果显示，仅有文化程度对居民健康素养水平有影响
郇伟韬等	采用中国健康教育中心统一编制的《全国居民健康素养监测调查问卷》，向云南省昆明市15~69岁常住人口采取多阶段分层随机抽样的方式抽取社区、广场、乡镇等居民作为调查对象，共调查668人。采用χ^2检验对三个方面、六个领域健康素养水平进行分析	该调查仅对地区、文化程度进行分析。研究结果显示，仅有文化程度对居民健康素养水平有影响
马永慈等	采用中国健康教育中心统一编制的《全国居民健康素养监测调查问卷》，向云南省呈贡区15~69岁常住人口采取多阶段分层抽样的方式发放问卷1611份。采用χ^2检验和多因素logistic回归进行分析	不同年龄组总体健康素养之间存在差异，差异具有统计学意义（$p<0.05$），不同文化程度者总体健康素养之间的差异有统计学意义（$p<0.05$）；多因素logistic回归分析结果显示，文化程度对居民健康素养水平影响最大

续表

作者	研究设计	研究结果
陈秋丽等	采用中国健康教育中心统一编制的《全国居民健康素养监测调查问卷》，向西安市15~69岁常住人口采取多阶段分层抽样的方式发放问卷400份，回收问卷389份。采用χ^2检验和多因素logistic回归进行分析	不同年龄组健康素养水平之间存在差异，差异具有统计学意义（$p<0.001$），不同文化程度者健康素养水平之间差异有统计学意义（$p<0.001$），从多因素logistic回归分析的结果看，文化程度对居民健康素养水平有影响，且影响成倍增高，年龄对居民健康素养水平无影响
王芳等	采用《全国重点人群职业健康素养监测调查个人问卷》对劳动者的基本情况、职业健康素养状况和自感健康状况等信息，使用整群抽样的方法通过线上调查形式进行收集，共173人。采用χ^2检验和多因素logistic回归进行分析	研究发现，不同年龄组纺织厂从业人员职业健康素养之间存在差异，差异具有统计学意义（$p<0.05$），不同文化程度者健康素养水平之间差异有统计学意义（$p<0.05$）。从多因素logistic回归分析的结果看，年龄对纺织厂从业人员健康素养水平无影响，文化程度对纺织厂从业人员职业健康素养水平有影响
黄亚旭等	依据当地政策文件指南，向克拉玛依市15~69岁常住人口采取便利整群抽样的方式由调查员面对面发放问卷988份。采用χ^2检验和多因素logistic回归进行分析	不同年龄组健康素养水平之间存在差异，差异具有统计学意义（$p<0.001$），不同文化程度者健康素养水平之间差异有统计学意义（$p<0.001$），从多因素logistic回归分析的结果看，年龄、文化程度等是影响克拉玛依市居民健康素养水平的主要因素（$p<0.05$）

资料来源：根据文献内容自行整理。

赵洁荣、方桦：《2023年荔湾区居民健康素养监测调查报告》，《广州市第十四届健康教育与健康促进学术交流活动稿集》，2024年。

聂玲、李佳恒、巩俐彤等：《北京市某区2023年农村居民健康素养水平及影响因素分析》，《中国农村卫生》2023年第7期。

郇伟韬、夏凤正、杨蕊等：《2022—2023年云南省昆明市居民健康素养调查分析》，《现代商贸工业》2024年第11期。

马永慈、李成刚、张丽娜等：《昆明市某区2023年居民健康素养水平及影响因素分析》，《健康教育与健康促进》2024年第4期。

陈秋丽、朱雷会、翟水保：《西安市居民健康素养现状与发展对策研究》，《第二届陕西省体育科学大会论文摘要集（专题四）》，2024年。

王芳、张毓鑫、凌锦玉：《2023年盐城市盐都区某纺织企业劳动者的职业健康素养水平分析》，《职业卫生与病伤》2024年第5期。

黄亚旭、黄梦思、谭永海等：《2023年克拉玛依市居民生态环境与健康素养水平现状及影响因素分析》，《预防医学情报杂志》2025年第2期。

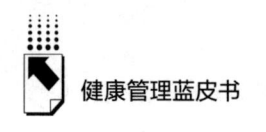

四 讨论与建议

（一）主要发现

1. 中国居民健康素养水平稳步提升，但提升速度较缓

根据上述 2012~2023 年中国居民健康素养监测数据分析结果，可以看出这十余年中国居民的健康素养水平呈现持续上升的趋势。总体健康素养从 2012 年的 8.80%增长至 2023 年的 29.70%，三个方面和六个领域健康素养水平也在持续上升。这一增长不仅是健康政策有效实施的直接成果，更是公众获取、理解和应用健康信息能力持续提升的综合体现。

首先，国家层面的健康政策导向对健康素养的提升起到了关键作用。自"健康中国 2030"规划纲要发布以来，健康素养被纳入国家战略，成为衡量社会发展和人民健康水平的重要指标[1]。2024 年 5 月，国家卫生健康委、国家中医药局、国家疾控局联合印发《关于开展全民健康素养提升三年行动（2024—2027 年）的通知》，明确提出了"全面系统提升全民健康素养"的要求，为健康素养的提升提供了政策保障。其次，郭泰鼎等学者认为健康教育和健康促进活动的广泛开展对提高公众健康素养起到了积极作用[2]。通过媒体宣传、社区活动、学校教育等多种途径，公众的健康知识和技能得到了普及和提高。特别是在新冠疫情期间，公众对传染病防治和个人卫生习惯的重视程度显著提高，这也在一定程度上推动了公众健康素养水平的提升。此外，经济的快速增长也为健康素养的提升提供了物质基础[3]。随着经济条件的改善，公众更加重视健康投资，愿意投入更多的时间和资源来维护自身健康。而且随着信息技术的发展，互联网和移动设备的普及为公众获取健康信

---

[1] 马晓璐：《健康中国行动（2019—2030 年）》，《标准生活》2019 年第 8 期。
[2] 郭泰鼎、秦雪征：《中国居民健康素养的水平、差异及影响因素》，《人口与经济》2024 年第 2 期。
[3] 崔西孟：《学习与发展科学视角下健康学习研究》，华东师范大学博士学位论文，2023。

息提供了便利①。公众可以通过网络平台获取到更多样化的健康知识，增强自我健康管理的能力。

尽管我国居民健康素养水平稳步增长，但这一增长态势相对较缓。2012年至今，中国居民整体健康素养水平从8.80%增长至29.70%，年均提升率为1.96%。若以该年均提升速度为基础进行预测，全民健康素养水平达到100%的目标需要约35年的时间。鉴于当前我国人口老龄化加速及慢性病负担日益加重等社会背景，该预测结果凸显了提升公众健康素养的紧迫性。因此，制定并实施有效的策略和措施对加快健康素养水平的提升十分重要。

2. 慢性病防治素养水平持续提升，但仍有较大提升空间

慢性病是现代社会影响居民健康的主要疾病，其防治知识的普及对于减轻疾病负担、提高居民生活质量具有重要意义。根据2023年的监测数据，慢性病防治素养水平达到30.43%，相较于2022年，其增长幅度在六个领域健康素养中表现得较为显著，且十余年来一直处于波动提升态势。这种增长可能与国家慢性病预防控制策略的不断优化有关②。

2017年1月，国务院办公厅发布了《中国防治慢性病中长期规划（2017—2025年）》，明确指示各级政府及相关部门采取一系列综合防控措施以应对慢性病的挑战。通过实施"三减三健""全民健康素养促进行动""健康中国行"以及"国家慢性病综合防控示范区建设"等一系列专项行动，推动公众慢性病防治素养整体提升。此外，实施慢性病管理等核心干预策略③，有效推广了有关慢性病预防和控制的知识，提高了公众对慢性病潜在风险的防范意识，并鼓励居民形成良好的健康生活方式，对提升慢性病防治素养起到了积极的影响。

---

① 张颖熙、谭诗异：《以数字技术推动人口高质量发展——基于健康人力资本的跨国实证研究》，《学习与探索》2024年第1期。
② 刘莹钰、李英华、李莉等：《2012—2017年中国居民慢性病防治素养水平及其影响因素分析》，《中国健康教育》2019年第11期。
③ 隋梦芸、张晟、王玉恒等：《基于社区慢性病健康管理支持中心的共病管理探索与实践》，《中国公共卫生》2024年第10期。

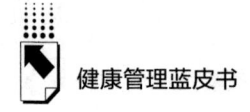

尽管中国在提升居民慢性病防治素养方面取得了进展，但慢性病防治素养仍处于较低水平。当前慢性病防治素养水平的不足可能源于多方面的因素，包括健康教育资源的分配不均、健康信息传播的不充分以及慢性病健康管理服务的可及性不足等。此外，慢性病防治素养的区域差异、城乡差异和不同社会群体间的差异也不容忽视。

3.城乡及地区之间居民健康素养差异呈现先扩大后缩小的趋势

由2012~2023年中国居民健康素养水平城乡、地区之间分布变化趋势可知，城乡以及不同地区之间的健康素养水平始终存在差异，且差异呈现先扩大后缩小的趋势。

2012~2019年城市健康素养水平提升幅度较大，而同期农村提升幅度相对较小，从而导致了两者健康素养水平差异的扩大。城市居民的健康素养水平提升幅度较大，可能与其医疗资源的投入加大和健康信息传播形式的不断发展有关，而农村居民则在这些方面存在一定的劣势。从医疗卫生资源配置的角度进行分析，城市与农村地区在医疗人力资源投入方面一直存在较大差异，医疗专业人员的短缺不仅限制了农村地区居民获取基本健康服务和健康教育的机会，也影响了他们对健康知识的吸收和应用能力[1]，从而导致农村居民健康素养水平提升较为缓慢。此外，王亿本[2]等人认为，农村地区在健康知识传播方面面临挑战，如传播方式单一、形式和内容创新性不足等，导致居民参与健康教育的积极性不高，从而限制了健康传播活动的实际效果。相比之下，城市地区有较为完善的信息化设施，能够采用更多样化的健康传播方式，因此健康传播效果较为显著。这种城乡之间的健康传播效果差异，也会导致城乡居民健康素养的差距逐渐扩大。

---

[1] 仲学锋、王志敏、张莲芝：《2012年安徽省居民健康素养现状分析》，《中国健康教育》2015年第2期。

[2] 王亿本等：《农村地区健康传播效果的制约因素研究》，《广西科技师范学院学报》2020年第3期。

2012~2020年东西部地区间居民健康素养差异不断扩大,这可能与地区经济发展水平和民族文化差异有关[1]。冉晓敏等人[2]认为经济收入水平的差异是影响健康素养的一个重要因素,东部地区居民经济水平较高,接触到优质健康资讯的机会更多,更有可能利用健康知识和理念做出有益于自身健康的决策;而中、西部地区较低的经济收入可能限制了居民对健康产品和服务的消费能力,进而影响了其健康行为和健康结果。此外,何雪梅等人[3]认为西部地区居民健康素养提升较慢的原因可能是西部地区少数民族居民较多,在某些少数民族群体中,他们保持着特有的民族语言,加之汉语在这些地区的普及程度较低,这导致了当地居民的平均受教育年限较短,文盲和半文盲的比例较高,而教育水平会对健康知识的传播和应用产生不利影响,从而限制了西部地区整体居民健康素养水平的提升。

2019年至今,我国城乡之间以及2020年之后地区间的健康素养差异均呈现收窄的态势,这一现象表明了我国对健康公平性的高度重视。具体而言,偏远地区的基层医疗卫生机构得到了更多的资金投入与技术支持,医疗设施不断更新完善,基层医务人员的业务水平也在显著提升,在很大程度上缩小了城乡及东西部地区在基本医疗保障层面的差距,进而促使各地区居民的健康素养差异逐步缩小,有力地推动了我国健康公平性的持续提升。

4."受教育水平"是影响健康素养的显著因素

通过对2023年中国居民健康素养的人群差异进行综述,我们发现受教

---

[1] Yang S., Wu J., Ding C., et al. Epidemiological Features of and Changes in Incidence of Infectious Diseases in China in the First Decade after the SARS Outbreak: An Observational Trend Study. *The Lancet Infectious Diseases*, 2017, 17 (7): 716-725.

[2] 冉晓敏、崔雪莲、黎明强等:《2018年柳州市不同经济水平地区居民健康素养现状及影响因素》,《中华疾病控制杂志》2020年第6期。

[3] 何雪梅、唐小凤:《南充市婴幼儿母亲健康素养水平及基本公共卫生服务利用分析》,《医学与社会》2019年第5期。

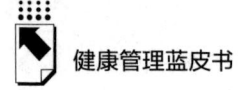

育水平是影响健康素养的显著因素，这与王萍等人[1][2][3]的发现相一致。这可以用来解释城乡之间以及不同地区之间存在的健康素养差异：农村地区居民健康素养低于城市居民。当前农村地区正面临着人口老龄化和年轻劳动力外流的双重挑战，特别是在青壮年群体大量向城市地区迁移的背景下，农村地区留守的老年人口比例较高。健康素养水平与个体的受教育程度存在正相关，即受教育程度越高，个体的健康素养水平往往越高。而21世纪老年人群的受教育程度普遍较低，因此老年人口占比较大的农村地区居民健康素养水平低于城市地区。

此外，东部地区由于其经济较为发达，教育资源较为丰富，居民的文化教育水平普遍较高，这为其健康素养的提升提供了有利条件，因此其十余年间增长幅度较大。相比之下，西部地区的文化教育水平较低，这可能限制了居民获取和理解健康信息的能力，从而影响了其健康素养水平的提升。

而对于年龄对健康素养造成的差异是否显著，目前存在分歧。多因素logistic回归分析结果表明，年龄对健康素养没有显著影响，但有大量研究表明，年龄[4][5][6]是影响健康素养水平高低的因素。这可能与不同省份和问卷发放数量有关。仍需通过深入研究来论证年龄和健康素养之间的关系。除此之外，影响健康素养水平的因素还有很多，未来仍需通过更多的研究去确定健康素养水平的影响因素。

---

[1] 王萍、毛群安、陶茂萱等：《2008年中国居民健康素养现状调查》，《中国健康教育》2010年第4期。

[2] T. L. M., Teague R., J. J. E., et al., Developing Predictive Models of Health Literacy. *Journal of General Internal Medicine*, 2009, 24（11）: 1211-6.

[3] 侯晓锋、张明标、叶江涛等：《城市与农村居民健康素养相关知识知晓率及来源途径比较》，《中国健康教育》2024年第7期。

[4] 刘彤、李英华、王兰兰等：《2019年我国城市居民健康素养水平及其影响因素》，《中国健康教育》2021年第2期。

[5] 李忠民：《湖南省居民健康素养现状及影响因素研究》，中南大学博士学位论文，2010。

[6] Marina S., E. R. P., M. L. C., et al., Health Literacy, Cognitive Ability, and Functional Health Status among Older Adults. *Health Services Research*, 2014, 49（4）: 1249-67.

5. "基本技能""基本医疗"与"传染病防治"素养水平较低,需重点关注

在探讨中国居民三个方面健康素养水平时,2023年监测结果显示全国居民层面的"基本技能"健康素养最低,为26.76%,低于"基本知识和理念"(42.00%)与"健康生活方式与行为"(32.21%)。2012~2023年,"基本技能"素养水平相较于"基本知识和理念"维度始终处于较低水平,且提升幅度最小。这一发现揭示了居民在将健康知识转化为具体健康行为和技能方面存在差距。这与健康信念模型(Health Belief Model)和行为改变阶段理论(Transtheoretical Model of Behavior Change)相一致[1]。健康信念模型强调个体对健康威胁的感知、对健康行为益处的认知以及对障碍的评估是影响健康行为的关键因素[2],而行为改变阶段理论则详细描述了个体从对行为改变无意识(意向阶段)到采取行动(行动阶段)的连续过程[3]。这两个理论框架均强调了从健康知识的认知到健康技能的掌握是一个逐步发展的过程。

在探讨中国居民六个领域健康素养水平时,"基本医疗""传染病防治"素养水平较低,分别为28.84%和28.02%,且十余年来"传染病防治"素养水平提升幅度最小。

"基本医疗"素养水平较低可能与整体健康素养水平低下有关。David W. Baker[4]等人认为,较低的健康素养可能导致居民的主动健康意识不足,

---

[1] Barzanjeh S. A., Hasan M. S., Asghari M. J., et al., The Relationship between Health Literacy and Stages of Change in Smoking Behavior among Employees of Educational Health Centers of Tabriz University of Medical Sciences (2016). *International Journal of Preventive Medicine*, 2018, 9 (1): 91.

[2] Ambriz E., Pierola D. C., Norma C. M., et al., Knowledge, Perceptions, and Feelings associated with Alzheimer's Disease and Related Dementias: a Qualitative Study among Middle-aged Latinas Residing in an Underserved Agricultural Community in California. *BMC Public Health*, 2024, 24 (1): 2865-2865.

[3] Jennifer N., Isa R. G. M., Natacha T., Transtheoretical Model-based Nutritional Interventions in Adolescents: a Systematic Review. *BMC Public Health*, 2020, 20 (1): 1543-1543.

[4] David W. Baker, et al., Functional Health Literacy and the Risk of Hospital Admission among Medicare Managed Care Enrollees. *American Journal of Public Health*, 2002, 92 (8): 1278-83.

从而影响了他们对健康服务的利用，如预防性健康检查、常规的医疗咨询及诊疗服务等。同时，健康素养水平较低的居民可能在健康信息的检索、评估和使用上存在障碍，这不仅影响了他们对自身健康状况的认识，也影响了他们对医疗服务的选择和利用。居民在"传染病防治"方面的健康素养水平相对较低的问题，可能与当前健康教育不到位有关。包括传染病防治教育内容的覆盖面可能过窄，未能全面涵盖传染病的传播途径、预防措施和控制策略等关键领域[1]。这种局限性可能导致居民在面对传染病时缺乏必要的知识和技能，从而影响他们采取有效预防和应对措施的能力。

（二）对策与建议

1. 缩小区域健康素养差异：西部支持、农村医疗强化与民族地区定制干预

首先，对于城乡以及地区间健康素养差异扩大的情况，鉴于西部地区在健康素养方面相对落后，建议有关部门加大对该地区经济发展的支持力度，以经济振兴带动健康服务的提升；其次，增加对偏远地区和农村地区医疗人力资源的投入，增加农村地区居民获取基本健康服务和健康教育的机会；最后，对于少数民族地区，可以实施地区特定干预措施，考虑到不同地区健康素养的差异，应设计和实施地区特定的健康干预措施，以解决当地的特定健康问题。

2. 促进全民健康素养提升：教育整合与弱势群体关注

居民的受教育水平影响其获取、理解及应用健康信息的能力，因此，提升公众的教育水平成为提升其健康素养的前提条件。教育水平的提升是一个持续的过程，建议相关机构将六个领域健康教育纳入国家教育体系之中，确保青少年能够掌握关键疾病防治知识和技能，这对于他们后期选择健康的生活方式具有重要意义。此外，还要关注弱势群体，特别关注农村地区、老年人群，为他们提供定制化的健康教育和技能培训，以缩小不同群体之间的健

---

[1] 于飞、张海容、贺蕾等：《2020年河北省城乡居民传染病防治素养现状及其影响因素》，《疾病监测》2023年第5期。

康素养差距。

3.提升健康素养各方面内容：教育内容更新、信息化优势利用、多部门合作与监测评估

首先，应关注健康教育内容的更新和深化。除了对疾病基本知识的详细介绍外，教育内容还应包括预防措施和控制策略。健康教育的实施方式也需同步创新，以提高教育的吸引力和有效性。如可以通过互动式教学、模拟演练、在线课程、社交媒体宣传等多种途径，使健康教育更加生动、易于理解和记忆。其次，要发挥信息化的优势，关注健康信息推送的优化。充分利用数字技术和新媒体平台，比如利用抖音、视频号等渠道，针对不同人群实施个性化健康知识的精准推送，以提高健康教育的覆盖率和适用性。此外，实现多部门联动。应鼓励卫生部门与教育部门、社区等多方合作，共同开发和实施健康教育项目，以实现资源共享和效果最大化。具体措施可以包括：卫生部门设计和实施具体的健康技能培训项目，如急救技能、合理用药、健康信息检索等；教育部门辅助整合健康教育内容，在健康教育中整合理论与实践，通过模拟演练、角色扮演等互动式学习方法，使居民能在模拟真实情境中理解和运用健康知识；社区定期开展健康促进活动，如健康讲座、健康体检，以提高居民的健康意识和技能。在实施这些策略的同时，还应建立和完善健康素养监测和评估体系，定期评估健康教育和健康促进活动的效果，及时调整和优化策略。

通过实施上述策略与措施，能更加有效和快速地提升全民健康素养水平。提升全民健康素养不仅是提高个体和群体健康水平的基础，也是实现"健康中国2030"战略目标的重要途径。在社会经济快速发展的背景下，提升个体的健康素养对于提升劳动力质量和效率、减少公共卫生开支具有重要意义。此外，提高全民健康素养还有助于构建更加和谐的社会环境，通过减少健康不平等、提升公众对健康政策的理解和参与度，从而在全社会范围内营造积极的健康文化氛围。因此，加强健康教育和健康促进工作，全面提升居民健康素养，是实现健康中国战略、推动社会经济全面发展和进步的重要基石。

B.13
中国居家运动产品消费调查报告

李莹 李蕾 解天茗*

摘　要： 近年来，受到健康意识提升和新冠疫情影响，居家健身逐渐成为一种新兴的生活方式，居家运动产品市场迅速崛起。本报告通过问卷调查并结合网上公开数据，深入探讨中国居家运动产品消费市场的现状、趋势、消费者行为特征以及影响因素。研究结果显示，中国居家运动产品市场正处于蓬勃发展阶段，消费者的购买行为受到多种因素的影响，市场趋势趋向智能化、便携化和数字化。本报告旨在为政府、企业及相关机构提供决策参考，以促进中国居家运动产品市场的健康发展。

关键词： 居家运动产品　健身设备　消费市场

随着健康观念的深入人心和生活节奏的加快，居家运动逐渐成为一种重要的健身方式。特别是在新冠疫情期间，居家隔离使得人们更加关注自身健康，居家运动产品的需求也随之大幅增长。同时，科技的飞速发展也为居家运动产品的创新和发展提供了有力支持，如智能健身设备、运动应用程序等的涌现，极大地丰富了消费者的选择。但目前居家运动产品质量参差不齐，如何不断通过提高智能化服务水平吸引和留住用户是亟待解决的问题。因此，深入探讨中国居家运动产品消费市场的现状、趋势、消费者行为特征以及影响因素，对于政府、企业和相关机构制定相关政策和市场策略具有重要意义。

---

* 李莹，中南大学湘雅三医院健康管理医学科，副研究员，主要研究方向为慢病健康管理；李蕾，长沙都正生物科技有限公司，平台管理部副部长，主要研究方向为健康产品市场调研；解天茗，中南大学湘雅医学院，医学生。

一 居家运动产品的界定与意义

（一）居家运动产品的界定

居家运动产品通常指的是那些可以在家中使用，方便用户进行体育锻炼的器材和设备。这些产品包括但不限于跑步机、动感单车、健身垫、哑铃、拉力器、瑜伽球、跳绳等。居家运动产品的界定较为广泛，不仅包括传统的健身器材，还涵盖了一些智能运动设备，如智能健身镜、智能手环、健身追踪器等，这些设备通常具备与移动设备同步、数据追踪和健身指导的功能。

居家运动产品的意义在于提供了一种灵活、便捷的锻炼方式，尤其适合那些时间紧张、交通不便或更喜欢私密空间的用户。用户可以根据自己的时间安排和个人喜好，在家庭环境中进行锻炼，从而更容易坚持并养成规律运动的习惯。居家运动产品的发展与普及也受到了近年来健康意识提升、家庭空间设计变化以及科技产品创新的影响。特别是在疫情期间，居家运动产品的需求激增，因为它们为用户提供了一种在保持社交距离的同时，依然能够保持身体活跃和健康的方式。

（二）中国居家运动产品消费调查的意义

居家运动产品的市场规模在不断扩大，预计到2024年，中国居家健身行业的市场规模将超过800亿元[1]。这表明居家运动产品发展不是一个短期的趋势，而是有着长期的增长潜力。居家运动产品的普及也带来了一些挑战，比如如何提高用户的参与度和坚持度，以及如何通过技术创新来满足用户对个性化和专业化健身服务的需求。品牌和制造商需要不断探索如何通过

---

[1]《居家健身潮退后，家庭健身市场还有新增长点？》，https://www.thepaper.cn/newsDetail_forward_25902113，2024年1月5日。

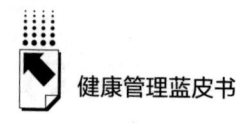

提供高质量的内容、社区支持和智能化服务来吸引和留住用户。

通过系统梳理目前中国居家运动产品的特点，并对其市场规模、消费者行为、产品创新能力、与国际产品的比较等方面进行调研，可以预测居家运动产品市场的发展趋势，为企业的战略规划提供依据，同时为政府和相关机构制定或调整相关政策提供依据。这有助于推广健康生活方式，提高国民健康水平，实现居家运动产品行业的健康、蓬勃发展。

二 中国居家运动产品消费调查目的与方法

（一）研究目的

一是全面了解中国居家运动产品消费市场的规模、结构和发展趋势；二是深入分析消费者对居家运动产品的需求、购买行为和满意度；三是探讨影响中国居家运动产品消费的因素，为企业制定营销策略提供依据；四是为政府制定相关政策提供参考，促进中国居家运动产业的健康发展。

（二）研究方法

数据收集：通过网络搜索、数据库查询等方式，收集与中国居家运动产品消费相关的公开数据，包括市场规模、消费者行为、产品销售数据等。此外，本调查设计网络调查问卷，依托问卷星网络调查平台，应答者是浏览该网站的16岁及以上网民。调查问卷，征求专家意见并经过预调查修改完善后制定。问卷可通过电脑或手机端匿名填写。在研究过程中为避免重复填报，设置每个手机账号只能填写1次。问卷开放时间为2024年10月1~31日。问卷中的所有条目为必答题且进行了必要的逻辑设置以保证资料的完整性和合理性。数据整理阶段由两位研究者对问卷回答的整体质量和逻辑进行独立审核、对筛选出的不合理问卷进行交叉核对。

数据分析：从网络调查平台导出包含所有应答者信息的Excel数据库，

运用SPSS 25.0统计软件进行数据分析。对计数资料采用例数（百分比）进行描述。

典型案例分析：选取一些具有代表性的居家运动产品企业和品牌进行案例分析，深入了解其产品特点、营销策略和市场表现，为其他企业提供借鉴。

三 中国居家运动产品消费调查结果与分析

（一）市场规模

近年来，中国居家运动产品市场呈现快速增长的态势。相关数据显示，2021年市场规模为404.1亿元[①]。2022年健身器材市场规模为628.5亿元[②]。预测2025年智能健身市场规模有望达到820亿元[③]。

（二）市场结构

1. 品牌结构

中国居家运动产品市场品牌众多，竞争激烈。目前，市场上主要的品牌包括国际品牌和国内品牌。国际品牌如耐克、阿迪达斯、彪马等在高端市场占据优势，国内品牌如李宁、安踏、361度等在中低端市场表现较为突出。此外，一些新兴的互联网品牌也在不断崛起，如Keep、小米运动等。

2. 价格结构

中国居家运动产品价格跨度较大，有几十元的小型运动器材，也有几万

---

① 《2021年家庭健身市场规模约404.1亿元，64.37%的健身场馆经营者对家庭健身持乐观态度》，https://www.sport-expo.com.cn/press/info/557，2022年6月27日。
② 《2024年健身行业的趋势分析》，https://www.sohu.com/a/722080981_121503172，2023年9月20日。
③ 《2025年智能健身市场规模将达820亿元》，https://weibo.com/2183853107/KCQh0CJUB，2021年10月15日。

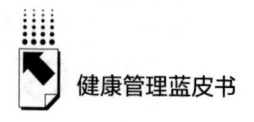

元的高端健身设备。总体来看，中低端产品市场需求较大，价格在0元至219元的产品最受消费者欢迎。高端产品市场需求相对较小，但随着消费者收入水平的提高和对高品质的追求，高端产品市场也在不断扩大。

3. 渠道结构

中国居家运动产品销售渠道主要包括线上和线下两种。线上渠道主要包括电商平台、品牌官网、运动应用程序（App）等，线下渠道主要包括专卖店、超市、百货商场等。近年来，随着互联网的普及和电子商务的发展，线上渠道销售份额不断增加，目前已占整个市场的50%左右。

（三）市场趋势

1. 智能化趋势

随着科技的不断进步，智能化已经成为中国居家运动产品市场的重要发展趋势。智能健身设备、运动App等产品的出现，为消费者提供了更加便捷、个性化的运动体验。例如，智能健身设备可以通过传感器实时监测用户的运动数据，并提供个性化的运动建议；运动App可以为用户提供运动计划、社交互动等功能。

2. 个性化趋势

消费者对居家运动产品的需求越来越个性化，他们希望能够根据自己的身体状况、运动目标和喜好来选择适合自己的产品。因此，个性化定制将成为中国居家运动产品市场的一个重要发展方向。例如，一些企业推出了个性化定制的运动服装和运动鞋，可以根据用户的身体测量指标、运动需求等进行定制。

3. 多元化趋势

消费者对居家运动产品的需求越来越多元化，他们不仅需要传统的健身器材和运动服装，还需要一些新兴的运动产品，如瑜伽垫、泡沫轴、筋膜枪等。此外，一些企业还推出融合了科技元素的运动产品，如智能手环、智能手表等，进一步丰富了消费者的选择。

四 中国居家运动产品消费者行为分析

(一) 调查人群基本情况

本次调查共收回1030份问卷，问卷有效率为100%。其中，男性525人（50.97%），女性505人（49.03%）。年龄主要集中在26~35岁，占比30.68%。这个年龄段的消费者健康意识强，消费能力高，是居家运动产品的主要消费群体。地域分布上，调查对象主要集中在一线城市，占比达到53.20%；二线城市占比20.49%，相对较低；三线及以下城市和乡镇（农村）的比例则更低，分别为17.96%和8.35%。

从调查数据来看，14.37%的受访者每周运动5次以上，38.64%的人群每周运动3~4次，说明有相当一部分消费者保持着较为频繁的运动习惯。29.03%的受访者每周运动1~2次，这部分人可能出于工作、生活等原因，运动时间相对较少，但仍有意识地进行一定的体育锻炼。17.96%的受访者几乎不运动，可能是因为缺乏运动兴趣、时间不足或者受身体条件等因素限制。

(二) 调查人群居家运动产品需求

1. 健身需求

消费者购买居家运动产品的主要目的是满足健身需求。其中，减肥、塑形和增强体质是消费者最主要的健身需求。此外，一些消费者还希望通过居家运动来缓解压力、改善睡眠等。

2. 便捷需求

在工作和生活的压力下，消费者希望能够在家庭环境中进行运动，以节省时间和精力。因此，便捷性是消费者购买居家运动产品的重要考虑因素之一。例如，一些小型的健身器材、可折叠的瑜伽垫等产品受到了消费者的青睐。

3. 时尚需求

随着人们生活水平的提高，消费者对运动产品的时尚性和个性化要求也

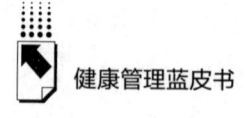

越来越高。他们希望能够购买到既具有实用性又充满时尚感的运动产品。例如，一些品牌推出的运动服装和运动鞋采用了时尚的设计和流行的颜色，受到了消费者的欢迎。

4. 社交需求

消费者希望能够通过居家运动来与他人进行社交互动，分享自己的运动经验和成果。因此，一些运动 App 和社交平台推出了运动打卡、社区互动等功能，满足了消费者的社交需求。

（三）消费者购买行为

1. 购买渠道

中国居家运动产品消费者购买渠道主要包括线上和线下两种。实体店是最主要的购买渠道，占比 55.63%，其次是社交媒体/直播带货（20.1%），在电商平台和品牌官网购买的比例相对较低，分别为 7.67% 和 13.01%，其他购买方式占 3.59%。

2. 购买决策因素

消费者在购买居家运动产品时，主要考虑的因素包括品牌、价格、质量、功能、外观等。其中，功能多样性是最被看重的因素，占比达到 35.53%，其次是品牌（27.57%）和用户评价（15.15%），价格和质量的关注度较低，分别为 11.65% 和 9.03%。

3. 购买频率

中国居家运动产品消费者购买频率较低，大部分消费者每年购买的次数在 3 次以下。这主要是因为居家运动产品的使用寿命较长，消费者在购买后一般不会频繁更换。此外，一些消费者在购买产品时会比较谨慎，会经过充分的考虑和比较后才做出购买决策。

（四）消费者运动目的剖析

1. 兴趣主导，多元需求并存

"兴趣爱好"的选择比例最高，达到 72.33%，这表明消费者在选择运动时，往往是出于对某项运动的热爱。例如，喜欢瑜伽的人可能被其带来的身心放松所吸引。其次是"减压放松"（62.23%），在现代快节奏的生活中，人们面临着各种压力，运动成为一种有效的减压方式。"健身塑形"（53.79%）和"增强体质"（52.62%）也是重要的运动目的，消费者希望通过运动来改善自己的身体状况和个人形象。

2. 目的变化趋势

随着社会的发展和人们生活方式的改变，运动目的也在不断演变。一方面，随着人们对健康的重视程度不断提高，"增强体质"的需求可能会持续增长。同时，随着工作压力的增加，"减压放松"的重要性也会更加凸显。另一方面，随着社交媒体的发展和运动文化的传播，"兴趣爱好"可能会引导更多人参与到特定的运动项目中。此外，随着人们对生活品质的追求，"健身塑形"也可能会成为越来越多人的长期目标。

（五）运动产品类型与受欢迎程度

1. 热门产品盘点

健身器材作为最受欢迎的居家运动产品，选择比例高达83.2%。以室内多功能综合训练器械单人站为例，如艾美仕、韦步等品牌，提供了丰富的训练功能，可以满足不同人群的健身需求。健身App会员以43.5%的选择比例位居其后，像Keep等App，为用户提供健身教学、跑步、骑行及健身饮食指导等一站式运动解决方案。瑜伽垫有40.29%的选择比例，它小巧便携，适合各种运动场景，如瑜伽、普拉提等。智能穿戴设备，如智能手环、手表等，选择比例为37.18%，可以实时监测运动数据，如心率、步数等，为用户提供科学的运动指导。在线健身课程订阅虽然选择比例相对较低，为16.8%，但也为用户提供了多样化的健身选择，如练多多会员端App推出的"户外跑"功能，携手咕咚打造户外运动数据服务，满足了健身房会员更多的运动场景需求。

2. 产品特点分析

健身器材功能多样，如有的可以进行力量训练，帮助塑形增肌；有的可

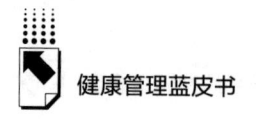

以进行有氧运动，提高心肺功能。以艾美仕健身器材套装组合为例，其大型力量运动多功能家用室内单人站综合训练器械，具有环保安全、牢固可靠、不易生锈等特点，不同的配重款式可以满足不同用户的强度需求。Keep App 除了提供海量常规健身运动课程外，还利用人工智能算法，根据用户的运动水平、健身目标等动态调整课程内容和锻炼强度，提供个性化训练内容。智能穿戴设备科技感十足，能够实时监测身体数据，为用户提供健康管理和运动分析，帮助用户更好地了解自己的身体状况和运动效果。

3. 运动产品的创新与发展方向

未来运动产品在科技方面的创新趋势将更加明显。一方面，智能化将成为主流。智能运动装备能够实时监测用户的运动数据，并通过应用程序提供个性化的健身指导和建议。例如，智能跑鞋内置传感器，可以分析跑步姿态、步频、步幅等数据，帮助用户优化跑步技巧。另一方面，材料科技的创新也将为运动产品带来革命性的变革。新型材料如碳纤维等将在高端运动装备中得到广泛应用，具有极高的强度和刚性，同时重量更轻。在设计方面，运动产品将更加注重时尚化和多功能性。时尚设计将使运动装备的颜色、图案和款式更加多样化，满足不同用户的审美需求。多功能设计如带有储物口袋的运动裤、可调节大小的帽子等，将提升装备的实用性和便利性。此外，随着全球环保意识的增强，绿色环保和可持续发展也将成为运动产品的重要发展方向。

五 中国居家运动产品市场影响因素分析

（一）经济因素

1. 居民收入水平

居民收入水平是影响中国居家运动产品市场的重要经济因素之一。随着居民收入水平的提高，消费者的消费能力也在不断增强，对居家运动产品的需求也在不断增加。此外，居民收入水平的提高还会促进消费升级，消费者对产品的品质和功能要求也会越来越高。

2.经济发展水平

经济发展水平也是影响中国居家运动产品市场的重要因素之一。经济发展水平较高的地区，消费者的收入水平和消费能力也较高，对居家运动产品的需求也较大。此外，经济发展水平较高的地区，科技水平和创新能力也较高，为居家运动产品的创新和发展提供了有力支持。

（二）品牌忠诚度的影响因素

产品质量、口碑等因素对品牌忠诚度有着重要的影响。首先，产品质量是消费者在购买决策过程中的一个重要影响因素。优质的产品可以给消费者更好的使用体验和更高的价值感，从而增强消费者对品牌的信任和认同。消费者通常会对质量稳定、有保证的产品产生信任感，并选择持续购买该品牌的产品，形成品牌忠诚度。其次，品牌口碑也是影响品牌忠诚度的重要因素。良好的品牌口碑可以吸引更多的消费者选择该品牌的产品，并且可以提高消费者的满意度和忠诚度。品牌口碑的形成主要依赖于消费者的口口相传和社交媒体的传播。如果一个品牌的产品质量好、服务周到，消费者就会愿意向他人推荐该品牌的产品，从而形成良好的品牌口碑。

（三）社会因素

1.健康意识

健康意识是影响中国居家运动产品市场的重要社会因素之一。随着人们健康意识的不断提高，越来越多的人开始关注自己的身体健康，对居家运动产品的需求也在不断增加。此外，健康意识的提高还会促进人们对健康生活方式的追求，如合理饮食、适量运动等。

2.生活方式

生活方式也是影响中国居家运动产品市场的重要因素之一。随着人们生活方式的改变，越来越多的人开始注重家庭生活和个人健康，对居家运动产品的需求也在不断增加。此外，生活方式的改变还会促进人们对便捷性和个性化的追求，为居家运动产品的创新和发展提供机遇。

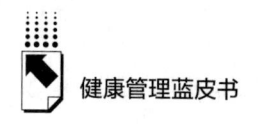

3. 人口结构

人口结构也是影响中国居家运动产品市场的重要因素之一。随着老龄化社会的到来，老年人对居家运动产品的需求也在不断增加。此外，随着生育政策的放开，儿童和青少年对居家运动产品的需求也在不断增加。

（四）技术因素

1. 科技进步

科技进步是影响中国居家运动产品市场的重要技术因素之一。随着科技的不断进步，越来越多的新技术被应用到居家运动产品中，如智能化、大数据、云计算等。这些新技术的应用为消费者提供了更加便捷、个性化的运动体验，也为企业的创新和发展提供了有力支持。

2. 创新能力

创新能力也是影响中国居家运动产品市场的重要因素之一。随着市场竞争的加剧，企业只有不断提高创新能力，推出具有竞争力的产品，才能在市场中立于不败之地。此外，创新能力的提高还会促进产品的升级换代，为消费者提供更好的产品和服务。

（五）政策因素

1. 体育产业政策

体育产业政策是影响中国居家运动产品市场的重要政策因素之一。政府出台的一系列体育产业政策，如《体育强国建设纲要》《关于促进全民健身和体育消费推动体育产业高质量发展的意见》等，为体育产业的发展提供了政策支持，也为居家运动产品市场的发展带来了机遇。

2. 消费政策

消费政策也是影响中国居家运动产品市场的重要政策因素之一。政府出台的一系列消费政策，如扩大内需、促进消费升级等，为居家运动产品市场的发展提供了政策支持。此外，政府还可以通过税收优惠、财政补贴等方式，鼓励企业加大研发投入，提高产品质量和服务水平。

六　发展趋势与对策

（一）存在的问题

1. 产品质量参差不齐

目前，中国居家运动产品市场品牌众多，产品质量参差不齐。一些小品牌为了追求利润，不惜降低产品质量，给消费者带来了安全隐患。此外，一些企业缺乏创新能力，产品同质化严重，无法满足消费者的个性化需求。

2. 售后服务不完善

居家运动产品的售后服务也是消费者关注的重点之一。目前，一些企业的售后服务不完善，消费者在购买产品后遇到问题时无法得到及时有效的解决。此外，一些企业的售后服务态度不好，给消费者带来了不良的购物体验。

3. 市场竞争激烈

随着市场的不断发展，中国居家运动产品市场的竞争也越来越激烈。一些企业为了争夺市场份额，采取了价格战等不正当竞争手段，影响了市场的健康发展。此外，一些企业缺乏品牌意识，产品知名度不高，无法在市场中脱颖而出。

4. 消费者认知不足

虽然居家运动产品的市场需求不断增加，但是消费者对居家运动产品的认知还存在不足。一些消费者不知道如何选择适合自己的运动产品，也不知道如何正确使用运动产品，这在一定程度上影响了市场的发展。

（二）对策建议

1. 加强产品质量监管

政府应加强对居家运动产品市场的监管，加大对假冒伪劣产品的打击力

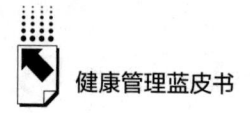

度，规范市场秩序，保障消费者的合法权益。企业应加强自身的质量管理，提高产品质量，为消费者提供安全可靠的产品。

2. 完善售后服务体系

企业应建立完善的售后服务体系，提高售后服务质量，为消费者提供及时有效的售后服务。政府应加强对企业售后服务的监管，督促企业履行售后服务承诺，提高消费者的满意度。

3. 加强品牌建设

企业应加强品牌建设，提高产品知名度和美誉度，树立良好的品牌形象。政府应加大对品牌企业的扶持力度，鼓励企业创新发展，提高产品质量和服务水平，打造具有国际竞争力的品牌。

总之，目前中国居家运动产品市场呈现多元化趋势，消费者偏好实体店购物，但社交媒体和直播带货日益流行。消费者居家运动目的多样，包括兴趣爱好、减压放松、健身塑形和增强体质。产品功能多样是影响消费者选购的重要因素，但品牌和评价同样重要。健身器材最受欢迎，智能穿戴设备紧随其后，未来趋势指向智能化、材料科技创新、时尚化和多功能化设计，以及环保和可持续发展。市场存在产品质量不一、售后服务不完善、竞争激烈和消费者认知不足等问题。建议加强质量监管、完善售后服务、加强品牌建设和消费者教育。

B.14
2024年中国家庭营养保健产品消费调查

杨娉婷　颜　磊*

摘　要： 本文通过编制《2024中国家庭营养保健品使用情况调查问卷》，对全国1041人进行调查分析，以了解我国家庭营养保健产品消费需求、消费行为、消费行为的影响因素、消费者对营养保健产品安全性及监管方面的认识及对未来的期待，为更好地服务消费者和推动行业发展提出建议。调查发现，家庭营养保健产品满足全谱系需求、适合全家营养成为新赛道，组合产品细分功能是市场需求，营养保健品购买多渠道、电商赋能、成分安全、加强功效是消费者的呼声。但家庭营养保健产品消费上还存在问题和挑战，如虚假宣传和夸大效果、产品质量和安全问题、技术研发能力不足、缺乏监管、市场乱象等问题值得关注。本文提出建议：严格媒体宣传，提高传播质量，政府加大支持和保障力度，完善体制机制，共同推动家庭营养保健产品良性有序发展。

关键词： 家庭营养　营养保健产品　消费调查

一　调查背景与目的

（一）调查背景

营养保健品，作为现代健康理念下的重要辅助产品，泛指那些能够补充人体所需营养素、调节生理功能、促进健康或具有特定保健功能的食品。涵

---

* 杨娉婷，临床医学博士，中南大学湘雅三医院健康管理中心，副主任医师，主要研究方向为慢性病健康管理；颜磊，全科医学硕士，中南大学湘雅三医院全科医学科，在读研究生。

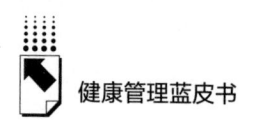

盖了维生素及矿物质补充剂、蛋白质粉、鱼油、益生菌、抗氧化剂等,旨在满足不同人群、不同健康状况下的个性化营养需求。

当前,中国家庭营养保健品的使用呈现普及化、多样化的特点。随着人们健康意识的提升和生活水平的提高,越来越多的家庭开始将营养保健品纳入日常饮食计划中,特别是对于有老人、儿童、孕妇等特殊成员的家庭而言,营养保健品的补充几乎成为标配。从城市到农村,从线上到线下,营养保健品市场遍地开花,产品种类丰富,消费者选择空间广阔。然而,在这一繁荣景象背后,也存在产品质量参差不齐、消费者认知不足、过度消费或不当使用等问题,亟须通过科学调查予以揭示和引导。

(二)调查目的

开展中国家庭营养保健品消费情况调查,首先,能够准确描绘出当前中国家庭营养保健品消费全貌,包括使用频率、偏好类型、购买渠道、消费支出等关键指标,为行业提供翔实的数据支持,助力企业精准定位市场,优化产品结构。其次,通过调查可以深入了解消费者对营养保健品的认知程度、信任度及影响其购买决策的关键因素,为提升消费者教育水平、市场透明度提供方向。最后,调查还能揭示营养保健品使用中存在的问题,为政府监管部门制定相关政策、加强市场监管提供依据,保障消费者权益。

更为重要的是,家庭作为社会的基本单元,其营养保健品的使用习惯直接关系到家庭成员的健康状况和生活质量。通过调查,可以更好地把握家庭营养保健品使用的现状与趋势,洞察消费偏好,能够提升满意度,更好地发掘市场机会并就如何推动行业发展提出建议,为构建健康中国贡献力量。

二 调查内容与方法

(一)问卷编制

1.制订初始问卷

查阅国内外家庭营养保健产品需求与消费有关的文献和调查报告,通过与营养相关专业和保健产品销售工作的工作者及各个年龄段的消费者的沟通，成立调查小组。并结合调查小组讨论、头脑风暴法等制订最初问卷，初步拟定为32个条目。

2. 德尔菲专家函询法

（1）编制函询问卷

采用Likert5级评分对问卷条目进行重要性评分，"非常重要"计5分，"重要"计4分，"一般"计3分，"不太重要"计2分，"根本不重要"计1分，并设有建议栏[1]。对回收的问卷进行整理统计分析。同时根据专家的修改意见进行条目的删减和调整。

（2）专家入选标准

从事营养专业、临床医疗、健康管理和保健品营销相关专业的工作，具有本科及以上学历，中级及以上职称，工作年限≥10年。联系专家获得同意后，说明函询要求，将函询问卷以问卷星的形式通过即时通工具发送。

（3）形成调查问卷

通过一轮的专家函询，充分收集并采纳10位专家对原始问卷条目的意见，通过查询相关书籍文献、调查组讨论等方式，对问卷条目进行了修改、删减，最终形成了28个条目的《2024中国家庭营养保健品使用情况调查问卷》。

（二）调查对象

2024年10月1~15日，采取任意抽样的方式，以问卷星生成二维码调查方法，被调查者可以随时随地使用随身携带的移动终端设备扫码参与调查，并可断点续答。

1. 纳入排除标准

纳入愿意参加本项调查的、能够使用移动终端的被调查者。剔除答案明显呈规律性作答者。

---

[1] 罗伯特·F. 德威利斯：《量表编制：理论与应用》，重庆大学出版社，2010。

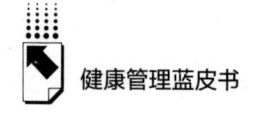

2. 样本量估算

根据自行设计的调查问卷含有条目数进行计算，样本量一般为问卷含有条目数的 10~20 倍，此问卷共含有 28 个条目，考虑到在调查过程中会存在无效问卷，故将样本量再增加 5%，最后计算出样本量为至少 300 份。此次调查共发放问卷 1437 份，回收 1041 份，有效问卷 1041 份，问卷的有效回收率为 72.44%。

（三）质量控制

1. 调查设计阶段

在查阅大量相关文献、调查报告后，经过专家函询、成立调查小组、小组讨论等编制问卷条目。

2. 调查阶段

所有被调查者均在知情同意后进行问卷填写，若出现理解障碍则由调查组进行讲解及沟通。利用问卷星对题目进行设定，防止漏填的情况。

3. 数据的整理及分析

使用问卷星系统，自动收集数据，确保数据无误。

（四）统计学方法

通过问卷星直接导出数据，用 SPSS 23.0 进行数据分析，主要采用描述性统计、两独立样本 t 检验。计数资料采用频数、百分比（%）进行统计描述；计量资料采用均数±标准差（$\bar{X}±S$）进行统计描述。

三 调查结果

（一）基本情况

本次调查共 1041 人，其中男性 534 人，占比 51.30%；女性 507 人，占比 48.70%。被调查者中 19~45 岁年龄段占比最高，达到 40.06%，显示出这一群体对相关话题的关注度较高。其次是46~65岁年龄段，占比30.16%，这可能意味着中年及以上人群对该主题也有一定的兴趣。18岁及以下和65岁以上的群体占比较小，分别为10.18%和19.6%，这表明年轻人对该话题关注度相对较低，而老年人占比低可能是因为对使用智能终端填写问卷这一形式接受度不高，受访者较少。

从居住地来看，居住在一线城市的比例最高，达52.55%，显示出一线城市在样本中的主导地位。二线城市的比例为27.28%，相对较高，但与一线城市相比，差距明显。三线及以下城市和乡镇（农村）的比例较低，分别为14.41%和5.76%，表明这些地区的受访者相对较少。从这些数据可以看出，受访者主要集中在经济较为发达的一线和二线城市。这种分布可能是因为经济发展到一定程度，人们更关心自己或家人的健康。职业状态方面，呈现明显的分布层次结构。上班族占比最高，达到43.71%，显示出大多数受访者为全职工作者。其次，自由职业者和退休人员的比例分别为17.48%和19.5%，这表明受访者中有相对稳定的自由职业和退休群体。学生和其他职业状态的比例较低，分别为10.18%和9.13%。这与目前的社会职业分布情况大致相同。家庭人口结构方面，44.76%的家庭为3~4人，显示出这一家庭规模是最常见的。32.56%的家庭为5人及以上，反映了目前三代同堂的状况。22.67%的家庭为1~2人，虽然比例相对较低，但仍有一定的代表性。IP地址显示，被调查者来自广东、山东、河南、黑龙江、湖南、福建、湖北、江苏、浙江、河北、安徽、江西、四川、陕西、广西等26个省（区、市）。

（二）家庭营养保健产品消费需求与消费行为

绝大多数被调查者（99.42%）表示他们购买过营养保健品，仅有0.58%的被调查者没有购买过。这表明营养保健品在受访者中具有很高的普及率。在家中常用的营养保健品类型中，益生菌/膳食纤维和鱼油/欧米伽-3的使用比例最高，分别为76.18%和69.26%，显示出消费者对肠道健康和心脑血管健康的重视。抗衰老产品的使用比例也相对较高，达到47.74%，表明人们对抗衰老的关注逐渐增加。维生素及矿物质补充剂和免疫调节产品的使用比例相对较低，分别为32.56%和36.79%，可能反映出消费者对这些产品的认知或需求不足。蛋白质粉/增肌粉的使用比例最低，仅为16.71%，这可能与目标消费群体的不同有关。对于使用营养保健品的主要目的，"美容养颜""改善睡眠"和"补充特定营养素"占比是排前三位的，其中"特定成员对营养保健品有需求"占31.70%，提示了家庭消费的特殊需求（见图1）。

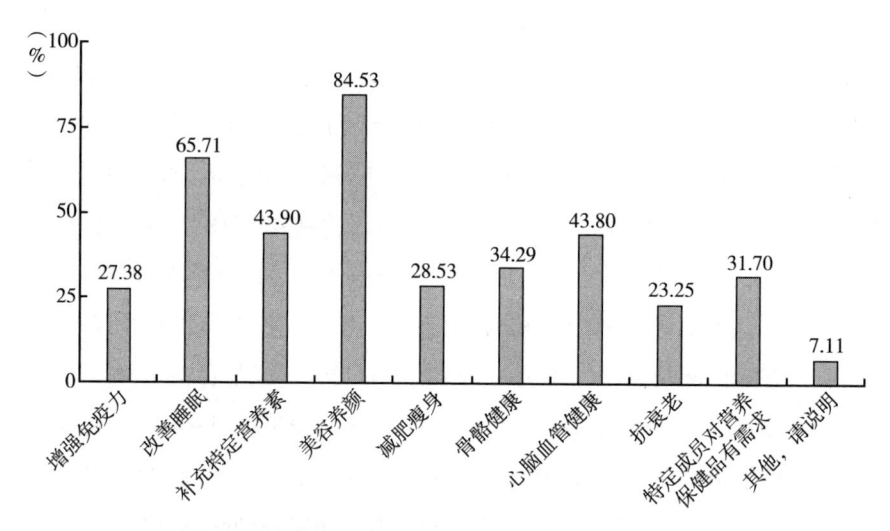

图1 家庭使用营养保健品的主要目的占比情况

大部分被调查者购买保健品频率较低，"平均半年一次"和"平均每年一次"的比例合计达到59.36%。这表明被调查者在营养保健品的购买上并不频繁，可能与产品价格、认知度或消费习惯有关。而在营养保健品的花费分布上呈现明显的层次性。花费"201~500元"的消费群体占比30.55%，其次是"1000元以上"，占比20.94%，显示出部分被调查者愿意在高端产品上投入较多资金。花费"50~200元"的比例仅为9.13%。67.92%的被调查者购买营养保健品的主要对象为自己，其次是父母及其他老年家庭成员，比例为56.48%。为儿童和孕妇购买的比例分别为56.39%和38.71%。送给亲戚朋友或领导同事的比例为49.38%，显示出社交因素在购买决策中的影响。绝大多数被调查者（89.82%）选择在实体药店购买营养保健品，显示出实体店仍然是主要的购买渠道。超市/便利店的选择比例为60.71%，也表明了线下购物的普遍性。相比之下，网上商城和直销/代购的选择比例较低，分别为36.41%和40.54%。

（三）家庭营养保健产品消费影响因素

从数据可以看出，63.5%的被调查者表示没有固定的营养保健品品牌偏好，而36.5%的受访者则有明确的品牌偏好。这表明大多数消费者在选择营养保健品时并不受限于特定品牌，那么选择营养保健品时，什么是消费者最看重的因素？调查发现消费者最看重的因素为品牌信誉（90.01%）和医生/专家推荐（88.47%），这表明消费者对产品品牌的信任度和专业意见的重视程度较高。其次是成分天然（83.48%）和用户评价（70.8%），显示出消费者关注产品的成分和其他用户的使用体验。产品效果（53.31%）和价格实惠（43.32%）也是选择的重要因素。并且39.19%的被调查者不愿意为高品质的营养保健品支付更高价格，41.21%的被调查者选择"看情况而定"，愿意支付更高价格的被调查者仅占19.6%，这表明市场中愿意为高品质产品支付溢价的消费者比例较低。

分析消费者通过何种渠道获取营养保健品信息的比例，可以看出"医生/营养师推荐"和"网络搜索"是最主要的信息来源，分别占74.64%和74.26%。这表明消费者在选择营养保健品时更加信赖专业人士的建议和互联网的便捷信息。其次，"社交媒体"也占据了较高的比例（63.69%），说明社交平台在信息传播方面的影响力不容忽视。而"亲朋好友推荐"以50.05%的比例紧随其后，显示出人际关系在决策过程中的重要性。相对而言，"电视广告"（21.33%）和"其他渠道"（7.20%）的选择比例较低，说明传统广告形式和未明确的其他渠道对消费者的影响有限（见图2）。

在对营养保健品的剂型选择上，粉剂以95.2%的比例成为最受欢迎的选择，显示出消费者对这一剂型的强烈偏好。其次，片剂和液体形式的选择比例相对较高，分别为35.64%和33.33%。胶囊和软糖/口嚼片的受欢迎程

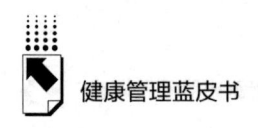

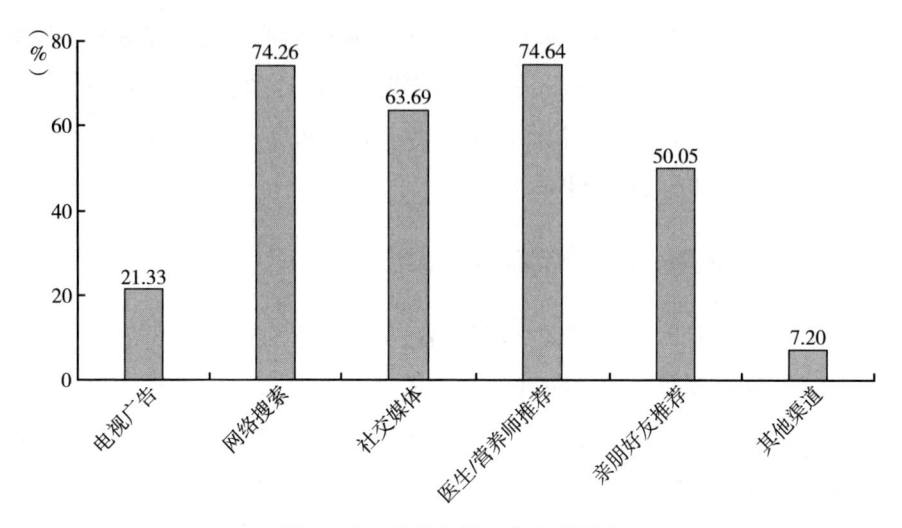

图2 获取营养保健品信息的渠道

（电视广告 21.33；网络搜索 74.26；社交媒体 63.69；医生/营养师推荐 74.64；亲朋好友推荐 50.05；其他渠道 7.20）

度较低，分别为20.37%和27.67%。从数据可以看出，粉剂的高选择比例可能与其便于调配和吸收的特性有关。

被调查者对营养保健品效果的反馈为，39.58%的被调查者认为效果不明显，25.36%的被调查者认为效果明显或有效，16.04%的被调查者认为"反而有副作用"。可以看出绝大多数用户对营养保健品的效果持非正面态度。

（四）消费者对家庭营养保健产品安全性及监管的认知

当被问及对目前使用的营养保健品的所有成分及功效了解情况时，只有8.26%的被调查者表示"非常了解"他们使用的营养保健品的成分及功效，29.2%的人"了解一些"，而有62.54%的被调查者表示对成分了解不足（"不太了解"和"完全不了解"）。这表明大多数消费者对所使用产品的成分及功效缺乏足够的了解，这可能会影响他们的消费信心和使用效果。

当对比"进口"营养保健品和"国产"的有效性和安全性时，较多的被调查者对进口营养保健品的有效性和安全性持保留态度，不认为进口产品好于国产的，而选择"不确定"选项的比例更高，达到47.17%。这表明被调查者对国产产品的信任度相对较高，或者对进口产品的认知和了解不足。只有15.37%的被调查者认为进口产品更有效或更安全，说明市场对进口产品的认可度较低。

当被问及"是否担心营养保健品中可能含有非法添加物"时，绝大多数被调查者对营养保健品中可能含有非法添加物的担忧程度较低。具体来看，48.22%的被调查者表示"不太担心"，46.30%的被调查者表示"有些担心"，仅有2.59%和2.88%的被调查者表示"非常担心"和"完全不担心"。这表明大部分人对营养保健品的安全性持谨慎态度，但并未表现出强烈的担忧。

同时，对于营养保健品包装材料环保性的考虑，"总是考虑"与"经常考虑"被调查者的比例合计仅为34.96%，但"偶尔考虑"与"很少考虑"的比例合计达到了52.35%。这表明大部分消费者在某种程度上对环保性有所关注，但并不是非常坚定。具体来看，"很少考虑"选项的比例最高，达到27.57%，这可能反映出在实际购买时，环保性并非消费者首要考虑因素，消费者可能更倾向于其他因素，如价格、品牌或产品效果。

对于国家对营养保健品监管政策的了解程度，只有29.11%的被调查者表示"非常了解"，32.28%的被调查者表示"了解一些"，而有高达33.43%的被调查者表示"不太了解"，以及5.19%的被调查者表示"完全不了解"。这表明大部分被调查者对相关政策的了解程度较低，"不太了解"和"完全不了解"的比例合计超过38%。

（五）消费者未来购买家庭营养保健产品的决定因素及期待

当被问及"未来一年内，计划购买哪些类型的营养保健品？"时，绝大多数被调查者（92.32%）计划尝试新类型的营养保健品，显示出对新产品的强烈兴趣。同时，86.17%的人表示会增加购买量，表明市场潜力巨大。相对而言，选择"同当前使用类型"的比例较低（28.34%），显示出消费者更倾向于探索新产品而非继续使用现有产品。"减少购买量"的比例（24.11%）和"不确定"的比例（45.24%）则反映出一部分消费者对未来购买行为的犹豫和不确定性，可能是由于市场信息不足或对产品效果的疑虑。

会影响被调查者未来购买营养保健品的主要因素依次为"新产品上市"（88.86%）、"健康状况变化"（80.31%）和"品牌活动/促销"（70.70%）。这表明消费者对新产品和健康状况的敏感性较高，且品牌促销活动具有显著影响力。在次要因素中，"价格变动"占比25.17%，说明消费者对价格的关注度相对较低，可能是因为他们更看重产品的效果和品牌的信誉（见图3）。

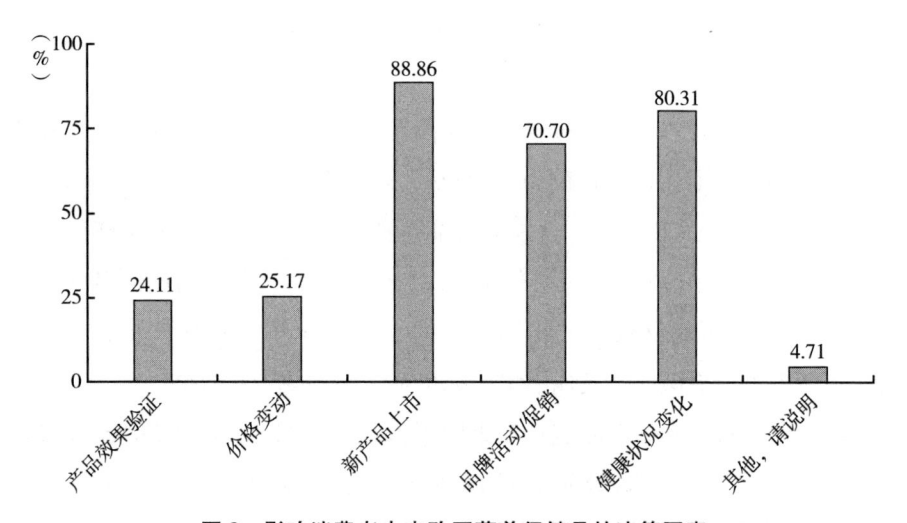

图3　影响消费者未来购买营养保健品的决策因素

当被问及"对未来营养保健品的发展趋势有何期待"时，65.71%的被调查者希望功效验证更加科学严谨，表明消费者对营养保健品的科学性和有效性有着强烈的关注，期望企业能够提供更多的科学依据来证明产品的功效。54.08%的被调查者希望成分更加透明安全，可见透明性和安全性是消费者选择产品时的重要考虑因素。

43.52%的被调查者希望价格更加亲民，虽然价格也是一个重要因素，但相比于科学验证和成分透明，消费者更看重产品的安全性和有效性。更多个性化定制产品（29.59%）和加强市场监管、减少虚假宣传的需求（32.66%）也有一定的占比。

对于是否愿意尝试新兴技术（如基因检测指导的营养补充）来优化对营养保健品的选择，被调查者的态度呈现明显的分层。31.12%的被调查者表示"非常愿意"尝试新技术，42.36%的被调查者表示"可以考虑"，而"完全不愿意"的比例仅为1.73%。整体来看，73.48%的被调查者对新兴技术持积极态度（"非常愿意"和"可以考虑"），这表明市场对新技术的接受度较高。

四 结果分析、问题及建议

（一）调查结果分析

1. 满足全谱系需求，全家营养成新赛道

"健康中国行动"正引领一场从"疾病为核心"到"健康为主导"的深刻转型，其焦点从"治疗已病"向"预防未病"迁移，坚定不移地推行预防为主的原则，致力于让健康知识、行为及技能成为全民共有的基本素养与技能。"中国营养保健产品市场"呈现蓬勃发展的态势，其背后的核心推动力包括城市化步伐的加速、民众生活质量的飞跃，以及老龄化社会背景下各年龄段慢性病管理需求的显著增长。特别是新冠疫情发生后，该市场快速发展与规模扩张，吸引了更多中青年群体成为保健品消费的主力军。

在这一趋势中，年轻消费者逐渐将养生融入日常生活，而银发群体则更加聚焦于健康风险的管控，中年人群亦日益重视疾病的预防与营养调节，健康已成为每个家庭成员不可或缺的"基本需求"。鉴于此，全年龄段保健已成为营养保健品行业必须精耕细作的新领域，它要求从0岁起覆盖整个生命周期，构建全面的家庭营养体系。这一体系的形成，不仅与人们日益增强的健康意识紧密相连，也深刻反映了人们对高品质生活的追求。

2. 按细分功能，组合产品，适应市场需求

在当今这个快节奏、高压力的社会环境中，人们面临着前所未有的健康

挑战。从肠道健康、心脑血管维护到抗衰老管理，再到基础的维生素及矿物质补充和免疫力提升，健康需求贯穿了所有年龄层，成为现代人共同关注的焦点。不同年龄群体对于健康的需求各有侧重，呈现鲜明的个性化特征。对于老年群体，身体机能的逐渐衰退促使他们更加注重营养补给与疾病管理，选择保健品时，往往青睐那些能辅助治疗慢性病、增强身体免疫力的产品，旨在晚年保持更佳的健康状态。而中青年群体，在工作与生活的双重压力下，常因熬夜、作息不规律而陷入亚健康状态，因此，他们更倾向于选购能够缓解疲劳、改善不良生活习惯所致健康问题的保健品，如提神醒脑、助眠增力的产品，以应对快节奏生活的挑战。

女性群体对健康的需求同样别具一格，她们聚焦于抗衰老、美容养颜及营养补充，期望通过保健品延缓衰老，保持肌肤的青春光彩，并补充日常饮食中可能缺失的营养，以维持身体的健康与活力。儿童，正处于生长发育的黄金期，对营养的需求尤为迫切，因此，富含钙、铁、锌等矿物质及维生素的生长发育类营养品成为他们的优选，旨在促进骨骼强健、智力发展和免疫力提升。

随着消费者健康意识的觉醒，保健品的功能日益细分化、专业化。人们不再满足于单一产品，而是根据自身需求，科学选择产品组合。这一趋势推动了保健品市场的不断革新与发展，产品更加多元、个性化。为满足消费者日益增长的专业与个性化需求，复合功效的营养品应运而生，它们不仅具备单一保健品的功效，还能同时满足免疫提升、消化健康、机能修复等多重健康需求，丰富了市场产品线，为消费者提供了更为全面、便捷的健康解决方案。

在这样的市场环境下，保健品行业将继续精耕细作，不断创新产品和技术，以更好地满足消费者的健康需求，推动行业持续健康发展。

3. 电商赋能营养保健，多渠道提升便捷度

受传统观念影响，许多消费者仍倾向于将营养保健品视作药品的替代品，因此，在销售渠道上，他们更加信赖直销、药店或医院等线下渠道，这些渠道因其专业性和权威性而备受青睐。然而，随着时代的进步和消费者需

求的变化，全人群对消费便利体验和价格透明机制的需求日益凸显。为了满足这一需求，越来越多的营养保健品品牌开始加速布局电商渠道，以期在激烈的市场竞争中占据一席之地。电商渠道凭借其品类选择多样、方便快捷以及优惠价格等诸多优势，正逐渐成为营养保健品销售的重要力量。相较于传统线下渠道，电商渠道不仅提供了更为丰富的产品选择，还通过高效的物流体系实现了商品的快速送达，极大地提升了消费者的购物体验。同时，电商平台的价格透明机制也让消费者能够更加清晰地了解产品价格，从而做出更为明智的购买决策[1]。

目前，营养保健产品的销售渠道主要包括直销、超市、药房和电商渠道四种模式。然而，随着市场环境的不断变化，各渠道的发展态势也呈现明显的差异。截至2023年末，电商与药店两大销售渠道持续展现正增长态势，相比之下，直销与商超的市场份额则呈现逐步缩减的趋势。这一动态不仅映射出消费者购物偏好的深刻变迁，更预示着营养保健品销售领域即将迎来新趋势与格局。

4. 品牌引领选择，安全奠定信心

影响家庭营养保健产品消费决策的因素纷繁复杂，其中品牌效应、安全保障以及信息来源的可靠性是核心考量点。品牌，作为消费者选择过程中的显著导向标，其重要性不言而喻。在营养保健产品这一细分领域，知名品牌不仅是高品质与优良口碑的代名词，更是消费者心中的信赖之选。人们往往追随医生或行业专家的推荐，倾向于那些广受市场认可的品牌，因为这些品牌旗下的产品在质量控制、功效显现及安全保障方面均展现出更高的可靠性，从而有效降低了消费者的选择难度，加速了购买决策的进程。安全性，是消费者在购买营养保健产品时最为关切的核心要素之一。面对琳琅满目的商品，消费者会细致入微地查看产品的成分列表、生产日期、保质期等关键信息，以确保所选产品安全无虞，不会对身体造成任何伤害。同时，他们还会格外留意产品是否已通过权威认证机构的严格检

---

[1] 伦旭：《保健品消费中老年群体的"真实"建构》，中南民族大学硕士学位论文，2022。

测，并密切关注是否有关于产品不良反应的报道，以此作为判断产品安全性的重要依据，进而做出更加审慎、明智的购买决定。此外，信息来源的可靠性同样对家庭营养保健产品的消费决策产生着深远影响。在信息爆炸的当下，消费者获取产品信息的途径多元且广泛，从电视广告、网络媒体到亲朋好友的口碑相传，不一而足。然而，这些信息的真实性与准确性却直接关乎消费者的购买意愿。因此，消费者在选择产品时，必须对各种信息来源进行仔细甄别，以确保所获取的信息真实可靠，从而为自己的购买决策提供有力支持①。

5. 功效是基础，创新谋发展，严管塑信任

消费者未来在购买家庭营养保健产品时的决策因素及期待，将更加聚焦于产品功效的实证性与创新性。在产品功效层面，消费者将展现出更为理性与挑剔的态度。他们不仅追求营养保健产品能够直接带来的健康益处，如增强免疫力、改善睡眠质量等，而且期望这些效果能够得到科学研究和临床数据的坚实支撑，以确保他们的每一分投入都能换取实实在在的健康回报。这种对功效实证性的追求，反映了消费者对健康投资回报的高度重视。与此同时，创新已成为驱动消费者选择营养保健产品的另一大核心要素。随着科技的不断进步，消费者热切期盼看到更多融合了现代生物科技、精准营养学等前沿技术的创新产品。这些产品不仅能够提供个性化的营养解决方案，满足不同家庭成员的特定健康需求，还能通过智能监测与反馈机制，实现健康管理的精准化与高效化。此外，加强监管也是消费者极为关注的一个重要方面。在营养保健市场日益扩大、产品种类日益丰富的背景下，消费者迫切希望政府与行业能够采取更为严格的监管措施。从原料的来源与质量控制，到生产过程的规范与管理，再到产品标签的准确性与透明度，每一步都应遵循严格的标准，并实现信息的全面披露。这样不仅能够有效保障消费者的合法权益，避免市场乱象的发生，还能让消费者在享受营养保健产品带来的益处时，更加安心、放心。

---

① 朱美乔：《释放消费潜力保健品行业迎发展蓝海》，《中国食品报》2023年5月24日。

（二）存在的问题

1. 虚假宣传和夸大效果

健康意识的提升推动了营养保健品市场的快速发展，但这一繁荣景象背后，却隐藏着令人忧虑的现象——虚假宣传和夸大效果。不少商家深谙消费者对健康的渴求，于是，一系列不实的宣传手段应运而生。他们或是肆意夸大产品的实际功效，将普通保健品描绘成具有神奇疗效的"灵丹妙药"；或是虚构科学数据，以看似权威的研究结果作为背书，误导消费者；更有甚者，利用名人的影响力进行不实宣传，让消费者在盲目崇拜中做出购买决定。这些虚假宣传和夸大效果的行为，无疑是对消费者信任的严重侵蚀。消费者在这些夸大其词的宣传下，往往对产品抱有过高的期望，期待着它们能够迅速改善健康状况，解决各种健康难题。然而，当产品的实际效果与宣传内容大相径庭时，消费者不仅会感到深深的失望和沮丧，更可能对整个营养保健产品市场产生怀疑，甚至对整个行业失去信心。

2. 产品质量和安全问题

部分营养保健产品在生产过程中存在一系列不容忽视的问题，如生产流程控制不够严格、原料来源模糊不清或原料品质低劣等，这些问题会从根本上削弱产品的安全性保障。更为严重的是，一些产品竟然含有对人体有害的物质或是过量添加了不必要的添加剂，消费者在不知情的情况下长期摄入，无疑会对身体健康构成潜在的、长远的威胁。此外，某些营养保健产品为了追求快速见效的虚假宣传效果，不惜铤而走险，违规添加未经国家相关部门批准的成分，或是肆意超量使用某些特定成分。这些违规操作不仅公然违反了国家关于营养保健产品的法律法规，严重扰乱了市场秩序，更是对消费者知情权和选择权的粗暴剥夺。更令人担忧的是，由于每个人的体质存在差异，这些违规添加的成分很可能在特定人群中引发不良反应，损害了消费者健康。

3. 技术研发能力不足

在我国的营养保健品行业中，虽然近年来技术研发领域取得了一系列积极的进展，但当我们将目光投向国际先进水平时，不难发现，我国在营养保健产品的技术创新、高效配方研发等核心环节上，依旧存在较为显著的差距。这一现状像一道无形的屏障，限制了我国新产品开发步伐的加速和市场竞争力的大幅提升，也使得我国难以满足广大消费者对于高品质、个性化营养保健产品的迫切需求。具体而言，这种技术上的不足，导致了我国在营养保健品领域的创新力度不足，新产品的推出往往缺乏足够的亮点和吸引力，难以在激烈的市场竞争中脱颖而出。同时，在配方研发方面，由于技术和经验的欠缺，我们难以快速响应消费者日益多样化的健康需求，无法实现产品的精准定位和差异化竞争。这一系列的问题，不仅减缓了我国营养保健品行业整体的产品升级和迭代速度，更在一定程度上制约了行业的长远发展和国际竞争力的提升。

4. 缺乏市场监管

由于监管体系尚存在不完善之处，加之执法力度未能达到应有的强度，这为部分不法商家提供了可乘之机，使他们能够逍遥法外，继续肆无忌惮地从事各类违法违规行为，严重损害了市场的公平秩序和消费者的合法权益。因此，加强市场监管的紧迫性日益凸显，建立健全一套科学、严密且可操作性强的相关法律法规体系，已成为保障消费者权益不受侵害、促进营养保健产品市场良性发展的当务之急。此外，还需大幅提升违法成本，让违法者付出沉重的代价，以此形成强大的震慑效应，遏制违法违规行为的发生。与此同时，保健品消费市场正面临着前所未有的混乱局面，诈骗手段花样百出，各类保健品"陷阱"报道屡见不鲜，这不仅严重扰乱了市场秩序，更在消费者心中投下了阴影，导致他们普遍缺乏消费安全感，对保健品市场的信任度大打折扣。这种负面的心理影响，不仅阻碍了市场的正常发展，更在无形中加剧了消费者与商家之间的信任危机，对整个行业的长远健康发展构成了严峻挑战。

（三）建议

1. 严格媒体宣传，提高传播质量

在信息化社会的广阔舞台上，媒体报道作为人们获取外界信息最为高效和便捷的渠道之一，在营养保健品消费领域的信息传播中占据了举足轻重的地位。与此同时，抖音、微博、小红书等热门社交媒体平台及各类 App 也成为保健品信息传播的重要阵地。然而，由于广大公众在专业知识领域的信息辨识能力相对有限，他们往往容易陷入虚假宣传和不实报道精心编织的"网络迷阵"之中。

针对保健品领域虚假宣传这一顽疾，社会媒体在传递相关信息时应当承担起应有的社会责任，坚持把信息的真实性和可靠性放在首位，积极发挥信息筛选和过滤功能，及时有效地剔除市场上的虚假诈骗信息，防止不实的保健品宣传信息误导广大消费者。同时，各网络平台也应切实加大网络信息审核力度，建立健全网络信息审核及网络管理监督体制机制，对网络平台上的虚假信息保持零容忍态度，严格依法依规进行打击，确保各项惩罚机制落到实处，共同营造一个清朗、健康、安全的保健品信息传播环境[①]。

2. 企业自觉，保证产品质量

企业作为社会的基石与经济发展的中流砥柱，应当积极主动地肩负起相应的社会责任，将产品质量视为企业的生命线，严格把控，不容有丝毫懈怠。然而，遗憾的是，当前有部分企业，为了追求经济利益，竟置他人的财产乃至生命安全于不顾，这种行为不仅违背了商业伦理，更是对法律的公然藐视，理应受到法律的严惩和社会的谴责。

针对营养与保健品消费市场中存在的生产并销售有害或虚假保健品这一严重问题，企业应当铭记初心，秉持诚信经营的原则，将这一理念深深植根于企业的每一个细胞之中，从研发、设计、采购、生产、测试、销售到售后，每一个涉及消费者安全保障的环节，都要做到精益求精、一丝不苟。在保健品的生产及销售过程中，企业应当建立健全质量监管体系，确保每一个环节都符合国家标准和法律法规的要求，同时，提供优质的售后服务，及时响应消费者的需求和反馈，切实维护大众的身体健康权益。

此外，保健品企业之间应当秉持良性竞争的原则，通过技术创新、品质

---

① 梁艳：《多地开展保健品专项整治工作》，《知识经济》2020 年第 14 期。

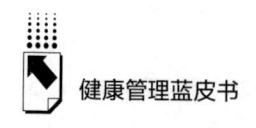

提升和服务优化等手段，实现互利共赢，共同推动行业健康发展。只有这样，才能构建一个公平、透明、有序的市场环境，让消费者在享受高品质保健品的同时，也能感受到企业的真诚与责任。

3. 政府加大支持力度

政府应当充分发挥其引导和支持作用，加大对营养保健产品技术研发领域的投入力度，通过设立专项基金，为企业的研发活动注入强劲的资金动力，同时也为高校和科研机构提供必要的经费保障，激励他们积极投身于营养保健产品的科研创新之中，共同攻克关键技术难题，突破行业发展的瓶颈。

为了更有效地促进科技成果的转化和应用，政府应当积极推动建立产学研用协同创新平台，加强企业、高校、科研机构以及终端用户之间的紧密合作与互动交流，形成资源共享、优势互补、互利共赢的协同创新机制，加速科技成果从实验室走向市场的进程，让科技创新成果真正惠及广大消费者。

此外，政府还应当高度重视人才培养和引进工作，通过制定和实施一系列优惠政策和激励措施，吸引和培养一批具有国际视野、创新能力和实践经验的高端人才，为营养保健产品行业提供源源不断的技术创新动力，推动整个行业的技术水平和服务质量实现质的飞跃。通过实施这些举措，政府将有力地推动营养保健产品行业健康快速发展，为消费者提供更加安全、有效、高品质的健康产品。

4. 加强政府保障，完善体制机制

当前保健品市场所面临的诸多矛盾与问题，其根源主要在于监管力度薄弱、保健品知识普及程度低以及保健品领域违法犯罪的成本低。针对保健品市场及其行业发展中监管缺失的严峻现状，政府监管部门亟须加大监管力度，实施更为严格的监督措施，定期对保健品行业的企业进行全面检查与整改，确保每一项经营活动都符合法律法规的要求。

针对保健品市场制度法规落实不力的状况，应由司法部门发挥引领作用，协同各部门共同完善保健品消费领域的法律法规体系，填补现有制度中的空白，建立健全保健品及消费者双方的权益保障体系，从根本上规范保健品消费市场的秩序，营造公平、公正的市场环境。

针对市场执法力度不足的问题，各执法部门必须严格履行职责，加大执法力度，对保健品市场中的违法犯罪行为予以严厉打击，全面整治市场乱象，确保每一项执法行动都能产生实效，切实维护消费者的合法权益。

此外，政府还应提高保健品市场的准入门槛，制定更为具体、严格的标准和要求，从源头上把控产品质量。同时，加强对产品的质量安全监测，确保每一款营养保健品都能达到安全、有效的标准，做好消费问题的防范与应对工作，为消费者提供一个安全、可靠的保健品市场环境[①]。

[①] 刘兰婷：《城市老年人保健品消费的心理特征研究》，南京邮电大学硕士学位论文，2022。

产品与技术篇

B.15
2024年家庭心理健康创新服务案例

赵金萍　杜秀峰　王肃杰　段海水*

摘　要： 近年来心理健康行业经历了显著的发展与变革。心理健康领域不断引入新技术和新方法，如AI技术在心理咨询领域的应用、可穿戴设备在居家监测中的应用以及基于大数据的心理健康评估系统的开发，都极大地提升了心理健康服务的效率和质量，并使心理健康的家庭服务成为可能。通过抖音、小红书等短视频平台，心理健康教育和宣传取得显著成效，公众对心理健康问题的认知和理解得到了提升，心理健康服务从医院、社会机构已经开始走进家庭。

关键词： 心理健康　家庭服务　可穿戴设备　物联网　AI诊断

---

* 赵金萍，神经心理学博士，中关村新智源健康管理研究院副研究员，研究方向为睡眠心理的脑机制；杜秀峰，飞思迈科（北京）科技有限公司技术总监，研究方向为大健康产业发展；王肃杰，浙江大学生物学工程专业博士，浙江省"尖兵领雁+X"科技计划项目课题负责人，研究方向为可穿戴设备在健康领域的应用；段海水，重庆大学附属三峡医院心身睡眠科主任，研究方向为数字化正念疗法的应用。

近年来心理健康行业经历了显著的发展与变革。随着社会对心理健康问题重视程度的提高，越来越多的人开始主动寻求心理健康服务。同时，国家也加大了对心理健康行业的支持力度，推动了行业的快速发展。随着专业技术的发展，心理健康服务从医院、社会机构已经开始走进家庭。

一 心理健康行业发展概述

（一）政策法规的完善

近年来，心理健康和精神卫生相关的政策体系及法律法规逐步完善。国家对心理学相关问题越来越重视，制定、颁布了一系列政策法规，以普及健康生活、优化健康服务、建设健康环境，并加强社会心理服务体系建设。这些政策从宏观指导逐步细化为平台与机构的建设、技术手段的应用以及相关规范等，为心理健康产业的发展提供了有力的支持和保障。

（二）行业市场规模的扩大

随着社会对心理健康问题的日益重视，心理健康服务的需求持续增长，推动了行业市场规模的不断扩大。相关市场研究报告显示，从2016年到2022年，全球心理健康行业市场规模经历了稳步增长。在中国，截至2022年，心理健康行业市场规模已达到638.1亿元，且预计未来几年将持续保持增长态势[1]。这一增长趋势反映出社会对心理健康服务的迫切需求。

（三）服务模式的创新

数字化、智能化工具的引入提高了心理健康服务的便捷性和效率。线上心理健康平台如雨后春笋般涌现，打破了地域限制，为更多人提供便捷的心理咨询服务。未来，线上线下融合的服务模式将成为主流趋势。此外，心理

---

[1] 华经产业研究院：《2024~2030年中国心理咨询行业市场发展监测及投资潜力预测报告》，2024。

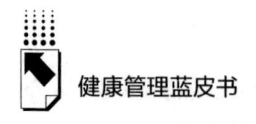

健康服务行业正在逐渐采用新一代信息技术和物联网可穿戴设备等来提供服务，如通过大数据分析进行用户画像和需求分析，用可穿戴设备进行精神压力、睡眠质量等监测，借助人工智能进行辅助诊断和干预等。

（四）公众认知度的提升

中国大众对心理健康的认知度正在逐渐提高，越来越多的人开始认识到心理健康的重要性，并主动寻求帮助和支持。人们开始注重自身的情绪变化，了解自己的心理健康状况，并采取积极的措施进行调整。这一变化推动了心理健康服务的普及和发展。

二 新一代信息技术在心理健康领域得到广泛应用

（一）可穿戴设备在心理健康监测中的应用

可穿戴设备是指直接佩戴在人体上的电子设备，用于捕捉或跟踪与心理健康相关的生物特征信息。这些设备能够实时采集并检测脑电、心电、皮温、血氧饱和度、皮肤电、肌电等参数，以促进心理健康管理。随着人工智能技术的发展，可穿戴设备的数据分析变得更加自动、高效。通过蓝牙等传输媒介与数据处理系统交互，监测数据能够被实时传输至数据中心进行处理，并快速反馈至用户。在监测心理健康方面，可穿戴设备发挥着关键作用，主要涉及对生理指标和行为指标的监测。

1. 生理指标监测

（1）心率变异性的监测。心率变异性（HRV）是指心跳之间的时间间隔差异，通常用于评估自主神经系统的活动。目前常采用的是附有LED光学心率传感器的腕带式设备。但由于手腕位置相对远离心脏，所以可能存在记录心跳变化时的延迟，若手腕监测器未与皮肤充分接触或位置不正确，也可能影响读数的准确性。在家庭心理健康场景中，心率变异性可以作为一个有效的指标，用于监测和评估家庭成员的心理健康状况。

通过心率变异性的数据分析对不同阶段的女性进行定期心理健康筛查，有助于预防其由生活压力造成的心理压力。女性在家庭中往往扮演着多重角色，承受着来自工作、家庭和社会的压力，因此心理健康问题尤为突出。心率变异性分析能够及时发现并评估这些压力对女性心理健康的影响，从而采取相应的干预措施。

心率变异性也与儿童的心理健康问题密切相关。儿童时期的心理健康问题如果得不到妥善处理，可能会持续到成年，并对成人期的生活质量产生不良影响。心率变异性的数据分析可以用于筛查儿童的焦虑、抑郁、注意力不集中等心理健康问题，帮助家长和医生及时发现并采取干预措施，为儿童的健康成长提供有力保障。

（2）皮肤电活动的监测。皮肤电活动（GSR）是反映人交感神经兴奋性变化的最有效、最敏感的生理参数，是测量情绪反应的常用指标。在家庭心理健康领域，通过可穿戴设备监测皮肤电活动，可以实时、无创地获知家庭成员的情绪状态。这种监测方式具有高度的敏感性和准确性，能够捕捉到微小的情绪变化，甚至在使用者未意识到情绪波动时就能发出警报。

皮肤电活动的监测有助于评估家庭成员的心理健康状态。长期连续的皮肤电活动监测可以揭示情绪变化的模式，帮助家庭成员和医生识别潜在的心理问题。例如，焦虑、抑郁等情感障碍往往伴随着皮肤电活动的异常变化，通过监测这些变化，可以及早发现并采取干预措施。

皮肤电活动的监测还可以为情感障碍者提供情绪监控。对于焦虑、狂躁型抑郁等情感障碍者，皮肤电活动的实时监测可以帮助他们更好地了解自己的情绪状态，发现对情绪造成影响的问题和状况，并及时采取应对措施。这种情绪监控功能对于提高情感障碍者的生活质量具有重要意义。

（3）脑电活动的监测。脑电（EEG）技术能够实时监测和记录大脑的电活动，从而捕捉到大脑在不同状态下的活动模式，如放松程度、注意力集中程度、情绪状态等。对于家庭成员来说，脑电活动的监测可以实时反映家庭成员的心理状态。通过采集大脑皮层脑电信号，运用专业的脑电数学算法进行分析，可以揭示个体在不同情绪状态下的生理变化。

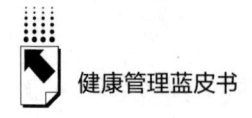

脑电活动的监测在心理健康评估中具有重要作用。传统的心理健康评估往往依赖于量表和问卷调查，但这些方法容易受到主观因素的影响，导致评估结果不准确。而脑电测量则直接记录大脑产生的电信号，这些电生理活动是大脑神经细胞活动的直接反应，能够提供关于大脑功能状态的客观信息，从而有助于更准确地评估心理健康状况。

脑电活动的监测还可以为情感障碍者提供有效的情绪管理和治疗支持。例如，通过脑电生物反馈训练，个体可以学会如何调节自己的脑电波活动，从而达到放松身心、缓解焦虑和压力的效果。同时，一些先进的脑刺激疗法，如经颅直流电刺激（tDCS），也已经在家庭环境中得到应用，并显示出对重度抑郁障碍等情感障碍的显著治疗效果。

2. 行为指标监测

（1）步数和活动水平的监测。体动水平的监测可以反映家庭成员的身体活动状态，这与心理健康密切相关。科学研究表明，定期参与体育活动的个体的心理健康状况更佳。通过监测体动水平，家庭成员可以了解自己的运动习惯和活动量，从而调整生活方式，增加体育活动，进而提升心理健康水平。例如，当监测到体动水平较低时，家庭成员可以意识到需要增加运动量，通过参与户外运动或家庭健身活动来释放压力、改善情绪。

体动水平的监测可以被作为心理健康评估的辅助手段。在某些情况下，心理健康问题可能表现为身体活动的减少或异常。通过持续监测体动水平，家庭成员和医生可以识别出这些变化，并进一步评估心理健康状况。例如，对于青少年来说，体动水平的监测可以帮助家长和老师了解他们的活力状态和情绪变化，及时发现并干预可能存在的心理问题。

体动水平的监测还可以促进家庭成员之间的互动和沟通。当家庭成员共同关注体动水平时，他们可以一起制订运动计划，共同参与体育活动，从而增强家庭凝聚力，营造积极的家庭氛围。这种积极的家庭环境对于心理健康的维护和发展至关重要。同时，心理健康障碍本身可能导致患者选择久坐生活方式及减少体育锻炼频率。可穿戴设备记录步数、运动时间和活动强度，医生和患者可通过监测这些指标评估患者的生活方式和身体活动水平。

（2）睡眠行为及质量的监测。睡眠与心理健康密不可分，互为影响。睡眠行为及质量的监测可以全面评估家庭成员的睡眠质量。通过收集并分析睡眠过程中的各项生理数据，如睡眠周期、睡眠深度、睡眠中断次数以及心率、呼吸率等生理指标，可以客观、科学地了解个体的睡眠状况。这种评估对于发现睡眠问题、改善睡眠质量至关重要，也是维护心理健康的基础。

睡眠监测有助于及时发现并诊断睡眠障碍。睡眠障碍，如睡眠呼吸暂停、不宁腿综合征等，是影响睡眠质量的重要因素，睡眠健康与心理健康密切相关。通过睡眠监测，可以及早发现异常情况，并及时进行干预和治疗，从而避免睡眠障碍对心理健康造成进一步的影响。

睡眠行为及质量的监测还可以促进家庭成员的生活方式和习惯调整。通过了解自己的睡眠模式和习惯，家庭成员可以发现导致睡眠问题的生活方式因素，如过度使用电子设备、不规律的作息时间等。这有助于个体调整作息时间、改善睡眠环境，从而提高睡眠质量，进而促进心理健康。同时，睡眠障碍可能导致或加重个体情绪变化。可穿戴设备可监测睡眠模式、深度和质量，记录入睡时间、醒来时间、深度睡眠和浅睡眠的周期，从而提供患者的睡眠习惯和睡眠问题的详细信息。监测睡眠行为及质量有助于制定改善睡眠的策略，进而减轻心理健康疾病症状。

（3）社交互动行为的监测。社交互动行为的监测设备能够实时记录和分析家庭成员之间的社交互动情况。如智能家居中的传感器或可穿戴设备，可以捕捉到家庭成员之间的对话、表情和身体语言等信号，从而评估他们的社交状态和情感交流质量。例如，通过监测家庭成员之间的对话频率、语气和内容，可以了解他们之间的情感联系和沟通状况，进而发现可能存在的社交问题或情感疏离。

这些监测设备还可以促进家庭成员之间的情感交流。通过实时反馈社交互动的数据，家庭成员可以更加清晰地了解彼此的需求和情感状态，从而更加主动地参与家庭互动，增进情感联系。例如，当设备监测到某个家庭成员在社交互动中表现出孤独或焦虑时，其他家庭成员可以及时给予关注和支持，帮助缓解其负面情绪。

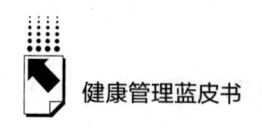

表 1 居家使用可穿戴设备比较

设备类型	物理形式	主要功能	优势	劣势	适用场景
SpO2 设备	监测手表/手环	用于估计患者动脉血氧饱和度、脉率、呼吸率	能够实时、无创地监测	可能受到外界因素的干扰，影响测量准确性	适用于医疗保健机构和家庭中，有呼吸系统疾病或需要长期监测血氧饱和度的患者
TMS 设备	床旁桌立式	通过磁场刺激大脑特定区域，用于治疗焦虑抑郁症以及神经性头痛等	非侵入性、无痛且相对安全	设备成本较高，且治疗效果可能因个体差异而有所不同	主要在家中使用，为患者提供便捷的神经刺激治疗
EEG 设备	头环/脑电帽	记录脑电活动，用于诊断压力及情绪疾病、睡眠障碍、癫痫等疾病	能够提供大脑电活动的详细信息，有助于疾病的早期诊断和治疗	设备操作相对复杂，且需要专业人员进行解读	可作为家用的一个健康数据依据
GSR 设备	可粘贴电极	监测皮肤的电导率变化，用于评估自主神经系统的功能	能够实时反映用户的情绪状态，有助于心理健康的监测和管理	受个体差异和环境因素影响较大	配合脑电、肌电综合使用，在睡眠监测的同时可以数据共享
HRV 设备	柔性电极	监测心率的变化，评估自主神经系统的功能	能够提供心率变异性的详细信息，亦可配合进行呼吸和放松练习	设备穿戴要求较高，过程需要监控，以防数据丢失	适用于压力管理、心理健康监测以及运动康复等全领域
Actigraph 设备	腕带/踝带	监测生命体征（如心率、心率变异性、氧饱和度等）、身体活动参数（如总活动量、步数等）以及睡眠参数	能够全面监测用户的生理和活动数据，为用户提供个性化的健康建议	设备成本较高，且需要用户长期佩戴	适用于健康监测、运动训练以及科研等领域，为用户提供全面的健康数据支持

256

（二）云计算、大数据技术的应用

云计算、大数据、人工智能技术在家庭心理健康领域得到充分应用，主要体现在构建智能化、个性化、远程化的心理健康服务体系，以及提升心理健康服务的精准度和效率方面。

云计算技术为家庭心理健康服务提供了强大的数据存储和处理能力，可以为家庭成员建立动态心理健康档案。通过云计算平台，可以整合各类心理健康数据资源，包括家庭用户的心理测评结果、咨询记录、治疗方案、用药记录等，实现数据的集中存储和高效管理。这有助于打破数据孤岛，促进信息共享，为家庭成员提供更加全面、连续的心理健康服务，同时实现家庭健康保障"一人一基线，一人一处方"。

大数据技术在家庭心理健康领域的应用，使得对海量心理健康数据的挖掘和分析成为可能。通过大数据技术，可以发现家庭个体心理问题的发展规律和趋势，为精准预防和干预提供依据。例如，利用可穿戴设备采集数据、分析用户生理指标及行为指标，以大数据为基础形成健康模型从而评估其心理健康状况，及时发现潜在的心理问题，并采取相应的干预措施。

大模型技术则进一步推动了家庭心理健康服务的智能化和个性化。通过机器学习和自然语言处理等技术，人工智能可以模拟心理咨询师的对话和行为，为用户提供个性化的心理支持和建议。用户可以通过与智能机器人的对话，分享自己的心理问题和困扰，获得即时的心理支持和反馈。这种方式不仅提高了心理健康服务的覆盖率和效果，还为用户提供了更加便捷、私密的咨询体验。

人工智能（Artificial Intelligence，AI）和机器学习的应用进一步拓展了数字精神疗法的范围。认知行为疗法（Cognitive Behavioral Therapy，CBT）是一种常被用于多种心理疾病及睡眠障碍的心理疗法，旨在帮助患者认识并改变自身的负面思维和行为模式。以高度整合的多媒体互动方式（如动画、视频、声音以及交互训练）实施CBT。意味着当患者产生情绪波动或认知

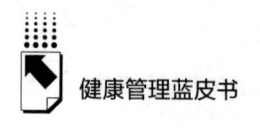

偏差时，相关设备和应用程序能够接收信号，并通过AI提供放松策略、情绪调节方案和积极思维引导，给予实时的心理支持。

三 家庭心理健康的服务内容及方式（案例介绍）

（一）案例1：儿童睡眠心理居家监测及远程服务

儿童睡眠和心理认知关系密切，睡眠障碍导致信息加工处理能力下降，影响认知灵活性，引发情绪剧烈波动、难以适应新环境；还会影响注意力，使其日常活动中无法长时间专注于某一任务；会干扰神经元突触可塑性，影响大脑信息整合；同时还可使神经递质不平衡，影响学习和记忆区域功能，导致学习困难。但这些问题的监测和评估，需要专业的设备和专业技术人员，在门诊开展较为困难，尤其难以长期监测。

自2023年开始，浙江大学医学院附属儿童医院开展了"儿童睡眠心理居家监测及远程服务"，借助新一代信息技术和高集成度可穿戴设备，通过院内-院外居家的方式，将患者的监测评估—干预治疗从院内延伸到家庭，提高了儿童睡眠心理监测评估准确性、便捷性，还使得患儿在家中就能获得专业的支持和帮助，极大地提高了治疗效果。

基于监测结果医生制定相应的干预方案，包括养成良好睡眠习惯、合理安排作息时间、创造宽松睡眠环境、睡前避免兴奋活动，进行心理与行为治疗，培养独立生活能力，减少睡眠依赖性，提高情绪稳定性和应对压力的能力。医院向家庭提供专业的睡眠心理服务包，包括患儿睡眠心理的居家监测、药物治疗、心理咨询、家庭教育指导、亲子关系调适等。通过线上和线下相结合的方式，为患儿居家提供个性化的睡眠心理健康的监测和治疗服务。

该居家睡眠监测技术依托浙江大学脑机智能全国重点实验室，由杭州神踪科技有限公司研发，已在200多家医院投入使用。该居家监测设备采用非侵入式脑机接口技术，设备体积小巧，方便患者居家佩戴，可对脑电、眼电、肌电、心电指标进行一体化监测。患儿可在家中佩戴监测设备，无须留院观察。医生通过AI软件分析监测数据，作出判断并出具诊疗方案。线上心理健康居家干预技术依托中国科学院心理研究所心理健康重点实验室，由飞思迈科公司研发，通过心理量表和可穿戴传感设备采集的生理指标进行多维度身心评估，根据评估结果系统自动推送精准的干预训练，采用多媒体动画与在线课程技术生动地展现心理诊断和治疗的过程，将心理评估和干预训练融为一体，通过智能化、标准化的心理训练达到干预效果，全程可由医生进行指导调整和随访。

浙江大学医学院附属儿童医院开展患儿睡眠心理居家监测和干预服务，大幅缩减了医生对患儿睡眠问题的诊疗时间，提高了诊疗效率和效果，为患儿及家长提供了更为便捷、高效的医疗服务。

（二）案例2：数字化正念疗法对睡眠质量和负性情绪的居家远程干预

近年来，失眠和情绪问题已成为全球范围内的公共卫生挑战，对个人健康及社会经济带来严重影响[1]。失眠的3P模型[2]将失眠分为三个方面，即个体心理状态（predisposing）、诱发因素（precipitating）和维持因素（perpetuating），并强调个体对失眠问题的认知和情绪反应与失眠症状的长期持续与否关系密切。传统药物治疗虽然可暂时缓解失眠症状，但存在依赖性、耐受性和副作用等问题。因此既有效又安全的非药物治疗方式成为当前研究关注的重点。

正念（Mindfulness）作为一种心理干预方法，已在医学和心理健康领域展现出广泛的应用前景。正念是通过将注意指向当下目标，并不加评判地对待此时此刻各种经历或体验而产生的意识状态[3]。大量研究表明，正念能够

---

[1] 李双艳、张斌：《失眠障碍的研究现状与展望》，《实用医学杂志》2024年第6期。
[2] Spielman, A. J., Caruso, L. S., & Glovinsky, P. B. (1987). A Behavioral Perspective on Insomnia Treatment. *Psychiatric Clinics of North America*, 10 (4), 541-553.
[3] Kabat-Zinn, J. (2003). Mindfulness-based Interventions in Context: Past, Present, and Future. *Clinical Psychology: Science and Practice*, 10 (2), 144-156.

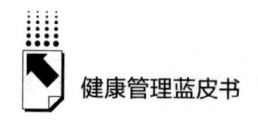

缓解焦虑和抑郁①、降低压力②和改善认知-情绪学习过程③。以正念为基础的失眠治疗（Mindfulness-Based Therapy for Insomnia，MBTI）近年来受到越来越多的关注，这种治疗方法是通过将正念与失眠的认知行为疗法中的行为技术进行结合④，从而减轻参与者的失眠症状和负性情绪⑤。以往MBTI这些传统的正念项目通常需要参与者亲临课堂或临床环境进行课程学习和练习，时间、地点和交通上的限制会严重影响治疗效果。因此，随着数字疗法的发展，将MBTI进行数字化并远程使用，能够提高使用的灵活性和便捷性，使参与者能够在自选时间和地点进行学习和练习，从而提升干预效果。

近年来，睡眠质量下降和负性情绪蔓延已成为影响广大民众身心健康的重要因素。重庆市万州区人口众多，山区河流众多，患者就诊复诊较为不便，传统的医院集中治疗模式难以满足众多患者需求，很多患者无法到院接受系统治疗。万州区积极探索创新医疗服务模式，重庆大学附属三峡医院心身睡眠科应用数字化正念疗法对全区睡眠和情绪问题患者开展居家远程干预，取得了显著成效。

重庆大学附属三峡医院与飞思迈科科技有限公司合作，开发并上线了专门针对睡眠与情绪康复的数字化正念疗法平台。涵盖多种形式的正念训练课程，如音频引导的正念呼吸训练、身体扫描练习、可视化冥想等，同时具备

---

① Blanck, P., Perleth, S., Heidenreich, T., Kröger, P., Ditzen, B., Bents, H., & Mander, J. (2018). Effects of Mindfulness Exercises as Stand-alone Intervention on Symptoms of Anxiety and Depression: Systematic Review and Meta-analysis. *Behaviour Research and Therapy*, 102, 25–35.

② Song, Y., & Lindquist, R. (2015). Effects of Mindfulness-based Stress Reduction on Depression, Anxiety, Stress and Mindfulness in Korean Nursing Students. *Nurse Education Today*, 35 (1), 86–90.

③ Mohebi, M., Sadeghi-Bahmani, D., Zarei, S., Gharayagh Zandi, H., & Brand, S. (2021). Examining the Effects of Mindfulness – Acceptance – Commitment Training on Self-Compassion and Grit among Elite Female Athletes. *International Journal of Environmental Research and Public Health*, 19 (1), 134.

④ Ong, J., Manber, R., Segal, Z., Xia, Y., Shapiro, S., & Wyatt, J. K. (2014). A Randomized Controlled Trial of Mindfulness Meditation for Chronic Insomnia. *Sleep*, 37 (9), 1553–1563.

⑤ 葛可可、范永红、王航宇等：《失眠老年人正念干预健康效益的系统综述》，《中国康复理论与实践》2024年第1期。

数据监测与分析功能，能够实时记录患者训练时长、频率以及生理指标变化等信息。重庆大学附属三峡医院通过全区医疗网络宣传推广，招募睡眠和情绪问题患者参与项目；组织患者参加线上启动会，详细介绍数字化正念疗法原理、操作方法以及预期效果；发放操作手册与视频教程，确保患者能够熟练使用平台。心身睡眠科专业医生团队根据患者个体情况制订个性化训练计划。每日通过平台推送训练任务提醒，患者完成训练后，医生可即时查看数据反馈。每周安排视频或电话随访，与患者深入交流训练感受，解答疑问，针对患者出现的问题及时调整训练方案。同时，建立线上患者社区，鼓励患者之间分享经验、互相支持。已累计服务患者6.3万人次，数据显示超过60%的患者睡眠状况得到有效改善，睡眠质量显著提升，负性情绪有效缓解，对生活的满意度和积极性显著提高。

通过该项目可发现数字化正念疗法在居家远程康复领域的巨大潜力。它不仅为患者提供了便捷、高效的康复途径，还极大地提高了医疗资源的利用效率。在实施过程中也发现存在部分老年患者对数字化设备操作不熟练，部分患者流失等问题。未来，这一居家远程干预模式将在万州区进一步推广深化，并与社区卫生服务中心紧密合作，建立覆盖全区的睡眠与心理健康管理网络。同时，不断丰富平台干预内容，引入人工智能辅助诊断与个性化训练推荐功能，为患者提供更加精准、优质的居家康复服务，助力万州区民众身心健康水平迈向新台阶。

四 家庭心理健康服务的重点发展方向

（一）加强家庭心理健康知识宣传和教育

通过健康管理机构、单位、社区的公众号、自媒体等向家庭成员普及心理健康知识，关注每个家庭成员的心理特点和需求，提高其情绪调节能力和抗压能力，预防心理问题的发生。这包括宣传心理健康的重要性、讲解心理健康问题的识别方法、提供应对心理问题的策略等。

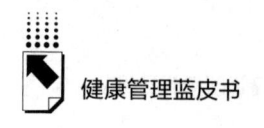

（二）推动家庭心理健康服务的数字化和智能化

新一代信息技术的快速发展为家庭心理健康服务提供了更多的可能性。可利用云计算、大数据、人工智能等技术推动家庭心理健康服务的数字化和智能化。例如，使用家庭心理健康监测系统，结合物联网设备实时监测评估家庭成员的心理健康状况；利用人工智能在线平台提供个性化的心理服务；建立家庭心理健康数据库，为家庭成员提供精准的心理支持和辅导。

（三）促进家庭心理健康服务的多元化和专业化

家庭心理健康服务需要满足不同家庭成员的多样化需求。因此，促进服务的多元化和专业化也是重点发展方向之一。这包括提供多种形式的心理健康服务，如心理疏导、心理咨询、心理治疗、心理教育等；培养专业的心理健康服务人才，提高他们的专业素养和服务能力；加强与医疗、教育、社会等机构的合作，形成多元化的服务网络。

（四）构建家庭心理健康服务的支持体系

为了保障家庭心理健康服务的有效实施，需要构建完善的支持体系。这包括制定相关政策法规，为家庭心理健康服务提供法律保障；加强心理健康服务的监管和评估，确保服务的质量和效果；建立心理健康服务的援助机制，为需要帮助的家庭成员提供及时的支持和援助。

五 家庭心理健康服务面临的挑战

（一）社会维度

社会认知度不足：尽管心理健康问题日益受到关注，但仍有部分人对心理健康服务持怀疑态度，认为其效果有限。这影响了家庭心理健康服务的普及和推广。

专业人才短缺：目前，心理健康领域的专业人才相对短缺，尤其是具备家庭服务经验的人员更是稀缺。这限制了家庭心理健康服务的质量和效果。

服务费用高昂：对于部分家庭来说，心理健康服务的费用可能较高，难以承受。这导致一些家庭在面临心理健康问题时无法及时获得长期有效的服务。

法律法规不完善：目前，关于居家心理健康服务的法律法规尚不完善，这在一定程度上限制了服务的规范化和标准化发展。

（二）技术维度

数据安全和个人信息保密问题，可穿戴设备收集了包括情感状态数据、生理健康数据、行为数据在内的敏感信息，患者和用户可能担心个人数据被泄露或不当使用。

数据采集的稳定、可靠、准确问题，市场上许多设备为普通民用电子设备，未经严格医学检验检测或未获得医疗器械注册审批，设备元器件之间的差异、使用环境、使用方法和其他外部因素均可能影响数据准确性。

监测、检测、诊断、治疗过度依赖问题，患者可能过分关注自己的生理指标和行为数据，忽视其他重要的治疗方法，这可能加剧患者的焦虑和抑郁症状，需要对患者进行正确引导与动态跟踪。

可穿戴设备对于某些用户群体，尤其是老年人来说，接受和使用可能存在障碍，未来的设计需考虑个体差异、增强易用性，从而提高普及率。

依据个体健康档案形成个性化治疗方案成为首要任务，依据每位患者的数据，可提供个性化的治疗建议和计划，最终形成动态健康档案，依据档案数据进行趋势化分析，变被动为主动。

B.16
2024年家庭健康管理模式报告

田利源 朱玲 武留信*

摘　要： 本报告通过行业调研，展示并剖析了我国家庭健康管理实践中涌现出的四个典型案例，分别为从院内向院外延伸的慢性病家庭管理、健康哲学引领下的中西医融合家庭健康管理、基于精准筛查、预警、干预的精准家庭健康管理，保险与家庭医生服务相结合的家庭健康管理案例。这些案例从不同侧面反映了我国家庭健康管理新的发展动态与趋势，为家庭健康管理的发展提供了有益的参考借鉴。

关键词： 家庭健康管理　家庭医生　慢性病　主动健康

近些年来，家庭健康管理理念逐渐深入人心，党和国家高度重视健康家庭建设①。丁香医生发布的《2023国民健康洞察报告·家庭健康篇》② 指出"以防患于未然为主要目的的健康管理行为成为主流趋势"。现实中常可看到，很多慢性病呈现一定的家庭聚集性，这与家庭成员的不良饮食结构及生活习惯等密切相关。因此，以家庭为单位开展健康管理，是建设健康中国的重要抓手。

---

* 田利源，博士，中关村新智源健康管理研究院理事长兼研究合作部主任，从事健康管理研究；朱玲，中关村新智源健康管理研究院副院长，长期从事慢病健康管理、抗衰老等研究；武留信，中关村新智源健康管理研究院院长，长期从事健康管理与健康产业研究。
① 《关于全面开展健康家庭建设的通知》，https://www.gov.cn/zhengce/zhengceku/202401/content_6927349.htm。
② 《丁香医生发布2023国民健康洞察报告·家庭健康篇》，https://m.thepaper.cn/baijiahao_23418304。

近年来以家庭为单位，根据家庭成员的性别、年龄、身体状况、社会压力、生活习惯等分析其罹患疾病的风险，进而对相关危险因素进行干预，以达到预防控制疾病发生、提高生命质量、降低疾病负担目标的家庭健康管理实践深入发展，服务理念不断更新。特别是随着健康科技、移动互联网、人工智能的发展，家庭场景下的健康管理服务也涌现出一批有代表性的服务模式，在为家庭健康服务提供多样化选择的同时，也为行业发展提供了借鉴。

一 从院内延伸到院外，打造慢性病家庭健康服务闭环

我国慢性病患者数量庞大，人口老龄化、慢性病负担重等社会问题日益凸显，慢病管理的长期性、连续性决定了单靠医院场景难以有效实施。以家庭为场景的慢病健康管理服务可有效弥补医疗服务的不足，降低医疗负担，增加健康获益，但是家庭健康服务特别是在慢病健康管理方面也面临诸多困难与挑战，如缺乏有效的监测和干预手段，不知如何链接优质的医疗资源、如何高效获取既有权威性又通俗易懂的健康科普教育资源等。

智众医疗针对上述问题及慢性病患者的需求，经过长期的探索与实践，推出家庭健康管理服务包，通过互联网服务平台，采用经国际认证的智能监测设备，实现集家庭健康监测与家庭管理服务指导于一体的管理模式，医院专科医生与线上医助团队共同服务，为慢病人群居家健康提供精细的管理方案，较好地解决了慢性病患者在家中"监测记录没人跟、异常情况没人问、自我管理不会做"的难题。

家庭健康管理服务包包括如下内容。

——健康智能监测：包括血压监测、血糖监测、呼吸监测，通过智能监测设备可自动上传监测数据至平台，及时完整地记录家庭健康信息。

——专科医生在线问诊：医院专科医生在线问诊。包括健康咨询、报告解读、用药调理等。实践中发现，用户的平台活跃度很大程度上依赖于专业医生的推荐与持续的互动管理。

——个人专属健康档案：用户激活服务后，系统推送健康档案，用户在

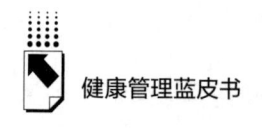

线填写。

——疾病风险评估：根据用户标签，定向推送相关专病风险评估量表，用户在线填写评估量表。

——专业患教科普：根据用户标签，系统定期推送专业权威的患教科普文章、视频、直播等内容。实践显示，平台提供的患教资源，特别是视频、直播形式的内容，能够显著提高用户的点击率和使用率。

——定期回访：主动关怀系统定期推送随访提醒，询问用户病情，健康管理师在线答疑。

——专属医助全程服务：用户添加在线医助企业微信号，享受不限次在线健康咨询服务。

其中，以家庭血压管理为例，智众医疗根据不同人群的需求，结合相应功能的电子血压计，开发了多种血压管理服务包，举例如下。

心健康房颤血压服务包。针对高血压患者及老年人房颤发病率高、漏诊率高的情况，采用房颤血压计，结合医生咨询服务模式，在监测日常血压的同时，通过检测不规则脉搏，在连续三次血压测量中检测房颤的可能性，有助于在居家环境中及时发现房颤。通过临床研究证实，其在房颤筛查方面具有95.5%的灵敏度和93.8%的特异度[1]。

血压健康管理服务包（房颤升级版）。服务包依托心电血压计，将原本只能在医院进行的心电监测带到了家庭中，同时监测"血压+心电"，有助于便捷及时地发现高血压患者的房颤等心律失常风险，并可将心电图实时导出，作为医生诊断阵发性房颤等心律失常的参考，在一定程度上减少了漏诊，有助于心脑血管疾病的筛查和预防，提升了血压管理服务的效能。

夜间安心血压服务包。与白天血压相比，夜间血压与全因死亡及心血管死亡风险关系更密切，精准监测、管理夜间血压水平非常重要。夜间安心血压服务包采用手腕式夜间血压计，该血压计应用 Intellisense© 智能加压技

---

[1] Ishizawa M., Noma T., Izumi T., et al., Development of a Novel Algorithm to Detect Atrial Fibrillation Using an Automated Blood Pressure Monitor With an Irregular Heartbeat Detector. *Circ J.* 2019 Nov 25; 83（12）：2428-2433.

术，具有在睡眠期间自动测量血压的定时器功能，相对于动态血压监测可显著减少夜间血压测量对用户睡眠质量的影响。

在服务包基础上，平台还推出了"网上诊所"模式，在互联网平台可便捷高效地实现图文问诊、用药咨询、报告解读、在线健康管理、特色专病健康服务等多场景应用，满足家庭场景下的个性化健康管理需求。

目前家庭健康管理服务模式，通过医生端"医生工作室"App和用户端"智众健康助手"App/小程序，覆盖的医疗机构达3500家，为3.2万医护人员开展家庭健康管理服务提供了技术支撑，累计管理高血压、高血脂、高血糖、慢阻肺等慢病人群已达300万人。

编者点评：智众医疗的家庭健康管理服务包基于智能化的居家监测设备、专业化的信息平台、医院专家资源与线上医生助手，将院内诊疗服务与家庭健康管理服务有效联通，有助于慢病的精准防控管理，提升慢病患者的知晓率、达标率，促进个体和家庭的健康，对优化医疗资源配置、提高医疗服务效率、降低社会医疗成本具有重要的社会和经济价值。未来仍需医疗机构、医护人员、健康管理平台共同努力，赋能家庭健康，助力健康家庭建设。

二 健康哲学引领居家自我健康管理，提升健康认知水平

当前，国家积极倡导中西医互学互鉴、融合发展，以疗效为中心发挥两种医学的叠加优势，更好地全方位全周期保障人民健康[1]。为了让健康管理走进千家万户，发挥好中西医融合在维护促进家庭健康中的作用，广东省基层医药学会健康管理专委会在符力主任委员的带领下，经过不断实践，探索出中西医融合的居家自我健康管理模式，取得良好的社会效益。

居家健康管理在实践中之所以很难开展，主要症结在于居民的健康素

---

[1] 《国家中医药管理局：推动中西医互学互鉴、融合发展》，https://baijiahao.baidu.com/s?id=1813695288948003001&wfr=spider&for=pc。

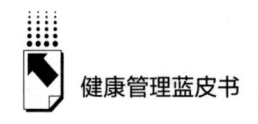

养水平不高。针对这一问题，广东省基层医药学会健康管理专委会与营养学专委会在国家卫生健康委基层卫生健康指导中心《全民健康大讲堂》的指导下，联合广东省护士协会、运动健康管理分会，尝试在社区推广居家自我健康管理，发起成立了"居家自我健康管理社区实验园"。以项目推广的方式，为从事大健康行业的企业、团体、社会组织等赋能。通过持续的教育、宣讲、培训和居家适宜技术的推广应用，为每个家庭培养一位健康掌门人——家庭健康第一责任人，传播健康认知体系，推广健康生活方式。

具体做法包括教会大家快速评估自身健康状态，用几分钟教会大家自我把脉——只需要能找到六脉并能分辨六脉的强弱，结合通俗易懂的10条标准，如入睡快不快、大小便情况、到饭点有无饥饿感等，给自己的健康打分，并提供AI线上舌诊小程序等工具方便居家测评自身体质。以心理、运动、营养、睡眠、中医食疗五张处方为抓手进行健康指导，比如常见的四种心理状况：敏感、抑郁、焦虑、恐惧如何应对；饮食起居如何顺应自然，避免寒凉，如何进行家庭冰箱管理，从而保证肠胃健康；居家场景有哪些简单、易行、高效的"懒人慢运动"（拉筋、昆仑功、金刚铁板桥、深蹲加踮脚等），如何做，并结合家庭场景，为健康管理提供系统的解决方案以及相关的健康图书、艾条、保健茶饮、高原砭石、各种居家监测仪器设备等居家健康用品，形成服务闭环，帮助居民将被动管理转变为主动进行的自我健康管理，打通健康管理最后一公里，在实践中取得了很好的效果。

从"居家自我健康管理社区实验园"1号店挂牌至今，开展培训超100场，受到社区居民的普遍欢迎，受益居民有上千人。目前有合作意向的"居家自我健康管理社区实验园"达13家，已成立并运营的有4家。开展自我健康管理的家庭已有几百个，这些居民的健康管理认知水平均有很大提高，从源头上减少了疾病的发生。

编者点评：以健康哲学为统领，发挥基层医药学会等专家资源优势，基于居家场景，融合中西医健康管理理念与适宜技术方法，注重培养家庭健康掌门人，改变健康认知，提升健康素养，开展生活化的健康科普教育，让居民听得懂、学得会、用得上、见实效，广东省基层医药学会健康管理专委会探索的"居家自我健康管理社区实验园"模式值得借鉴。

三 立足风险防控，精准家庭健康管理

长期以来，家庭健康"重治轻防"的现象较为普遍，要如何关口前移、做好预防？阿兰贝尔通过探索实践，走出了一条精准家庭健康管理之路。

阿兰贝尔引进美国赛维益实验室和WellcomeMD诊疗中心的业务模式，通过自建高标准实验室和医学诊疗中心，依托优质医学资源生态，组建由医生、健康管理师、注册营养师、运动康复师、护士组成的专业团队，采取会员制、管家模式服务客户。

服务内容涵盖体检方案定制、家人健康统筹管理、日常健康咨询等，依托实验室的专利特检技术及综合健康评估及时发现疾病风险和残余风险，通过定制化的整体健康服务、生活方式干预、进口医疗级产品、定制化生物同源性产品的搭配使用，提供慢病防治家庭健康管理方案，帮助客户管理疾病风险、抵抗衰老进程，达到"防患于未然"的目的。

其家庭健康管理服务的一大亮点是在梅奥特检项目与赛维益算法的基础上，结合国内外临床数据与AI技术，创新研发了"阿兰贝尔赛维益算法系统"。该系统基于循证医学研究成果，结合用户生活习惯、检验检查结果、问诊、监测数据、健康管理执行情况，智能生成解读报告/风险评估与建议书，包括异常指标情况、疾病风险情况、健康管理指导建议、效果评估等，实现了疾病风险的"可量化·可视化·可管理"。

在健康检测方面，针对多种慢性疾病的预防、早期筛查及管理提供差异化的精准服务。根据家庭健康管理的个性化需求，开展食物敏感检测、维生素D与辅酶Q10检测、多靶点粪便FIT-DNA联合检测，唾液褪黑素与皮质醇检测、精准营养与运动分析、先天疾病风险评估等。

在检测结果评估分析方面，阿兰贝尔认为"临床所定义的'正常范

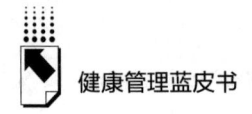

围'"并不能代表理想健康状态,为此在临床检测指标的范围上设置了更为精细的风险区间值,在临床正常范围之内又划分出偏低、最佳、偏高三个范围,以便在客户处于风险阶段时及早进行干预管理。

阿兰贝尔医学部专家经过大量文献检索和研究,建立起一套有效的疾病预防和科学抗衰的体系,采用会员制长期"陪跑"服务模式,对客户进行精细分层,针对其年龄、健康状态、疾病进程及健康与抗衰需求量身定制阶段性健康计划,实现个性化的健康管理。三步进阶式健康"陪跑"服务模式,分别为基础(BASIC)、更好(BETTER)和最佳(BEST)。

"基础"(BASIC)健康"陪跑"服务包括慢性病风险评估、干预及治疗,针对目前处于疾病阶段的客户,主要控制疾病病程,使机体健康恢复至正常或接近正常状态。通过测量多种新型慢性病生物标志物来评估客户慢性病的基础状况,包括心血管疾病、糖尿病、肠道健康等的风险状态。根据生物标志物的结果、临床表现和病史采取干预措施和必要的药物治疗,使患者的生物标志物达标。患者的基础慢性疾病得到控制后将进入第二阶段——"更好"(BETTER)。

"更好"(BETTER)对应功能性健康改善与抗衰管理。在这一阶段,将采用更全面的生物标志物分析及临床压力测试和其他评估,以确定客户的内分泌代谢状况、激素水平、总体精神和生理压力水平。根据这些信息,医生和专业保健人员将与患者一起制定最佳的健康管理策略,以减轻压力,并改善内分泌和激素功能,从而延缓衰老。

"最佳"(BEST)健康"陪跑"服务阶段,专业人员将评估客户的线粒体功能、细胞功能衰退状况、整体免疫功能及抵抗传染病的能力。利用新技术和新疗法保护和提升线粒体功能,延缓细胞功能衰退,清除衰老和死亡细胞以增强免疫功能[1]。

阿兰贝尔一方面面向高净值人群,提供全方位、个性化的健康管理服

---

[1] 《阿兰贝尔CEO专访:营收同比超三倍,我们凭什么》,综合看报,2024年5月7日, https://baijiahao.baidu.com/s? id = 1798368700329631072&wfr=spider&for=pc。

务；另一方面基于数字健康业务，利用AI算法、结合实验室全球专利特检技术，以远程医学的服务形式，提供普惠型健康服务，实现全线上的检测、结果获取、报告解读、干预指导，实现了更广范围、更低成本、更高效率的精准家庭健康管理。

编者点评：阿兰贝尔提供的家庭健康管理服务，融合了前沿的检验医学、功能医学和一体化的整合医学理念，注重早筛查、早预警、早管理，体现了"预防为主"的原则，其提供的个性化健康"陪跑"服务模式及疾病风险量化管理等，值得行业借鉴。

四 医险协同，打造一站式主动健康服务体系

家庭健康管理服务闭环既离不开家庭医生团队，也离不开客户资源，如何使家庭医生—客户—健康服务三方面相互促进、持续增长，一直是业界关注的问题。

平安健康围绕平安集团金融渠道用户的健康服务需求，持续探索和深化"医险协同"，将医疗健康管理服务或权益与保险业务协同，一方面有效吸引了集团金融业务的客户群体，并成功转化为自身用户，增强了客户黏性；另一方面通过积极主动的健康管理服务，帮助客户实现少生病、少花钱，形成客户、保险、医疗的三方"共赢"。

平安打造的家庭医生服务品牌"平安家医"，形成了"11312"一站式主动健康管理服务体系，即拥有一个权威认证的家庭医生团队，一个国内领先、国际一流，由中华医学会全科医学分会和澳大利亚皇家全科医学会ICGP认证的服务标准，针对亚健康人群、疾病人群、慢病人群等3类人群，提供主动健康管理服务，匹配12项稀缺医疗资源，推出"健康主动管、慢病能管好、疾病管全程"用户服务承诺。用户和家人只需要通过一个专属家庭医生入口，就可以随时随地得到专业、便捷、高质量、一站式的健康管理服务保障。同时，依托于先进的AI技术以及专业的医生团队，致力于通过一个专属家庭医生的入口，为客户提供省心、省时又省钱的一站式家庭健

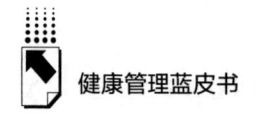

康管理服务，让用户延长健康寿命、提高生命质量[1]。

平安家医通过自动化的档案管理，结合用户过往的体检数据，提供针对性体检建议，确保应检尽检，并且在检后提供报告解读，并对客户的饮食、运动等提出建议。对于异常指标，还提供到家检测、用药指导等一站式服务，实现早发现、早治疗，让健康管理更加省心、高效。目前平安家医已对接3000多家体检机构，AI解读800万份体检报告，准确率超过98%。

在慢病管理服务方面，平安家医通过数字化+人工智能构建了"三位一体"的慢病管理闭环，以医健物联网平台、体征指标管理模型和端到端的解决方案为基础，提供实时监控、动态管理及精准指导，致力于改善客户的体征指标。

针对现实生活中优质医疗资源不足、医患之间信息差导致的沟通不顺畅等问题，平安家医主动为客户提供完善的全病程管理服务。从整理健康档案，到对接了3000多家医院的陪诊服务，从为客户提供诊前准备，到诊后康复指导和随访服务，及时提醒客户用药和复诊，确保客户能随时得到专业指导，提升了客户的健康体验。全病程管理体系贯穿患者院前管理、院内诊断和院后随诊，帮助患者更好地恢复健康。

经过多年的积累，平安健康已建设疾病库、处方治疗库、医疗产品库、医疗资源库及个人健康库五大数据库，构筑全球领先的医疗领域知识图谱，为AI大模型的训练提供了数据支持。通过"平安医博通"多模态医疗大模型及12个AI业务模型，平安健康的家庭医生可以精准地了解患者的多种信息，提供高质量、个性化的健康服务方案。

此外，平安健康还全面升级了"平安医家人"医生工作台，该智能工作台不仅可以辅助家庭医生提高在线问诊的效率，还可以自动化整理患者数据，生成个性化健康档案，并且匹配健康计划，使健康管理更精准。在AI技术的赋能下，家庭医生的管护比例及服务时间大幅度提升。平安家医的服

---

[1] 《中国平安升级家庭医生服务品牌"平安家医"》，长沙晚报掌上长沙，2024年6月18日，https：//baijiahao.baidu.com/s?id=1802196961884508836&wfr=spider&for=pc。

务比例可以达到1∶50000，并实现7×24小时的服务响应。

编者点评：在当前个人医疗负担居高不下的情况下，如何通过家庭健康管理，降低医疗负担，提升健康水平，很受关注。平安家医积极探索保险与家庭健康管理服务的融合，围绕"健康主动管、慢病能管好、疾病管全程"的目标，通过专业医生与互联网、数字化及人工智能等工具，让互联网家庭健康管理更加精准、高效，打造客户、保险、医疗三方"共赢"的可持续发展模式，值得行业借鉴参考。

B.17 2024年家庭智慧血糖监测与血糖管理

陈滋 陈志恒*

摘 要： 本文对家庭智慧血糖监测系统进行了汇总分析，重点对智能血糖监测设备主要品类，包括智能血糖仪、持续葡萄糖监测系统（CGM）、无创血糖监测、集成式健康监测及人工智能家庭血糖监测的现状进行了评述，分析了其优缺点。优点包括实时监测、数据记录与分析及提醒与预警功能；缺点则涉及成本、准确性和易用性等问题。该系统主要应用于家庭血糖监测、智慧血糖管理社区、远程医疗与健康管理、特殊人群血糖管理及科研与教学。重点介绍了国内外在糖尿病家庭管理方面应用智能血糖监测设备的成功案例，并提出家庭智慧血糖监测系统未来发展方向是提高准确性、降低成本，并向智能化、个性化、远程化及多功能集成发展，而技术壁垒和市场接受度仍是未来发展面临的挑战。

关键词： 健康服务 糖尿病 家庭血糖监测 智慧血糖 人工智能

一 家庭智慧血糖监测与管理技术概述

中国目前是世界上糖尿病患者最多的国家，占全球糖尿病患者总数的1/4。2021年我国成人糖尿病患病率为12.8%，患者数达1.43亿。随着我

---

* 陈滋，博士，中南大学健康管理研究中心，主要研究方向为内分泌与代谢性疾病的健康管理；陈志恒，中南大学湘雅三医院健康管理中心创始主任，中关村新智源管理研究院副院长，长期从事临床教学科研和健康体检、健康管理以及健康产业政策与行业发展等研究工作。

国老龄化加速，预计2030年我国糖尿病患者数将增加至1.64亿[1]。1990~2021年的30余年间，中国糖尿病年龄标准化发病率、患病率呈现总体增长趋势。近年来，糖尿病的发病还呈年轻化趋势，18~29岁人群的糖尿病患病率已达到5.0%。糖尿病并发症常累及血管、眼、肾、足等，导致的截肢、心脑血管事件、失明及尿毒症概率相较于正常人均成倍增加，给社会和家庭带来沉重的负担。

家庭血糖监测是糖尿病患者管理中至关重要的环节。血糖监测能够实时反映糖尿病患者的血糖水平，有助于患者和医生了解当前的血糖状况，评估糖尿病患者的血糖控制情况，及时发现低血糖风险及制定个体化的治疗方案，提高治疗的有效性和安全性。

（一）家庭智慧血糖监测的概念

家庭智慧血糖监测是指通过智能血糖仪、持续动态血糖仪等设备，在家庭环境中对血糖水平进行实时监测、记录和分析的一种健康管理方式。其原理是利用生物传感器技术，通过直接测量血液中的葡萄糖含量，或者是测量血液替代物，如组织间质液、汗液、泪液等人体体液中的葡萄糖含量，或者是检测相关体征信息，并通过相关算法换算成血糖的浓度，再经过智能处理系统转化为数字化信息，最终呈现在用户面前。家庭智慧血糖监测是一种结合了现代科技和医疗技术的健康管理方式。它通过实时监测、记录和分析个体的血糖数据，为用户提供个性化的健康管理方案和生活方式建议。这种管理方式不仅提高了血糖监测的准确性和便捷性，还为用户提供了更加全面和科学的健康管理服务。

---

[1] Deng W., Zhao L., Chen C., Ren Z., Jing Y., Qiu J., Liu D., National Burden and Risk Factors of Diabetes Mellitus in China from 1990 to 2021: Results from the Global Burden of Disease Study 2021. *J Diabetes*. 2024 Oct; 16 (10): e70012. doi: 10.1111/1753-0407.70012. PMID: 39373380.

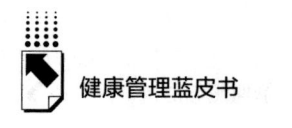

（二）核心设备与技术

1. 智能血糖仪

21世纪初，随着信息技术和无线通信技术的发展，智能血糖仪开始出现。智能血糖仪通过与智能手机或其他移动设备的连接，可以将测量结果实时传输到设备上，并生成血糖曲线图和报告。用户可以通过对血糖数据进行分析和管理，更加方便地了解自己的血糖控制情况。许多智能血糖仪甚至还提供了饮食记录和推荐，帮助患者更加科学地管理血糖。目前，智能血糖仪是家庭智慧血糖监测的核心设备。

2. 持续葡萄糖监测系统（CGM）

近年来，随着生物传感技术的发展，无痛测糖技术开始逐渐应用于血糖仪中，其中持续葡萄糖监测系统（CGM）是目前无痛测糖技术在家庭环境中应用最广的设备。持续葡萄糖监测系统（CGM）是一种能够持续监测血糖水平的设备，通常包括一个植入皮肤下的传感器和一个接收器。传感器能够实时监测血糖变化，并将数据传输到接收器上。CGM的优点在于能够提供更全面的血糖信息，帮助用户更好地了解血糖波动情况。

3. 无创血糖监测

无创血糖监测是近年来发展起来的一种新型血糖监测技术，它避免了传统血糖监测中的疼痛和不适感。这些设备通常利用光学、电磁等技术手段，在不刺破皮肤的情况下测量血糖水平，如无创血糖手表及无创血糖仪等。

4. 集成式健康监测

集成式健康监测是指一些不仅具备血糖监测功能，还集成了血压、心率、血氧等多种健康监测功能的产品。这些设备通常采用先进的传感器技术和算法，能够提供更全面的健康数据，帮助用户更好地了解自己的身体状况，如集血糖、血压、心率、血氧等多种监测功能于一体的多功能健康手环及兼具血糖监测、运动监测、睡眠监测等功能的智能健康手表。

5. 人工智能家庭血糖监测

人工智能技术（AI）在糖尿病家庭血糖监测中的应用日益凸显，尤其在

T2DM 的预测与诊断方面展现出巨大潜力。AI 家庭血糖监测是现代糖尿病管理技术的重要创新，它结合了人工智能技术与血糖监测设备，让糖尿病患者在家就能获得一种更加智能、便捷和精确的血糖管理方式。利用大数据及人工智能技术，我们能够更精准地预测和诊断 T2DM，这将极大地促进 T2DM 的早发现、早诊断、早治疗。此外，预测式人工智能驱动的持续血糖监测系统（CGM）使用集成的智能预测算法，能预测用户未来两小时内的血糖走势，并通过误差线清晰地展示可能的血糖波动范围。该设备还具备夜间低血糖风险预测功能，为用户在睡眠中提供了一层安全屏障。这一创新技术的引入，使得用户能够提前洞悉血糖的变化趋势，从而有针对性地调整饮食和胰岛素剂量。这不仅有助于用户更好地控制血糖水平，还能显著减少低血糖或高血糖事件的风险，为糖尿病患者带来更为安心和便捷的管理体验。

（三）家庭智慧血糖监测系统市场前景与挑战

随着糖尿病患者数量的增加和公众健康意识的提高，家庭智慧血糖监测设备市场呈现蓬勃的发展态势。预计未来几年内，该市场将继续保持快速增长，为相关企业提供广阔的发展空间。尽管家庭智慧血糖监测具有诸多优势，但仍然存在一些挑战。例如，部分老年患者可能对新技术的接受程度有限，需要更多的教育和培训；同时，设备的成本和维护费用也可能成为一些患者的负担。

综上所述，家庭智慧血糖监测作为一种新兴的医疗健康技术，为糖尿病患者及关注健康的人群提供了一种便捷、高效的血糖管理方式，随着技术的不断进步和市场的持续发展，它将在未来发挥更加重要的作用。

二 产品案例

家庭智慧血糖监测产品是近年来随着全民健康意识的提升及老龄化趋势的加深而逐渐普及的家用医疗器械。以下是一些具体的家庭智慧血糖监测产品案例。

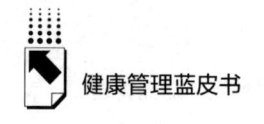

（一）常见的智能指血血糖仪产品

1. 三诺血糖仪

如三诺智能亲智血糖仪以 GPRS 方式绑定，内置 SIM 卡，绑定后，每次测糖数据自动回传手机端及后台，不受传输距离限制，家属只需关注相关公众号，即可随时随地接收并记录测糖值；三诺稳护血糖仪具有智能蓝牙连接功能，可以自动记录和同步数据至 App，方便用户轻松跟踪血糖的变化。

2. 拜耳优安康血糖仪

该仪器具有血糖数值记忆功能，通过智能蓝牙可实时传输血糖值，一键生成报告，方便用户随时查看历史数据。基于历史检测结果，仪器可自动计算用户最近 7 天、14 天或 30 天的平均血糖值，帮助用户更好地了解血糖变化趋势。新增手动添加备注功能，可实现异常血糖值提醒。

3. 罗氏智航血糖仪

该仪器具有血糖数据记忆功能，通过蓝牙可实现数据同步，可出具血糖周报月报，可根据当前治疗方案定制专属血糖监测打卡方案，具备血糖值异常提醒功能，数据管理配套 App 功能丰富，可以提供数据分析、健康建议等。

4. 欧姆龙血糖仪

该仪器具有血糖数值记忆功能，具有空腹、餐前、餐后标识及管理血糖变化功能，具有智能闹钟提醒功能，帮助患者养成定时测量习惯。个性化设定低血糖和高血糖提示，具备血糖数据自动上传、趋势化图标显示、血糖目标提示及服药提醒功能。

5. 鱼跃血糖仪

具有空腹、餐前、餐后标识及管理血糖变化功能，具有智能闹钟提醒功能，可帮助患者养成定时测量习惯。配鱼跃智能 App，蓝牙直连，可传递多项健康数据，可实现在线诊断。

（二）部分主流持续葡萄糖监测产品

部分主流持续葡萄糖监测产品如表 1 所示。

表 1 部分主流持续葡萄糖监测产品

品牌	数据传输	设备链接	传感器寿命	连接方式	数据更新频率	实时报警
三诺爱看	App＋微信公众号+微信小程序	平板电脑、院内系统（蓝牙网关）、手表（OPPO、华为、iWatch）	8/15 天	蓝牙	3min/次	是
硅基动感	App＋微信公众号+微信小程序	平板电脑、院内系统（蓝牙网关）、手表（定制手表、OPPO、华为、iWatch）	7/10/14 天	蓝牙	5min/次	是
微泰医疗	App＋微信公众号+微信小程序	手表［定制手表（萤石）、OPPO、华为、iWatch］、Apple Health	7/10/14 天	蓝牙	5min/次	是
鱼跃	微信公众号+微信小程序	无	14 天	蓝牙	3min/次	是
雅培	App	无	14 天	NFC 扫描	15min/次	否

（三）血糖监测手表

作为一种新兴的智能穿戴设备，血糖监测手表已经逐渐受到广大糖尿病患者和健康关注者的青睐。以下是对几款主流血糖监测手表产品的介绍。

1. 戴乐行血糖手表

采用近红外光谱和 AI 智能算法，提供高度精准的血糖监测。除了血糖监测外，还能监测心率、血压，分析睡眠质量。适合需要全面健康监测的糖尿病患者和健康关注者。

2. 华为适用智能血糖监测手表

提供精准的血糖监测功能，集成心率监测、睡眠质量分析等健康监测功能。一站式健康管理解决方案，适合注重健康管理的年轻人和糖尿病患者。

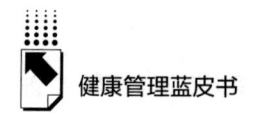

3. OPPO 血糖手表

该手表血糖监测功能出色，让患者能够随时随地了解自己的血糖状况，适合追求时尚与健康的年轻人和糖尿病患者。

4. DIDO R50 血糖手表

该手表集血糖动态评估、蓝牙通话、心脏健康管理等功能于一体，数据可视化呈现，支持一键 SOS 紧急呼叫功能，30 秒健康微体检功能，方便用户随时掌握健康状况。适合注重健康的年轻人和中老年人群。

5. 喵医生血糖手表

附带手机 App 端功能丰富，如久坐提醒等，适合需要健康提醒和血糖监测的上班族和糖尿病患者。

三 应用场景案例

智慧血糖监测在糖尿病管理中的应用越来越广泛。以下是几个智慧血糖监测在不同场景下的应用案例，展示了其如何帮助患者和医疗专业人员更好地管理糖尿病。

（一）家庭智慧血糖监测

智能指血血糖仪、持续动态血糖仪、血糖监测手表等设备均能做到家庭智慧血糖监测。指血血糖仪操作简便、准确度高，方便患者和医生对血糖数据进行长期追踪和分析。如患者张先生，糖尿病病史 10 年，长期使用家用血糖仪进行血糖监测。张先生每天在家中通过便携式血糖仪采集指尖血样来测量血糖水平，并将数据记录在智能手机上的血糖管理软件中。张先生根据血糖管理软件提供的个性化的健康建议和治疗方案管理血糖。此外，持续动态血糖仪非常适合家庭使用，患者可以在家中佩戴设备，实时监测血糖水平，并通过手机等智能设备接收血糖数据报告。这有助于患者更好地了解自己的血糖状况，及时采取相应的措施，如调整饮食、增加运动或调整胰岛素剂量等。同时，家属也可以通过智能设备随时查看患者的血糖数据，为患者提供更好的照顾和支持。

（二）智慧血糖管理社区

社区卫生服务是糖尿病管理的重要环节。不论是具有数据传输功能的指血血糖仪还是持续动态血糖仪，在社区卫生服务中都得到了广泛应用。例如，武汉市某社区通过智慧血糖管理平台为糖尿病患者提供血糖管理服务。社区为糖尿病患者佩戴动态血糖监测仪，并建立健康档案。家庭医生和中心医院专家通过智慧血糖管理平台实时关注患者的血糖变化，并提供个性化的治疗建议。智慧血糖管理平台能够实现对糖尿病患者的全面管理和精准治疗，提高患者的治疗依从性和生活质量，降低并发症的风险。

（三）远程医疗与健康管理

随着远程医疗技术的不断发展，持续动态血糖仪也逐渐应用于远程医疗和健康管理领域。患者可以通过佩戴设备，将血糖数据实时传输给远程医疗平台或医生，实现远程监测和诊断。这有助于打破地域限制，为患者提供更加便捷、高效的医疗服务。同时，医生也可以根据患者的血糖数据，为患者制订个性化的健康管理计划，提高患者的生活质量。如北京首颐矿山医院于2021年在健康管理中心开展体检后家庭血糖健康管理项目，通过4G智慧血糖仪进行血糖监测，将数据无线传输到医生端和患者端，实现数据的实时传递和共享，并使用颂康健康管理系统进行线上随诊服务，对糖尿病高危、糖耐量异常及初发现糖尿病患者进行血糖监测及管理，控制糖尿病发生及进展。管理团队由1医1护组成，医生负责患者的医疗评估和干预，护士负责患者的建档和随访。在管理周期（2021.1~2024.9）内，该项目共注册用户达到364人，糖耐量异常及2型糖尿病患者295人，高危人员69人。2021年1月至2024年9月共监测血糖117182次，糖尿病组专科就诊288人，就诊率97.6%，随机血糖年达标率92.33%，餐后2小时血糖年达标率78.53%。本项目提高了血糖管理达标率、提升了医生服务质量及工作效率、提高了患者依从性及自我管理意识。

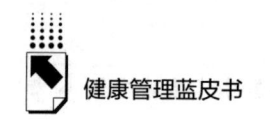

（四）特殊人群血糖管理

对于特殊人群，如儿童、老年人、孕妇等，家庭智慧血糖监测系统也提供了更加便捷、精准的血糖管理方案。这些人往往对血糖变化更加敏感，需要更加密切的监测和照顾。通过佩戴设备，他们可以实时监测血糖水平，及时发现并处理异常情况，降低并发症的风险。例如，在妊娠糖尿病的管理中，血糖仪可以帮助孕妇及时监测血糖，避免高血糖对母体和胎儿造成不良影响。此外，对于老年糖尿病患者，家庭智慧血糖监测系统的便携性和易操作性使得他们能够更加方便地进行血糖监测。在一些偏远地区，家庭智慧血糖监测系统的使用也使得当地居民能够及时了解自己的血糖状况，降低交通不便导致的就医困难。

（五）科研与教学

家庭智慧血糖监测系统在科研与教学领域也具有一定的应用价值。科研人员可以利用设备进行血糖监测研究，探索新的治疗方法和技术。同时，医学教学机构也可以将设备作为教学工具，帮助学生更好地了解血糖监测的原理和方法，提高他们的专业技能和实践能力。

总之，家庭智慧血糖监测系统作为一种便捷的血糖监测工具，在糖尿病管理中的应用场景非常广泛。无论是社区卫生服务、家庭自我监测、特殊情况下的应用，还是数据管理与远程医疗，血糖监测设备都发挥了重要作用，为糖尿病患者提供了更加便捷、高效的血糖监测服务。随着科技的不断进步，血糖监测技术将更加完善，为糖尿病患者带来更多的便利。

四 比较与评价

家庭智慧血糖监测，为糖尿病患者带来了前所未有的便利。然而，不同家庭智慧血糖监测系统在各方面表现差异较大。

（一）准确性

不同品牌的家庭智慧血糖监测系统在准确度方面可能存在差异。消费者在选择时应关注产品的认证证书、测量结果的稳定性以及与其他品牌或实验室测量结果的对比情况。一般来说，采用先进传感器技术和算法的系统在准确度方面表现更佳。

（二）易用性

家庭智慧血糖监测系统的易用性也是消费者关注的重点之一。这包括设备的操作便捷性、佩戴舒适度以及试纸等耗材的易用性。在这方面与动态血糖仪相比，智能指血血糖仪具有反复刺破指尖造成疼痛和感染风险，存在需要患者随身携带试纸、采样针、血糖仪等设备和工具的不便及仅能通过分散式数据点推测血糖波动情况弊端。另外，一些系统可能具有自动调码、语音播报等人性化设计，提高了使用的便捷性。同时，系统的待机时间、数据同步速度等也是影响易用性的重要因素。

（三）智能化程度

家庭智慧血糖监测系统的智能化程度越高，患者的使用体验通常越好。这包括系统的自动校准、数据分析与报告生成、远程监控与管理等功能。一些系统还支持与智能手机等智能设备的连接，实现了数据的无缝传输和同步。

（四）经济成本

家庭智慧血糖监测系统的价格和耗材成本也是消费者需要考虑的因素之一。不同品牌和型号的系统在价格和耗材成本方面可能存在较大差异。消费者在选择时应根据自己的经济能力和需求进行权衡。

家庭智慧血糖监测系统为糖尿病患者提供了一种便捷、精准且个性化的血糖管理方式。不同品牌和型号的系统在准确性、易用性、智能化程度和价

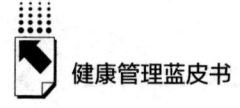

格等方面存在差异。消费者在选择时应根据自己的具体需求和预算进行权衡，选择最适合自己的系统。同时，也需要注意系统的维护和保养，确保其长期稳定运行。此外，随着技术的不断进步和应用场景的不断拓展，家庭智慧血糖监测系统也将迎来更加广阔的发展前景。未来，这些系统将更加小型化、智能化和自动化，能够集成更多的人工智能和机器学习算法，实现更加精准、个性化的血糖管理。

B.18
2024年中国家庭睡眠监测与健康管理

覃岳香　姚山虎　曹婧媛*

摘　要： 良好的睡眠是健康生活的基石，长期睡眠不足或质量不佳会导致多种健康问题，关注并改善睡眠质量具有重要意义。随着健康意识的提升和智能家居技术的发展，家庭睡眠监测技术应运而生，它通过传感器和算法实时监测用户睡眠状态，提供个性化睡眠报告和建议，在慢性病健康管理中发挥重要作用。本文介绍了智能穿戴设备、智能床垫与枕头、智能睡眠监测仪等产品及其应用场景案例，从功能、精度、用户体验、价格等方面分析华为、苹果、小米、飞利浦等睡眠监测产品的优缺点，并提出了改进建议。未来，家庭睡眠监测产品将朝着智能化、个性化和社交化方向发展，成为健康管理的新手段，为人们带来更多便利和福祉。

关键词： 睡眠质量　家庭睡眠监测　健康管理技术　智能穿戴设备　应用场景

在快节奏的现代生活中，良好的睡眠质量是人们追求健康生活的基石。睡眠不仅是身心恢复的重要过程，更是大脑发育、骨骼生长、视力保护以及提升学习效率和工作能力的关键。科学研究表明，长期睡眠不足或睡眠质量不佳会导致记忆力减退、免疫力下降、情绪波动乃至增加患心血管疾病的风险。近年来，以智能手环、手表为代表的家庭睡眠监测设备在健康医疗领域

---

* 覃岳香，临床医学博士，博士后，中南大学湘雅三医院健康管理中心副主任医师，主要研究方向为慢性病风险评估与健康管理；姚山虎，医学博士，中南大学湘雅三医院放射科助理研究员，主要研究方向为医药信息管理、影像人工智能；曹婧媛，内科学博士，南京医科大学附属泰州人民医院泛血管疾病管理中心副主任，主要研究方向为泛血管疾病管理、慢性肾脏病的基础与临床研究。

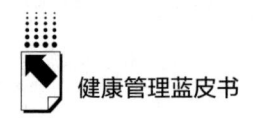

的应用逐渐兴起，为健康与疾病管理提供了新手段。本报告就家庭睡眠监测技术与健康管理概述、产品案例及应用场景案例等方面进行深入探讨。

一 家庭睡眠监测技术与健康管理概述

随着健康意识的普遍提升，加之智能家居技术的飞速发展与移动互联网的全面渗透，家庭睡眠监测技术应运而生，并逐渐成为一种新兴的健康管理趋势。该技术不仅能够帮助用户深入了解自己的睡眠状况，还可通过科学手段促进睡眠质量的提升，为人们带来前所未有的健康管理体验。

家庭睡眠监测技术的核心在于利用先进的传感器和复杂的算法，实现对用户睡眠状态的实时监测与分析。传感器通常被集成在智能床垫、枕头、手环等设备中，能够精准捕捉用户在睡眠过程中的生理信号，如心率、呼吸频率、体动等。通过对数据的处理与分析，系统能够自动识别用户的睡眠阶段，包括深睡眠、浅睡眠、快速眼动睡眠等，进而计算出睡眠时长、深度以及可能存在的睡眠障碍。

家庭睡眠监测系统在健康管理中扮演着非常重要的角色。基于收集到的数据，监测系统能够生成个性化的睡眠报告，不仅揭示用户的睡眠习惯，还能识别影响慢性疾病管理的睡眠障碍，如失眠、睡眠呼吸暂停和昼夜节律紊乱。更重要的是，系统会根据用户的睡眠数据和习惯提供定制化的睡眠建议，医生根据监测数据制定针对性的治疗方案，如认知行为疗法和持续气道正压通气，以提高睡眠质量和控制慢性疾病。家庭睡眠监测系统还可以成为慢性疾病进展的早期预警系统，便于医师能够及时调整治疗方案，预防并发症。

二 产品案例

（一）产品分类

在追求高质量睡眠的浪潮中，应用于健康管理的家庭睡眠监测产品应运而生，并以其多样化的形态和功能满足了不同用户的需求，产品大致可以分为以下几类：智能穿戴设备、智能床垫与枕头及智能睡眠监测仪。

智能穿戴设备是市场上最为常见的一类睡眠监测产品，主要包括智能手环和智能手表。它们通过内置的传感器，如加速计、心率传感器等，实时监测用户的睡眠状态，包括睡眠时长、深度睡眠和浅睡眠周期等。此类设备通常具有轻便、易携带的特点，能够全天候监测用户的健康数据，为用户提供全面的睡眠分析报告。

智能床垫与枕头是备受欢迎的睡眠监测产品，通过内置的传感器和压力分布技术，能够更精确地监测用户的睡眠姿势、翻身次数以及床垫或枕头的舒适度。智能床垫与枕头不仅提供详细的睡眠数据，还能够根据用户的睡眠习惯自动调节床垫或枕头的硬度，为用户提供更加个性化的睡眠体验。

智能睡眠监测仪则是一种更为专业的睡眠监测设备，如多导睡眠监测仪。监测仪通常需要在专业人员的指导下使用，能够监测用户的脑电波、心率、呼吸频率、血氧饱和度等多种生理参数，为用户提供全面、深入的睡眠健康服务，在睡眠障碍的诊断和治疗中发挥着重要作用。

（二）各厂家优势特点

1. 华为运动健康

华为运动健康作为华为旗下的健康管理品牌，凭借其强大的技术实力和研发能力，在智能穿戴设备领域取得了显著成就。智能穿戴设备搭载先进的HUAWEI TruSleep™技术，不仅提供全面的睡眠监测功能，精准记录和分析用户的睡眠数据，还融入个性化睡眠计划、助眠音乐及课程服务等特色功能，为用户提供科学的睡眠改善建议。此外，华为还与多家研究机构合作，共同研究睡眠健康领域的前沿技术，为慢性失眠用户提供认知行为疗法——失眠（CBT-I）数字疗法，帮助用户通过科学的方法改善睡眠。

2. 苹果智能手表

苹果智能手表，即Apple Watch，是苹果公司推出的一款具备睡眠监测功能的智能手表。此款手表能够精准捕捉用户的睡眠状态，包括深度睡眠、快速眼动睡眠以及核心睡眠等多个阶段,帮助用户全面了解自己的睡眠周期。用户可以通过手表或配套的手机应用查看详细的睡眠报告,了解自己的睡眠时长、质量以及各个睡眠阶段的具体分布。手表内置生命体征应用,能够在夜间全方位监测用户的心率、呼吸频率、手腕温度等关键指标。对于Series 9、Series 10及Ultra 2等部分Apple Watch型号,配合watchOS 11系统,可以在夜间监测用户的呼吸状况,判断是否存在睡眠呼吸暂停问题。一旦监测到异常情况,手表会在次日清晨及时通知用户,提醒其关注可能存在的健康问题,并给出对病情的初步评估。

3. 小米智能手环

小米智能手环以高性价比、界面设计简洁易用及上手快的特点在市场上赢得了广泛的认可。手环不仅支持对多种运动模式的监测,还能够全面监测用户的健康数据,包括睡眠数据。智能手环的睡眠监测功能非常实用,能够实时监测用户的睡眠状态,并提供详细的睡眠分析报告。用户可以通过手机App查看自己的睡眠数据,了解自己的睡眠习惯和质量。此外,小米智能手环还结合了小米生态链产品,提供了智能家居联动服务,控制家中的智能设备,如智能灯光、智能窗帘等,为用户创造更加舒适的睡眠环境。

4. 飞利浦智能睡眠系统

国际知名品牌飞利浦在智能睡眠系统领域拥有深厚的技术积累,而且产品线丰富,从床垫到监测仪,为用户提供了全套的解决方案。飞利浦智能睡眠系统结合了专业医疗技术,为用户提供精准、全面的睡眠监测和干预服务。智能床垫和枕头通过内置的传感器和压力分布技术,实时监测用户的睡眠姿势和舒适度。系统会根据用户的睡眠数据,自动调节床垫或枕头的硬度,为用户提供个性化的睡眠体验。此外,飞利浦还提供了远程医疗服务,用户可以随时咨询专家,获取专业的睡眠健康建议。

5. 多导睡眠监测仪

多导睡眠监测仪是一种专业医疗级设备,被广泛应用于睡眠障碍的诊断和治疗,其精准度高、功能全面,为用户提供深入、细致的睡眠健康服务。多导睡眠监测仪通过监测用户的脑电波、心率、呼吸频率、血氧饱和度等多种生理参数，准确判断用户的睡眠质量和潜在的睡眠障碍。值得一提的是，多导睡眠监测仪在睡眠呼吸暂停综合征的诊断中发挥着重要作用。它能够实时监测用户的呼吸情况，判断是否存在呼吸暂停等问题，还能够为确诊的患者提供个性化的治疗方案，帮助患者提高睡眠质量，降低疾病风险。睡眠和心理健康密切相关，家庭睡眠监测还可用于评估和监测抑郁症和焦虑症等精神疾病，监测数据和心理治疗结合提供综合的心理健康护理。

三　应用场景案例

（一）家庭日常使用

在现代社会，随着生活节奏的加快和工作压力的增大，越来越多的人开始关注自己的睡眠质量。智能手环等睡眠监测设备因其便捷性和实用性，成为许多家庭日常健康管理的重要工具。

在一个典型的城市中产家庭中，张先生和李女士都是职场人士，他们的孩子正在上小学，由于工作繁忙，经常加班到深夜，导致睡眠质量不佳。为了改善该状况，他们决定购买智能手环来监测自己的睡眠。智能手环通过内置的传感器实时监测他们的睡眠状态，包括深睡、浅睡和快速眼动睡眠等阶段。每天清晨，他们通过手机 App 查看自己的睡眠报告，了解自己的睡眠时长、深度以及可能的睡眠障碍。

根据手环提供的数据，张先生发现自己的深睡时间较短，而浅睡时间偏长。于是，他开始调整自己的作息时间，尽量在晚上 10 点前入睡，并避免在睡前使用电子设备。同时，他还尝试进行放松练习，如深呼吸、冥想等，以减轻工作压力、提高睡眠质量。经过一段时间的调整，张先生的深睡时间明显增加，睡眠质量得到了显著提高。李女士则发现自己的睡眠中经常出现呼吸暂停的情况，这让她非常担忧。通过智能手环的监测数据，她及时发现了该问题，并咨询了专业医生。医生建议她进行多导睡眠呼吸监测以进一步

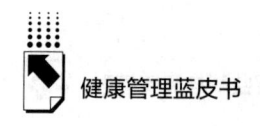

排除潜在的睡眠障碍。经过治疗，李女士的呼吸暂停问题得到了有效控制，睡眠质量也得到了显著提高。

（二）特殊人群管理

1. 儿童睡眠管理

儿童正处于生长发育的关键时期，有独特的睡眠需求，睡眠障碍会对他们的发育和行为产生重大影响。然而，受学习压力、生活习惯等因素影响，许多儿童都存在失眠、睡眠呼吸暂停和夜惊等睡眠障碍。通过智能床垫等睡眠监测设备，儿科医生可以制订适当的治疗计划，为儿童睡眠管理提供新的解决方案，以改善儿童的整体健康状况。

在一个双职工家庭中，父母工作繁忙，无法时刻关注孩子的睡眠状况。他们发现孩子晚上经常醒来，且睡眠质量不佳。为了评估并改善这一状况，他们决定购买智能床垫来监测孩子的睡眠。智能床垫通过内置的传感器和压力分布技术，能够实时监测孩子的睡眠姿势、翻身次数以及床垫的舒适度。每天清晨，父母都会通过手机 App 查看孩子的睡眠报告，了解他的睡眠习惯和质量。根据床垫提供的数据，父母发现孩子在晚上经常翻身，且床垫的硬度不适合他。于是，他们调整床垫的硬度，确保孩子在睡觉时能够保持舒适的姿势，还利用智能床垫的助眠功能，为孩子播放轻柔的音乐和故事，帮助他更快地进入梦乡。通过这些努力，孩子的睡眠质量得到了显著提升，学习和生活状态也变得更加积极和健康。

2. 老年人睡眠管理

随着年龄的增长，老年人的睡眠模式会发生变化，睡眠质量也逐渐下降，容易出现睡眠障碍。家庭睡眠监测可以帮助识别和管理老年人的睡眠问题，如失眠、睡眠呼吸暂停和昼夜节律紊乱，从而改善整体健康和提高生活质量。睡眠监测还可以用于老年人认知功能下降、跌倒风险和老年痴呆症等健康问题早期预警系统。

退休老人王奶奶患有高血压和心脏病，睡眠质量一直不佳。为了监测她的睡眠状况，家人为她购买了智能手环。智能手环能够实时监测王奶奶的心率、血压等生理参数以及睡眠状态。每天清晨，家人都会通过手机 App 查看她的睡眠报告和健康数据。根据手环提供的数据，家人发现王奶奶在晚上经常出现心率加快和血压升高的情况。于是，他们及时联系了医生，获得了专业的建议。医生建议王奶奶在睡前进行放松练习，避免情绪激动和剧烈运动。同时，医生还调整了王奶奶的用药方案，确保其血压和心率在夜间保持稳定。此外，智能手环还为王奶奶提供了紧急呼叫功能，在紧急情况下，她可以通过手环向家人或急救中心发出求助信号，确保及时得到救援。这些功能为老年人的健康和安全提供了有力保障。

（三）企事业单位健康管理

在现代企业中，员工的健康状况直接关系企业的生产效率和整体竞争力。因此，越来越多的企业开始关注员工的睡眠健康，并在员工健康管理计划中引入睡眠监测技术。睡眠监测可用于评估工作环境对员工睡眠健康的影响，如轮班工作或夜间工作。收集的数据可以用于优化工作安排和改善睡眠卫生，进而减少睡眠障碍在职业环境中的发生率，促进员工的睡眠健康和生产力提升。

一家大型 IT 公司为了提升员工的健康水平和工作效率，决定在员工健康管理计划中引入智能手环等睡眠监测设备。公司为员工购买了智能手环，并鼓励他们每天佩戴手环、进行睡眠监测。基于智能手环的监测数据，公司能够实时了解员工的睡眠状况和健康数据。数据分析显示，部分员工存在严重的睡眠障碍，如失眠、睡眠呼吸暂停等。针对这些问题，公司及时采取了睡眠干预措施，如为员工提供心理咨询、调整工作时间和工作环境等。同时，公司还根据员工的睡眠数据，创建个性化的睡眠档案，为他们提供了针对性的健康建议和改善方案。例如，对于深睡时间较短的员工，建议他们进行放松练习和冥想；对于存在睡眠呼吸暂停问题的员工，则建议他们进行进一步的检查和治疗。经过一段时间的干预，员工的睡眠质量和整体健康状况得到了显著提升和改善，精神状态更加饱满，工作效率明显提高。此外，公司还通过智能手环的社交功能，鼓励员工之间分享睡眠数据和健康经验，形成了良好的健康氛围和企业文化。

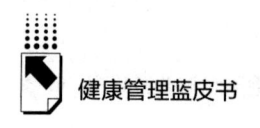

四 比较与评价

(一)产品比较

随着科技的进步,应用于健康管理的睡眠监测产品逐渐从专业医疗领域走进普通家庭,市场上涌现出众多不同品牌、型号的睡眠监测设备。本文将从功能、精度、用户体验、价格等方面,对各厂家的睡眠监测产品进行比较分析(见表1)。

表1 睡眠监测产品特点

项目	Fitbit	小米手环	华为Watch GT系列	Sleep Cycle
功能	提供全面的睡眠监测功能,包括对睡眠时长、深度睡眠、REM睡眠等阶段的监测,以及睡眠质量评分。支持对心率、步数、卡路里消耗等健康数据的监测	提供全面的睡眠监测功能,包括对睡眠时长、深度睡眠、浅睡眠等阶段的监测。支持久坐提醒、运动监测等功能	具备全面的睡眠监测功能。引入血氧饱和度监测、压力监测等高级功能	专注于睡眠监测的手机应用。通过分析用户的睡眠周期,帮助用户在浅睡眠阶段唤醒自己。支持智能闹钟、睡眠记录等功能
精度	内置传感器能够准确识别用户的睡眠阶段,为用户提供可靠的睡眠数据	精度稍逊于Fitbit和华为系列,但性价比优势显著	内置传感器准确识别用户的睡眠阶段,提供可靠的睡眠数据	精度受限于手机传感器的性能,但日常使用中能提供有价值的睡眠信息
用户体验	设备设计精美、佩戴舒适。支持多种运动模式和健康数据监测,为用户提供全方位的健康管理服务	简洁的设计、流畅的操作以及丰富的功能,使其成为许多用户的首选	设备设计精美、佩戴舒适。提供全方位的健康管理服务	简洁的界面和智能的闹钟功能,赢得用户青睐
价格	作为高端睡眠监测产品,价格相对较高,但功能和精度上的优势使其具有市场竞争力	以亲民的价格和全面的功能成为性价比最高的睡眠监测产品之一	作为高端睡眠监测产品,价格相对较高,但功能和精度上的优势使其具有市场竞争力	作为一款手机应用,价格相对较低,用户只需支付一次下载费用即可享受其提供的睡眠监测服务

（二）优缺点评价

不同产品优缺点比较如表 2 所示。

表 2　不同产品优缺点比较

产品	优点	缺点	改进建议
Fitbit	高精度、功能全面、用户体验良好	价格较高,对预算有限的用户不友好	在保持产品质量的同时,优化生产流程和降低成本
华为 Watch GT 系列	高精度、功能全面、用户体验良好	价格较高,对预算有限的用户不友好	在保持产品质量的同时,优化生产流程和降低成本
小米手环	性价比高、功能全面	精度稍逊一等	加强传感器技术的研发,提高产品的监测精度
Sleep Cycle	界面简洁、有智能闹钟功能,提供便捷的睡眠监测服务	精度受限于手机传感器的性能	与手机制造商合作,共同研发更高精度的睡眠监测传感器
总体	—	部分产品在功能设计上不够人性化,如操作复杂、界面不友好等	加强用户调研,了解用户需求和痛点,优化产品设计,优化用户体验

（三）未来展望

随着科技的快速进步和人们对健康生活的需求日益增长,睡眠监测产品正经历一场深刻的变革,已经迈入一个智能化、个性化和社交化并重的全新时代,为人们的健康管理带来了前所未有的便捷与精准。

智能化是变革的核心驱动力。随着人工智能技术的日新月异,未来的睡眠监测产品将实现深度数据分析与精准建议的双重飞跃。它们不再满足于简单记录睡眠时长、深浅睡眠周期等基础数据,而是利用先进的机器学习算法,对用户睡眠数据进行全方位、深层次的挖掘。不仅能即时识别出诸如失眠、打鼾、睡眠呼吸暂停等睡眠异常,还能预测用户的未来睡眠趋势,评估潜在的健康风险。在此基础上,产品能依据个性化数据,为用户量身定制改善方案,如推荐放松技巧、调整卧室环境或引导专业医疗检查,从而显著提升用户的生活质量和健康水平。

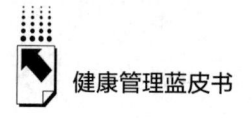

个性化服务是变革的另一大亮点。传统睡眠监测设备往往采用标准化的监测模式，忽视了用户的个体差异。而未来的产品则能通过收集用户的个人信息和历史睡眠数据，为每个人量身定制监测方案。定制方案不仅体现在监测指标的设定上，更体现在后续健康建议的精准提供上。例如，针对运动员或高强度工作者，系统会特别关注其恢复性睡眠；对于老年人，则更注重心率变化和呼吸稳定性。个性化服务极大地满足了用户的多元化需求，提升了健康管理的针对性和有效性。

社交化功能的融入为睡眠监测产品增添了新的活力。用户不仅可以查看自己的睡眠数据和分析报告，还能轻松分享到社交媒体，与朋友和家人共享健康状况改善的成果，不仅促进了用户间的互动和交流，还激发了更多人的健康意识和行动。更重要的是，社交化功能催生了一种基于社区的互助和支持模式。用户可以在睡眠健康社区中，与其他有相似问题的用户交流心得、分享经验，甚至寻求专业的健康咨询，极大地提升了用户的健康管理积极性和效果。

此外，家庭睡眠监测技术在健康管理中还展现出移动化、健康整合等趋势。移动应用已成为用户获取睡眠管理服务的主要渠道，极大地提升了管理的便捷性和互动性。同时，睡眠监测技术与健康管理应用正深度整合，构建一个全面的健康管理平台。该平台不仅关注睡眠管理，还涵盖饮食、运动、心理健康等多个方面，为用户提供一站式、全方位的健康管理服务。

睡眠健康在人体健康管理过程中发挥着至关重要的作用，但许多人对睡眠健康的认识仍然不足。建议政府出台相关政策，鼓励企业研发和生产高质量的睡眠监测产品，并加强对睡眠健康知识的宣传和教育。媒体可以加大对睡眠健康话题的报道力度，提高公众对睡眠健康的认识和重视程度。学校可以开设相关课程或活动，帮助学生了解睡眠健康知识，并养成良好的睡眠习惯。睡眠监测产品在未来将朝着更加智能化、个性化和社交化的方向发展。同时，社会各界应共同关注睡眠健康，加强科普教育，推动健康睡眠理念的普及，给人们的健康和生活带来更多的便利和福祉。

B.19 健康保险与健康管理融合产品应用

刘寒英 陈志恒 林晟*

摘　要： 本报告深入分析了我国健康保险与健康管理融合发展的支持政策与趋势，详细阐述了健康保险与健康管理的融合发展现状、面临的问题与挑战。根据不同健康需求，分别对从数智保险+分类慢性病健康管理服务、保险风险控制+个性化健康管理服务、就医保险+生活方式健康管理服务、健康保险+养老康养健康管理服务四个维度出发的相关产品逐一进行分析，比较相关产品的优点和缺点，并对健康保险与健康管理融合发展的趋势进行了详细分析，旨在促进健康保险与健康管理融合的可持续健康发展。

关键词： 健康保险　健康管理　融合发展

随着中国老龄化进程加快、人民生活水平提高，以及生活方式的改变，以癌症为代表的慢性疾病呈现年轻化趋势，人民对于健康的需求增大，需求链延长，贯穿整个生命周期，也贯穿疾病预防、治疗以及照护周期。完善国民健康政策，为人民群众提供全生命周期健康服务，是我国实施健康中国战

---

* 刘寒英，中南大学湘雅三医院健康管理中心主治医师，博士，主要研究方向为呼吸系统相关慢性疾病的筛查与管理；陈志恒，中南大学湘雅三医院健康管理中心创始主任，中关村新智源管理研究院副院长，长期从事临床教学科研和健康体检、健康管理以及健康产业政策与行业发展等研究工作；林晟，平安健康保险股份有限公司党委副书记，长三角脑血管病专科联盟副会长，海峡两岸医药卫生交流协会国际医疗与特需服务专委会第二届委员会常委。

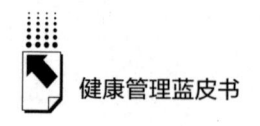

略的重要内容[1]。健康保险与健康管理作为全生命周期健康服务的核心内容与关键环节,具有至关重要的作用。

一 健康保险与健康管理融合支持政策与发展趋势

(一)支持政策

近年来,国家政策大力支持发展商业健康保险。国家政策明确指出,要促进商业保险与健康管理服务的融合[2],从2010年开始,国家就已经提出要鼓励和引导社会资源举办医疗机构,大力支持并鼓励保险公司投资医疗、养老和健康管理等领域。2013年颁布的《国务院关于促进健康服务业发展的若干意见》中指出要加快发展健康养老服务,积极发展健康保险。在国家顶层设计的指导和要求下,2019年10月,中国银行保险监督管理委员会发布新版《健康保险管理办法》,特别新增"健康管理服务与合作"章节,对保险公司开展健康管理服务的内容、形式、收费以及信息共享与安全等作出基本规定,标志着健康管理与健康保险融合进入实质性发展阶段。2020年《保险机构健康管理服务指引》中对保险和健康管理服务体系、能力和系统建设、人群划分、服务分类等内容作出详细规定,加快了健康管理与健康保险融合发展。2022年4月,《国务院办公厅关于印发"十四五"国民健康规划的通知》鼓励保险机构开展管理式医疗试点,建立健康管理组织,提供健康保险、健康管理、医疗服务、长期照护等服务。健康保险与健康管理服务正是实现"健康中国"战略的两大抓手,可见,健康保险与健康管理融合发展,已经成为健康中国建设顶层设计的重要内容(见表1)。

---

[1] 代宝珍、周绿林:《我国健康保险业的健康管理运行模式构建》,《保险研究》2009年第11期。
[2] 朱铭来、陈雅诗:《健康保险与健康管理融合共赢之路》,《中国保险》2023年第3期。

表1　健康保险与健康管理融合发展相关政策

发文时间	发文单位	文件名称	相关内容
2013年9月	国务院	《国务院关于促进健康服务业发展的若干意见》（国发〔2013〕40号）	积极开发商业健康险与健康管理、养老等服务相关产品
2014年8月	国务院	《国务院关于加快发展现代保险服务业的若干意见》（国发〔2014〕29号）	提供商业保险与健康管理相结合的疾病预防、健康维护、慢病管理等健康管理服务
2016年10月	中共中央、国务院	《"健康中国2030"规划纲要》	丰富保险产品，鼓励开发与健康管理服务相关的产品
2018年4月	国务院办公厅	《国务院办公厅关于促进"互联网+医疗健康"发展的意见》（国办发〔2018〕26号）	支持与鼓励开展远程医疗、健康咨询与健康管理
2021年9月	国务院办公厅	《国务院办公厅关于印发"十四五"全民医疗保障规划的通知》（国办发〔2021〕36号）	支持商业保险机构与中医药机构合作开展健康管理服务，开发中医治未病等保险产品
2022年4月	国务院办公厅	《国务院办公厅关于印发"十四五"国民健康规划的通知》（国办发〔2022〕11号）	鼓励保险机构开展管理式医疗试点，建立健康管理组织，提供健康保险、健康管理等服务

（二）国内健康保险与健康管理融合产品的现状

健康管理的全过程可以分为三个阶段[①]。第一阶段主要包括健康体检、健康评估、健康教育和疾病预防；第二阶段是通过进行医疗资源合理配置，实现疾病诊疗，实现控制医疗费用；第三阶段则包括护理和康复等持续健康管理过程。保险公司开展健康管理服务的最终目的是打通健康管理的这三个阶段，形成以大健康为中心的全产业链完整闭环。

我国商业保险公司于2010年开始探索与布局健康管理服务[②]。健康体检、

---

① 汤明坤、谢强：《依托互联网医院构建闭环式健康管理系统》，《中国卫生标准管理》2022年第17期。
② 许闲、林陈威、尹轶帆：《中国商业健康保险发展：演进与创新——基于2009—2022年中国医疗保险条款数据的分析》，《复旦学报》（社会科学版）2023年第5期。

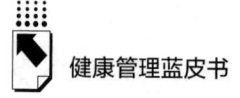

就医支持等是保险公司初期提供的保险产品的附加增值服务。随着人民健康意识和保险专业性的提升，部分保险公司在高端医疗保险产品中纳入医疗咨询、基因检测、海外救援、境外就诊等健康管理服务，随着相关政策的实施，以及"惠民保"的快速兴起，健康管理与健康保险实现了快速融合发展。

到目前为止，保险公司布局健康管理领域主要有四种模式，包括自建、共建、购买、互联网。但是在健康保险与健康管理融合发展中存在诸多问题。首先是服务对象范围不一致，健康保险要求被保险对象是体况良好的个体或群体，且必须通过保险公司的健康风险筛查，往往将60岁以上人群排除在外，而这部分人刚好是健康管理服务的重点人群，因此这种服务对象范围不一致导致了对象错位问题，效果不如人意。其次是服务内容深度不一致。大多数保险公司将健康管理服务作为疾病保险与医疗保险的附加服务，而健康管理包含健康档案、风险评估、预防与康复，具有系统性和综合性，内容非常丰富。因此，健康保险与健康管理融合的产品过于单一，不能满足人民日益增长的健康需求①。最后是在融合过程中支撑体系不完善。在健康保险领域，专业人才供给明显不足。信息资源无法实现有效畅通交流，基于医疗信息的安全性，健康保险方无法获取真正的健康基本数据，因此融合工作开展艰难。

但是在国家政策支持下，多家保险机构在借鉴国际主流发展模式的基础上，踏入健康服务行业，设计疾病预防、治疗、康复以及自我健康管理全周期闭环服务体系，推动健康保险、健康管理服务融合共赢。在新形势下，健康保险公司中涌现出一批有代表性的服务模式，为健康管理提供了多样化选择，保险公司在重大疾病预防、慢病管理、康复等降低健康保险赔付风险方面进行创新与实践，将"事后赔付"转变为与健康管理理念相对应的风险评估、干预及后期管理，结合互联网的优势，实现健康保险与健康管理的深度融合②，为行业发展提供了借鉴。

---

① 李云峰：《健康保险——健康管理的驱动力》，《中国信息界（e医疗）》2011年第3期。
② 孔静霞：《商业健康保险与健康管理共赢之路探索》，《保险职业学院学报》2010年第6期。

二 典型融合产品

（一）典型融合产品一：数智保险+分类慢性病健康管理服务

数字科学技术因其与健康保险快速联动的融合发展态势受到业界以及学术界持续关注，成为学术研究与探讨的新兴领域[①]。在常见慢性病健康管理相关的险种方面，太平洋保险公司的太平寿险、健康险与健康管理公司进行合作，积极运用大数据、人工智能等技术，拓宽了承保范围，将原本不被保险公司承保的慢性病患者也纳入承保范围，为保险产品的发展提供了更多的可能。太平人寿在数字赋能时代，不断探索健康医疗大数据的能力建设和新技术的应用。比如太保寿险的家安芯医疗保险将慢性病分为三类——A类：高血压或糖尿病人群；B类：甲状腺结节或乳腺结节人群；C类：肺结节人群。投保年龄从18周岁到96周岁，大大拓宽了年龄范围，根据不同参保情况给予不同的赔付比例。众安保险积极运用大数据、云计算、人工智能等技术拓展产品的承保范围。众安保险公司非常重视数据的收集和利用，认为它们是保险业务发展的基础，是实现风险管理的关键，众安医疗健康生态中孵化的暖哇技术辐射了28个省份1000多家医疗机构的数据，同时与香港的运动平台合作，通过智能可穿戴设备精准实时地获取被保险人的健康信息，以便更好地保障其健康。众安保险已经能够为糖尿病、高血压、甲状腺疾病、乳腺疾病、慢性肝病、慢性肾病、癫痫患者等病患提供保险产品。

（二）典型融合产品二：保险风险控制+个性化健康管理服务

心脑血管疾病已经成为全球范围内导致死亡的主要疾病之一，对人类健康构成严重威胁，面对心脑血管疾病的严峻挑战，人们越来越意识到健康保险的重要性，然而，传统的健康保险往往只关注疾病发生后的经济补偿，而

---

① 李玉华：《数字健康技术与商业健康保险的发展》，《金融理论与实践》2020年第12期。

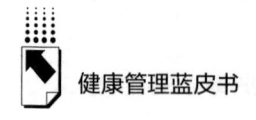

忽略了疾病发生前的风险管理和预防。因此，市场迫切需求一种能够融合心血管风险管理与健康保险的产品。

比如平安保险公司的"心脑保"。这款产品通过健康管理的早期切入与切实举措，帮助客户改善自身健康状况，养成良好的依从性，以预防心脑血管严重并发症的发生，从而帮助保险公司实现"服务+风控"目的。

"心脑保"心脑血管特定疾病医疗保险是一款面向"四高"慢病人群，以报销心脑血管等特定严重并发症医疗费用为主，并提供全面的慢病管理服务的产品，在提升慢病基础病人群的综合健康水平的同时，也为其提供了一份综合性保障。

在保障责任方面，"心脑保"报销急性冠脉综合征、脑出血、脑梗死等三种疾病的住院医疗费用，可报销医疗费用不限医保目录，年度保障金额高达100万元；无免赔额，报销比例高达80%；此外，对于上述三种特定疾病导致的身故，"心脑保"产品为客户提供了10万元的定额给付保险金。

在健康管理服务方面，在专家团队支持下研发的"心脑保"健康管理服务包，应用权威模型对客户心脑血管未来发病风险进行评估，并根据评估结果的等级，匹配相应的健康管理服务内容，包含个性化健康管理方案制定、健康教育、定期随访、专家咨询、就医协助等多项内容。目前获得健康管理服务的总人数约46000人，个性化的体检规划及体检报告解读服务分别占44%，制定个性化健康管理方案占12%，服务覆盖上海、广东、湖南等地区，超过10%的人群反馈个性化健康管理产生了不同程度的正向效果。

平安人寿主要探索"产品+服务"的发展策略，将保险产品与医疗生态圈所提供的服务融合或匹配，逐步形成了"保险+健康管理"的商业健康保险产品发展模式，随着人口老龄化进程的加快，平安保险公司针对帕金森病推出了相对应的健康保险，在国家老年疾病临床医学研究中心支持下，平安保险开发出了帕金森康复管理服务，为每位患者量身定制专属健康管理、对症调药、康复方案，以患者为中心的综合管理团队，提供专业的管理服务，全面控制相关症状，并有效延缓疾病进展。患者及家属可以持续随访，拥有个性化科普咨询、后期运动康复管理、功能障碍康复管理以及健康管理师服务等。这些服务贯穿了疾病的发生发展以及后期的综合性健康管理过程。

（三）典型融合产品三：就医保险+生活方式健康管理服务

平安公司的"颐享易保"是行业首创、主动守护客户健康的医疗险，优选全球医疗资源，为客户提供从看病、住院到出院、康复的全流程健康管理服务。帮助客户及时了解自己的健康状况，保持良好的饮食习惯，做好健康管理，预防疾病。在健康管理服务方面，从看病、住院到出院、康复，"颐享易保"涵盖门诊协助、专车陪诊、多学科会诊、住院协助、住院陪护、出院交通安排、居家健康管理等服务，全流程管理客户健康。尤其在慢病健康管理领域，由平安保险与中南大学湘雅三医院健康管理医学中心陈志恒教授组织的多学科团队共同研发的"生活方式健康管理逆转糖尿病服务包、稳糖健康管理服务包"，以及"高血压稳压健康管理服务包"等，实现专人专案管理，全年陪伴客户养成健康的生活方式，从根源上逆转或缓解或康复以糖尿病为代表的"四高一重"（高血压、高血脂、高血糖、高尿酸和肥胖）心血管代谢性共病；运用生活方式医学六大技术，即特殊膳食与医学营养、运动管理、压力管理、睡眠管理、人际关系、控烟限酒和远离环境毒素等，与健康管理医学服务六大环节，即问诊问卷、体检与专项筛查（早筛查）、健康评估与慢病危险分层（早评估）、健康干预（早干预）、跟踪随访、疗效评价，深度融合形成集科学性、规范性和智能化于一体的慢病健康管理保险产品。

目前，市场上的保险产品大多关注消费者的事后保障，但对消费者而言，提早发现风险、及时干预治疗才是最经济有效的策略。针对消费者的痛点，"颐享易保"通过健康管理的早期切入与定制生活方式管理方案，帮助客户改善自身健康状况，养成良好的依从性，以预防严重并发症的发生，让客户享受省时、省心的高品质保险保障和医疗服务，同时帮助保险公司实现"服务+风控"的目的。

在"健康中国2030"大背景下，人民对身心健康愈加关注，越来越多

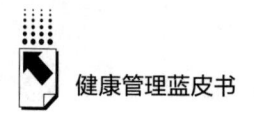

的国际研究聚焦人民生活方式的选择对健康、死亡率等的影响。牛津健康联盟和世界卫生组织的研究结果预测，吸烟、营养不良、缺乏运动以及饮酒这四种不良的生活方式引发癌症、心脏病、糖尿病、肺部疾病四种非传染性疾病。平安健康险与世界领先的健康管理公司Vitality集团联合打造了企业健康指数评估和推荐工具，帮助企业更好地了解员工面临的身心健康问题，它是一款计算工具，采用问卷设计、匿名回复、安全的数据存储等方式，通过数据帮助企业了解员工的医疗健康需求，根据模型预计，针对性地给出解决方案以及整体建议，为有效的健康干预措施给予数据支持。

企业健康指数评估和推荐工具，可以让企业更好地干预和改善员工健康，研究员工的生活方式选择、既往病史，以及发病率/死亡率之间的关系；可以明确员工的健康风险，衡量因健康导致的产能损失，采取切实可行的职场医疗健康建议，提升员工的满意度，并进一步提升员工工作投入度，降低工作效率损失和人员流动。

（四）典型融合产品四：健康保险+养老康养健康管理服务

长城康养的"六养合一"理念揭开了中国康养行业的新篇章。其提出的医养、食养、旅养、耕养、住养和娱养，通过健康保险与健康管理融合、商业保险参与"医养结合"的养老模式，在一定程度上缓解了人口老龄化带来的社会问题。

以江苏省健康保险综合保障创意产品为例，这是一个集养老、投资、护理与疾病理赔于一体的创意产品，以互联网为主要平台，通过与医药公司签订合作条约、建立自身网络医疗健康平台等方式收集医疗信息，参与医疗方案的制定等。为控制医疗费用等，可提供专家定期健康讲座及养生知识，降低出险概率。该产品提供养老方面的服务设计，购买该保险产品的消费者在连续缴纳该公司保险保费200万元后可在退休之际直接入住由保险公司投资的养老高级社区，而该社区可提供医疗、饮食、娱乐等全方位服务，真正做到健康保险与健康管理相融合。

泰康养老社区是健康保险与健康管理相融合的典范，其目标客户是高净值人群。泰康养老社区提供高端养老照护服务，引进了美国CCRC持续照护模式，实现一站式持续照护。社区内自建康复医院，聘请专业的专家团队，可以对老年人进行疾病治疗；此外还配有全科诊所，满足居民常见疾病的治疗需求。在泰康养老社区内，根据老年人的不同身体状况选择对应的公寓，主要有独立生活公寓和护理公寓可供选择，提供针对自理、半自理、不能自理和失智等不同身体状况老年人的照护服务。泰康养老社区会为住户建立健康信息档案，每月组织健康知识讲座，普及运动、慢病的知识，通过慢病小组、健康讲座和定制服务实现对慢病的健康管理。

综上所述，我国健康保险与健康管理的步调不一致，各家公司在发展健康管理形式上风格迥异。表2针对目前市场上部分典型的二者融合产品进行总结。

表2　健康保险与健康管理融合产品/服务

健康保险产品/服务	保险公司	健康管理内容
健享人生保险	太平养老	健康管理服务：健康咨询、健康评估、健康自我管理平台、重大疾病门诊、住院、手术协调、体检安排等
帕金森康复管理服务	平安保险	量身定制专属健康管理、对症调药、康复方案，以患者为中心的综合管理团队提供专业的管理服务
心脑保	平安保险	面向"四高"慢病人群，以报销心脑血管等特定严重并发症医疗费用为主，提供全面的慢病管理服务
泰康之家	泰康保险	提供高端养老照护服务，可以对老年人进行疾病治疗，配有全科诊所，满足居民常见疾病的治疗需求

三　未来发展趋势

根据我国"健康保险与健康管理融合"SWOT分析，目前保险机构开展健康服务的动机强烈，保险并不是唯一可以开展健康服务的行业，选择健康服务也不是保险行业发展的唯一手段，"健康保险+健康管理服务"的发展模式却是保险行业解决问题、突破瓶颈的重要手段之一。商业保险公司无法

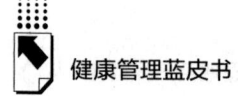

参与社会医疗保险以及无法介入诊疗过程、私营医院或其他健康保险公司信息处理能力不够，相关领域跨界人才缺失。因此融合过程中存在不同程度的障碍。

近年来，政府相继出台多项政策，鼓励保险公司开展健康管理服务，随着人口老龄化的加剧，我国"健康保险+健康管理服务"遇到了很好的机遇。但是我国目前相关政策法规仍不健全，医疗卫生体制仍不完善，配套基础设施不齐全，我国健康保险有着较好的前途，健康管理服务市场前景无限。如果二者恰当结合，既能帮助消费者或者被保险人改善自身健康状况，又能让保险公司实现有效的风控管理，降低全民支出，我国健康保险与健康管理融合发展将迎来光明前景。

B.20
2024年家庭肠道健康检测与健康管理

李进军 李 力*

摘 要： 作为人体重要的消化和免疫器官，肠道健康与我们的生活息息相关。随着检测技术的飞速发展，人们对于粪便中所反映的健康信息愈加重视，人们更加重视肠道菌群与健康的关系。通过粪便检测可以了解到消化道感染、消化不良、消化道出血等症状，及早发现胃肠炎、肝病，甚至肿瘤等潜在健康问题。目前粪便检测已成为医院体检的常规项目和科学研究的重要手段。不良的饮食习惯、缺乏运动、情绪压力以及肠道菌群失衡等因素与肠道疾病息息相关，因此基于肠道健康多维定量评价技术，从生活方式、疾病标志物、肠菌多样性、肠菌代谢产物和菌群活性五个方面综合评估肠道健康，有助于在幽门螺杆菌感染防治、胃食管反流、慢性胃炎、胃溃疡和消化道肿瘤等疾病诊疗中为患者提供个性化健康管理方案。

关键词： 粪便检测 肿瘤早筛 菌群测序 肠道健康

一 概述

粪便检测具有取样方便、无创伤，以及检测范围广等特点，不仅是医院的常规体检项目，也可以成为大健康相关产业的重要检测项目。传统粪便检

---

* 李进军，博士，研究员，浙江省农科院食品科学研究所功能食品与精准营养研究室主任，主要从事功能食品开发、消化道微生态检测技术开发与精准营养的研究工作；李力，博士，教授，主任医师，杭州师范大学临床医学院教授，中南大学健康管理研究中心专家委员会委员、博士后合作导师，主要从事中医治未病与健康管理临床研究。

测技术，包括显微镜观察、生化法、单克隆抗体胶体金法等，近年来，随着科学技术的发展，粪便DNA检测技术在肠道特征菌的定量、肿瘤早期筛查、粪便菌群多样性检测方面得到普及和应用，多目标DNA检测结合粪便免疫化学检测（sDNA-FIT）分析11种DNA标志物（包括人血红蛋白、NDRG4和BMP3异常甲基化、KRAS点突变、NDRG4和BMP3点突变等）已经成为肠道肿瘤的常规筛查办法之一。健康产业的政策支持、胃肠道疾病负担的增加以及对现场检测的日益偏好等因素正在推动粪便检测技术的革新和市场的增长，粪便检测已经显示出了较好的市场应用前景。

肠道微生物在维持正常的生理和健康方面发挥着重要作用，包括定殖黏膜表面及分泌抗菌物质抵抗病原菌的侵入，增强免疫功能[1]，促进消化和代谢功能[2]，控制肠上皮细胞的增殖和分化[3]，改变胰岛素抵抗和胰岛素分泌[4]，调控脑肠轴通讯进而影响精神和神经功能[5]等。肠道菌群结构、功能的变化和人的一些疾病的发生发展相关，比如炎症性肠病（IBD）、肥胖和糖尿病、过敏、自身免疫性疾病、心血管疾病、抑郁症和肿瘤等[6]，因此通过肠道微生物基因检测和代谢组学检测不仅可以了解宿主的生活习惯、健康状况和疾病进程，而且可以根据需要针对病人生活习惯和饮食结构方面加以指导，或使用益生菌、益生元等对肠道菌群的结构和功能进行调控，进而改

---

[1] Mills S., Stanton C., Lane J. A., et al., "Precision Nutrition and the Microbiome, Part I Current State of the Science Nutrients," *Nutrients* 11 (2019): p. 923.

[2] Rothschild D., Weissbrod O., Barkan E., et al., "Environment Dominates over Host Genetics in Shaping Human Gut Microbiota," *Nature* 555 (2018): pp. 210-215.

[3] Wiley N. C., Dinan T. G., Ross R. P., et al., "The Microbiota-gut-brain Axis as a Key Regulator of Neural Function and the Stress Response: Implications for Human and Animal Health," *J. Anim Sci* 95 (2017): pp. 3225-3246.

[4] Kelly C. J., Zheng L., Campbell E. L., et al., "Crosstalk between Microbiota-derived Shortchain Fatty Acids and Intestinal Epithelial HIF Augments Tissue Barrier Function," *Cell Host Microbe* (2017): pp. 662-671.

[5] Zheng P., Zeng B., Liu M., Chen J. et al., "The Gut Microbiome From Patients with Schizophrenia Modulates the Glutamate-glutamine-GABA Cycle and Schizophrenia-relevant Behaviors in Mice," *Sci Adv* 5 (2019): p. 8317.

[6] Gomaa E. Z., "Human Gut Microbiota/Microbiome in Health and Diseases: a Review," *Antonie Van Leeuwenhoek* 113 (2020): pp. 2019-2040.

善病人的身体状况，减少其对药物的依赖。如拟杆菌可以激活 CD4+T 细胞导致动物性饮食摄入和肥胖症状，而双歧杆菌可以促进短链脂肪酸的产生，改善肠道黏膜屏障，降低脂多糖的水平，从而降低肥胖的风险[①]，肠道菌群代谢产生的三甲胺（TMA）和肠菌细胞壁成分（脂多糖和肽聚糖）可促进心血管疾病（CVD）的发生和发展，因此通过调节和恢复肠道微生态的平衡控制疾病的发生和发展是诊疗的一个重要目的。本文力争对现有粪便检测中应用到的检测技术、粪便检测的意义以及健康管理的案例做一个全面的陈述，期望推动家庭肠道健康检测更好地发展。

二 基于粪便检测的肠道健康评价及应用方向

（一）粪便常规检测技术介绍

粪便常规检测技术是一种常见的医学检查方法，是消化道健康状况的重要评估手段。通过物理学、化学、免疫学、培养法和分子生物学等方法对粪便进行常规检测分析，了解消化道功能状态，帮助诊断消化道相关疾病如炎症、出血等。一般外观检查是观察粪便形状、颜色、气味和质地等，形状如颗粒状、香蕉状等，颜色如绿色、黄色、黑色等，气味如臭鸡蛋味等，质地如是否有黏液、便血等，主要是通过肉眼观察判断。显微镜检查是通过显微镜观察细胞成分、寄生虫及虫卵、结晶等。细胞成分如红细胞和白细胞等的检出可能提示消化道出血或有炎症。化学检测通常包括隐血试验、pH 值测定和脂肪含量检测等。隐血试验是通过化学试剂检测粪便中是否存在肉眼看不见的微量血液，有助于早期发现消化道出血，结合其他指标和症状还可以初步判断是上消化道出血还是下消化道出血，这对前期筛查肠道息肉、消化

---

① Scotti E., Boué, Stéphanie, et al., "Exploring the Microbiome in Health and Disease: Implications for Toxicology," *Toxicology Research & Application* 1 (2017): p.1177.

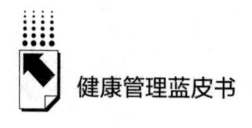

道肿瘤等有重要价值[1]。微生物检查包括粪便细菌培养、病毒检测和真菌检查等。细菌培养是通过特定培养基培养，通过分离和鉴定致病菌，来帮助诊断细菌性肠炎。

粪便常规检测的意义简单概括如下：①早期诊断，对于消化道出血、炎症、感染等疾病的早期发现和诊断至关重要；②病情监测，在治疗过程中，定期进行粪便常规检查可以帮助医生评估疗效和调整治疗方案；③健康评估，即使没有明显症状，定期的粪便检查也是全面健康管理的一部分，有助于预防潜在的健康问题。总之，粪便常规检查是一项简单有效、成本低廉的检查方法，对于维护消化系统的健康有着不可或缺的作用。

（二）结直肠癌早筛技术介绍

结直肠癌（CRC）是人类消化道最常见的恶性肿瘤之一[2]，相关监测数据显示，全国结直肠癌发病率和死亡率分别为36.63/10万和17.00/10万，总体呈上升趋势[3]。想要降低结直肠癌的发病率和死亡率，早期筛查无疑是主要着手点。美国预防医学工作小组（USPSTF）推荐了7种发现进展期腺瘤和结直肠癌的筛查技术，包括：高敏化学大便隐血，免疫法大便隐血，免疫隐血+粪便DNA、RNA检测，结肠镜检查，CT模拟结肠镜检查，软性乙状结肠镜检查，软性乙状结肠镜+免疫法大便隐血，其中粪便隐血（FIT）和粪便DNA、RNA检测，可以作为序贯筛查的初筛手段。

国内肠癌早筛技术路径主要有：（1）包括P53、APC、DCC、BAT26等基因突变的单靶点DNA检测；（2）以BMP3和NDRG4基因为主甲基化肠癌粪便检测；（3）结合了甲基化DNA标记（MDM）、KRAS突变和粪便血红蛋白的多靶点DNA检测；（4）以miRNA为主肠癌早筛粪便检测；（5）以代谢组

---

[1] 初祯：《130例急诊室消化道出血患者病因及实验室结果分析》，《中国现代医生》2020年第3期。
[2] Zheng R. S., Chen R., Han B. F., et al., "Cancer Incidence and Mortality in China, 2022," pp. 221–231.
[3] https://www.sohu.com/a/824243074_355475，最后检索时间：2024年11月15日。

学为主的肠癌早筛。粪便 DNA、RNA 检测作为一种新兴的非侵入性筛查方法，具有较高的敏感性和特异性，在结直肠癌的筛查中具有广阔的应用前景。

虽然从全球看早筛产品仍是国外公司占据了较大份额，但是国内的公司近几年也在蓬勃发展，开发出多种基于粪便检测的早筛产品（见表1）。康立明推出的"长安心"是国内首个获批的粪便 DNA 检测产品，其特异性和阴性预测值较高，假阳性率低，漏检可能性低，同时由于检测靶点较少，价格相对较低。以 BMP3 和 NDRG4 基因为主的甲基化肠癌粪便检测代表公司是诺辉健康，其代表产品是"常卫清"，对肠癌和进展期腺瘤敏感性相对较高，而且多靶点 FIT-DNA 检测被纳入了《中国结直肠癌筛查与早诊早治指南》，得到临床医生和权威机构的认可。以 miRNA 为主肠癌早筛检测的代表公司是晋百慧生物，其产品是"睿常太"，该产品用于体外定性检测人群粪便样本中的 miR-92a。派森诺推出的"诺菌康"是以筛选出的高特异性肠道指示微生物和便潜血作为检测对象来筛查早期结直肠癌。筛选并验证性能优异的检测靶点，是肠癌早筛企业的核心竞争力。随着结直肠癌早筛技术和产品的不断革新，人们更加容易接受这种非侵入的检测方式，为结直肠癌的预防和早期治疗提供了更多的机会。

表1 国内粪便结直肠癌早筛产品

公司	产品	检测内容	技术平台	敏感性/特异性
康立明	长安心	SDC2 基因甲基化	qPCR	86.71%/93.65%
诺辉健康	常卫清	KFAS 基因变异，BMP3 和 NDRG4 基因甲基化+FIT	qPCR	92%/96.49%
锐翌生物	常易舒	SFFP2 和 SDC2 双基因甲基化	qPCR	97.73%/94.24%
华大数极	华常康	SDC2、ADHFE1 和 PPP2R5C 三基因	qPCR	90%/89%
吉凯基因	常佑康	EMP3 和 NDRC4 基因甲基化+FIT	qPCR	—
艾米森	艾长康	SDC2 和 TFP12 基因甲基化	qPCR	93.4%/94.6%
广州达健	肠安健	多基因甲基化	qPCR	—

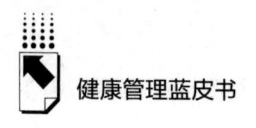

续表

公司	产品	检测内容	技术平台	敏感性/特异性
晋百慧	睿常太	MiRNA	qPCR	71.76%/92.3%
艾德生物	畅青松	SDC2基因甲基化	qPCR	86%/92%
派森诺	诺菌康	7种指示菌	qPCR	92.9%/92.6%
和壹基因	常壹宁	SDC2和SFRP2基因甲基化+KARS突变+FIT	PCR荧光探针法+FIT	—

（三）基于高通量测序技术的肠道菌群多样性检测技术介绍

肠道微生物群由1500多种组成，数量更是达到10次方数量级①，分布在50多个不同的门②。肠道菌群多样性主要包括物种多样性、遗传多样性和功能多样性三个方面③。传统微生物群落分析的方法一般是平板培养、纯化，通过理化方法鉴定菌株，后来随着技术的发展出现了质谱和一代基因测序进行菌株鉴定，但是这种方法的局限性就是大部分不能在体外培养出来的菌株就很难被发掘。随着宏基因组测序技术的发展，基于16S rRNA（16S ribosomal RNA）基因的高通量测序技术已经在肠道菌群研究中得到广泛应用。16S rRNA是细菌分类学研究中最常用的"分子钟"，其序列包含9个可变区（variable region）和10个保守区（constant region），其中，V3-V4区特异性好，数据库信息全，是细菌多样性分析注释的最佳选择。16S测序是对提取好的微生物基因组DNA的某一段或几段高变区序列（V4区或V3-V4区）进行PCR扩增，然后经过建库后进行测序、注释等，通过DESeq2/edgeR/DESeq等软件进行差异表达分析，最后利用Illumina平台生成的数据

---

① 牛丽娜、李艳梅、刘小方：《粪便钙卫蛋白、降钙素原在溃疡性结肠炎及腹泻型肠易激综合征诊断中的临床意义》，《现代消化及介入诊疗》2018年第6期。
② Gomaa EZ, Gesine Stephan, "Gut Microbiota in Health and Diseases—a Review," *Antonie Van Leeuwenhoek*. 113（2020）：pp. 2019-2040.
③ Noss RF, Gesine Stephan, "Indicators for Monitoring Biodiversity: a Hierarchical Approach," *Conservation Biology* 4（1990）：pp. 355-364.

进行生物信息学分析，通过分析微生物多样性和丰富度，找到各组间的差异菌群，挖掘出表型与微生物群落之间的关联性，进而找到微生物和环境之间的相互作用关系。虽然现在对于肠道菌群的研究大多会用到 16S rRNA 检测技术，但是该技术也有其自身的局限性，比如不能精确到种水平，且不能准确定量细菌数量。

肠道菌群检测已经是一项备受瞩目的健康检查项目。该项检测通过分析肠道微生物群落，为人们提供了重要的肠道健康信息，从而帮助人们预防疾病、改善健康状况。检测肠道菌群的必要性主要有以下三个方面：第一，通过测序了解微生物包含的大量基因组信息和代谢组信息，帮助人们更好地保护肠道健康和身体健康。第二，肠道微生物群落的失衡与许多肠道疾病的发生有关，如炎症性肠病、肠道感染、过敏性肠炎等。肠道菌群检测可以帮助人们及早发现肠道微生物群落的异常变化，从而及时采取措施进行调整，预防肠道疾病的发生。第三，肠道菌群检测还可以帮助人们了解自己肠道微生物群落的特点，从而更好地制定个性化的饮食、运动等方案，优化肠道健康。因此，肠道菌群多样性检测在评估肠道健康、预测疾病风险、指导疾病治疗、检测治疗效果、推测药物反应和理解个体差异等方面具有重要意义。

（四）基于粪便检测的肠道多维定量评价技术介绍

科学家们为了全面评估肠道健康状态，研究发展了多种多维定量评价技术，统称为肠道健康多维定量评价技术，这些技术从不同视角去综合评价肠道健康水平。包括以下常用的评价方法和技术。

1. **肠道健康相关问卷**

通过使用健康问卷调查的方式，让受检者自己评估肠道健康状况，内容涉及大便布里斯托分型、排便频次等。

2. **肠道疾病标志物**

通过胶体金法检测粪便中血红蛋白、转铁蛋白、钙卫蛋白和幽门螺杆菌（Hp）抗原等指标，评估是否存在上下消化道出血、是否有慢性炎症、是否感染 Hp 等状态，间接评估肠屏障是否完好无损和肠道炎症水平，据此进一

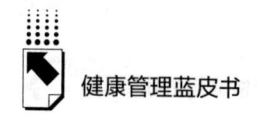

步指导临床根据上下消化道出血情况选择胃镜或肠镜检查和治疗。

(1) 潜血双联（血红蛋白 Hb 和转铁蛋白 Tf）：又称隐血，可有效反映消化道出血的情况，主要提示有消化道囊肿、息肉、肿瘤风险、黏膜完整性下降和肠道黏膜通透性升高等风险[1]。

(2) 钙卫蛋白：是急性炎性细胞活化的标志物，其表达具有组织或细胞特异性，它可以存在于血浆和粪便中，用以监测炎症性肠病的活动性[2]。目前，粪便钙卫蛋白是区分肠易激综合征（IBS）和炎症性肠病（IBD）的一个无创性诊断指标[3]，若钙卫蛋白检测阳性提示肠道可能有炎症，则肠道腺瘤的风险较高，会增加患综合疾病的风险，建议及时就诊消化科。

(3) 幽门螺杆菌抗原（Hp 抗原）：Hp 已被确认是胃癌的 I 类致癌原，可以在粪便中检测到 Hp 抗原[4]。粪便 Hp 抗原检测胶体金法，为定性检测，可以准确反映 Hp 的现症感染情况，阳性则可认定为现症感染[5]。

3. 肠道特征菌菌群分析

通过 qPCR 检测方法分析粪便中有益菌和有害菌的含量，了解肠道中的菌群分布及其具体含量。对双歧杆菌、乳酸菌、普拉梭菌、阿克曼氏菌、多形拟杆菌、粪肠球菌、具核梭杆菌和共生梭菌等 8 种肠道特征菌的定量检测可以快速评估肠道菌群是否失调。qPCR 检测方法具有较高的特异性和灵敏性，可以精准检测到具体特征菌的存在和数量，操作相对简单快速，结果可靠，且成本较低。

4. 肠道特征菌群代谢产物

通过生化法、液相色谱或气相色谱等技术检测粪便中特定代谢物的水

---

[1] 王艳萍：《浅谈 32 例上消化道出血治疗体会》，《中国伤残医学》2012 年第 4 期。
[2] 牛丽娜、李艳梅、刘小方：《粪便钙卫蛋白、降钙素原在溃疡性结肠炎及腹泻型肠易激综合征诊断中的临床意义》，《现代消化及介入诊疗》2018 年第 6 期。
[3] 周璐祎、闫爽、娄保军等：《幽门螺杆菌感染与溃疡性结肠炎相关性分析》，《中国临床研究》2017 年第 4 期。
[4] 李松森、陈志星、潘玉红等：《酶免疫法检测儿童粪便幽门螺杆菌抗原 63 例》，《福建医药杂志》2005 年第 1 期。
[5] 王佐好、谢立群、刘彩红等：《粪便抗原检测临床诊断幽门螺杆菌感染的可靠性研究》，《胃肠病学》2015 年第 2 期。

平，包括粪氨、粪胆汁酸以及短链脂肪酸等，这些代谢物反映了肠道菌群的活动情况，且对肠道健康的影响极大。

（1）粪氨：氨易被肠壁细胞吸收入血并进入脑部，高浓度的氨会对肠道黏膜产生较大影响，破坏肠黏膜的完整度或导致肠漏症，也会导致过敏，加速机体衰老、诱发癌症，引起动脉硬化或肝脏问题。

（2）粪胆汁酸：胆汁酸是脂溶性物质代谢、胆固醇代谢的重要调节物质，促进营养物质和微生物在肠道的吸收和转运。粪胆汁酸偏高时，通过破坏肠黏膜来抑制多种肠道菌群的生长，同时易引起胆固醇代谢异常，引发高胆固醇血症，并增加肠道肿瘤风险；粪胆汁酸偏低，往往与便秘有关。

（3）短链脂肪酸：粪便短链脂肪酸是结肠内微生物代谢碳水化合物和蛋白质的产物，通常包括乙酸、丙酸、丁酸、异丁酸、戊酸、异戊酸，其中一部分会被肠壁吸收，剩余部分随粪便排出[①]。粪便中的短链脂肪酸，能够反映人体肠道菌群结构及其代谢水平。短链脂肪酸可调节髓系细胞及淋巴细胞，促进免疫、抑制炎症，增强肠道上皮屏障功能，对于维持大肠的正常功能和结肠上皮细胞的形态与功能具有重要作用[②]。

5. 肠道益生菌益生元活性

通过肠道体外模拟系统技术，评价菌群活性，包括产气分析、降解率分析、短链脂肪酸分析（此处是利用特殊益生元发酵后的代谢产物分析评估菌群活性）和有益菌活性分析（此处是特殊益生元对特征益生菌的促生长作用评估）等。

（1）产气分析，人体肠道内99%以上的肠道气体是由五种无味气体组成的，即氮气、氧气、二氧化碳、氢气和甲烷，有味道的微量气体，含量低于1%。肠道气体与人体健康关系非常密切。产气分析是通过模拟肠道内菌群对常见益生元酵解产生的气体进行检测，产气量偏高，易引起排气过多

[①] 杨树荣、朱慧越、乌毓冰等：《副干酪乳杆菌缓解由洛哌丁胺诱导的小鼠便秘的差异》，《食品与发酵工业》2020年第2期。

[②] 何荣香、唐红艳、杨玲等：《短链脂肪酸在单胃动物肠道中的生理功能及其作用机制的研究进展》，《中国畜牧杂志》2020年第4期。

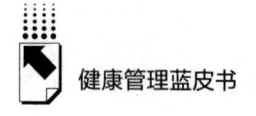

（放屁）、腹胀腹痛等不适症状。

（2）降解率分析，不同的肠道菌群对不同的益生元降解效率存在差异。被降解的益生元能够被肠道有益菌吸收利用，未降解的益生元刺激肠道蠕动，加快排便频率，其吸水特性起到润肠通便、预防便秘的作用。通常降解率过高表明粪便中益生元存量少，水分、体积和柔软度不足，易引起便秘；降解率过低则提示肠道菌群活性偏低，肠道内未降解的益生元过多引起渗透压过高，易引发渗透性腹泻。

（3）短链脂肪酸分析，利用肠道体外模拟系统对不同的益生元发酵后的短链脂肪酸进行分析，可以系统评估人体肠道菌群活性，并为个性化膳食营养干预提供指导。

（4）有益菌活性分析，有益菌的数量和活性对肠道菌群平衡发挥着重要作用，利用肠道体外模拟系统可以准确评估不同益生元对益生菌的增殖能力，并为个性化精准营养调控肠道菌群提供指导。

综上所述，肠道健康多维定量评价是一个复杂的综合评估的过程，需要结合各方数据来分析，而且随着科学技术的不断创新发展，相信会有更多维的技术手段出现。肠道多维定量评价技术目前已在杭州海路医疗科技有限公司落地实施，且推广应用多年，市场反馈较好。总之，肠道健康多维定量检测的各项指标绝不是独立的，是相互影响相互作用的，需要基于整体系统观综合评估肠道健康状况。

三 各类微生态干预技术在肠道健康管理中的应用

（一）益生菌及其相关制剂在肠道健康管理中的应用

益生菌，现在已经是大众消费品，市场上除了有益生菌制剂外，很多发酵食品如酸奶都声称含有益生菌。而实际上，益生菌直到 2001 年才获得联合国粮农组织和世界卫生组织的认可及专业定义：以适当剂量给予宿主、于其健康有益的活的菌株，方为益生菌。常见的益生菌主要有乳酸菌、双歧杆菌、嗜热链球菌和酵母。市场销售的益生菌形式多样，就菌种的数量而言，有单独制剂，也有 2 种或 2 种以上菌种的混合制剂。就剂型而言，有丸剂、粉剂和滴剂等。

益生菌一词是 1953 年由德国 Werner Kollath 提出的，意为"对健康生活至关重要的活性物质"。在 20 世纪 40 年代，大多数研究都集中在培养病原细菌和开发抗菌疗法上。在 20 世纪 50 年代后，采用类似的方法，人们对能够抵抗病原体且定植的益生菌的鉴定产生了浓厚的兴趣，并且开始集中研究乳杆菌和双歧杆菌来对抗腹泻。这项研究主要关注益生菌的作用和"肠道健康"，并得出令人信服的证据，表明益生菌可以预防和治疗由病毒、沙门氏菌、志贺氏菌感染引起的腹泻以及霍乱，还可以促进消化性溃疡的愈合。

自 2001 年益生菌被 FAO/WHO 接受以来，益生菌得到了广泛应用。在过去的 20 年中，没有一种疾病的治疗方法能像益生菌那样获得广泛的研究。在 PubMed 中记录了大量益生菌针对人类疾病的临床试验，确定了益生菌对婴儿坏死性小肠结肠炎、肠绞痛、便秘、肠易激综合征和成人肝性脑病等疾病的影响。其他研究集中在血清脂质水平、早产儿迟发性败血症、2 型糖尿病患者的血糖和血红蛋白 A1C 水平以及溃疡性结肠炎的疾病活动性上。上述每项研究均证明了益生菌对所研究疾病的功效。重要的是，也有一些负面的分析。在研究预防尿路感染、降低发生支气管肺发育异常或早产儿视网膜病变的风险，或帮助根除细菌性阴道病等研究中，未证明益生菌的功效。目前，益生菌对五种疾病的健康管理获得了最有力的证据支持：坏死性小肠结肠炎、急性感染性腹泻、急性呼吸道感染、抗生素相关性腹泻和婴儿绞痛等疾病管理。

（二）益生元和膳食纤维制剂在健康管理中的应用

益生元和膳食纤维是相互关联但不尽相同的概念。一般来讲，益生元是指由 2~10 个单糖通过糖苷键连接形成直链或支链的低度聚合糖，在人体肠胃和小肠内不被消化吸收而直接进入大肠作为肠道细菌发酵的碳源。膳食纤维是指人类植物性食物中不能被人类小肠酶水解的多聚糖，由大于 10 个单

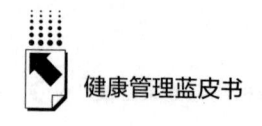

糖通过糖苷键连接形成，主要为植物细胞壁。

由于益生元概念主要强调的是寡糖或者多糖对肠道菌群的选择性影响，因此组成益生元的单糖组分、化学键结构和链长度直接影响到肠道菌群利用度，具体表现在对不同有益菌的增殖程度、有害菌受抑制程度、短链脂肪酸的产量与比例，以及气体产量等方面。如低聚半乳糖在产乳酸和乙酸量上最高，产气量却最少。在增殖双歧杆菌效果上，低聚木糖效果最佳，其次是低聚果糖，最后是低聚异麦芽糖。短链益生元大部分在回肠末端和升结肠部位被细菌发酵降解，而长链益生元可以到达降结肠和直肠，也被称为结肠食品（Colon food）。

人们通常将膳食纤维分为水溶性和非水溶性两大类，水溶性的膳食纤维包括果胶（pectin）、树胶（gum）、藻胶（algal polysaccharide）、豆胶（bean gum）和半纤维素（hemicellulose）等，而非水溶性的膳食纤维包括纤维素（cellulose）和木质素（lignin）等。聚葡萄糖（polydextrose）、抗性淀粉（resistant starch）、抗性糊精（resistant dextrin）也属于膳食纤维的范畴。

大部分水溶性膳食纤维进入肠道后能够被肠道菌群降解，产生短链脂肪酸和气体。但是和益生元相比，膳食纤维对肠道菌群的影响缺乏选择性，不能选择性促进有益菌的生长。膳食纤维的功能主要集中在增加粪便含水量、改善便秘/代谢综合征和降低体重等方面。特别要指出的是，部分经典益生元也属于膳食纤维，如菊粉等。

近年来，临床上一些治疗手段，如大量新型高效抗生素和免疫抑制剂的广泛使用、放化疗法等，使人体正常菌群发生改变和失衡。为了使患者肠道菌群重新获得平衡，帮助患者加快治愈过程，各类益生元和膳食纤维制剂的临床应用受到了关注和重视。现有研究已证实益生元和膳食纤维有预防或控制各类免疫相关疾病的临床或保健功能。

益生元和膳食纤维缺乏是各类慢性病形成的重要原因，通过平衡膳食达到膳食纤维平衡是维持肠道微生态平衡，进而实现机体生理平衡的最好途径。益生元和膳食纤维作为功能性糖，由于具有潜在的"有病防病"功能，及耐高温、性质稳定、生产成本低等优点而被世界所重视，现已成为各国厂商竞相开发生产的高科技产品。近年来我国开展的"国家公众营养改善项目"已把益生元列为重点推广的产品，同时膳食纤维的应用也在食品行业如火如荼地展开。据称，全球功能食品60%以上的功能可以归到益生元和膳食纤维等功能性糖的健康作用上，例如消化道健康、口腔健康、体重控制及心血管健康等。

随着人们对饮食组分和肠道菌群关系的深入了解，现在发现人体对口服营养物质的代谢受到肠道菌群代谢的影响。个性化营养干预不应该仅仅考虑宿主基因层面的个性化差异，同时也要考虑个体之间肠道菌群结构和功能的差异。肠道菌群的肠型（Enterotypes）和人类膳食结构之间的关系研究让个性化营养干预变为现实。有研究证明，9个月到3岁的饮食结构决定着人类肠道菌群的类型，即拟杆菌肠型、普雷沃菌肠型以及第三种混合肠型。拟杆菌肠型主要与高脂、高糖等现代饮食有关，而普雷沃菌肠型与高摄入膳食纤维量有关。由于不同肠型中拟杆菌和普雷沃菌的比例不同，因此不同肠型所拥有的多糖水解酶种类存在很大差异，因此临床上采用益生元和膳食纤维干预必须考虑到肠道微生态中肠型的影响。例如在肥胖人群中同样采用含有阿拉伯木聚糖和β-葡聚糖的膳食纤维干预，普雷沃菌肠型人群的减重效果明显好于拟杆菌肠型。相反的，拟杆菌肠型的肥胖人群采用益生元干预可能更加有效。

（三）合生元制剂在健康管理中的应用

合生元（Synbiotics）又称为合生素或共生元，自1995年Gibson GR首次提出这一概念以来，合生元一直没有被重新定义。它是指益生菌（Probiotics）和益生元（Prebiotics）结合使用，或再加入维生素、微量元素等的微生态制剂，现已被广泛用于人类和动物保健与疾病预防治疗过程中。

合生元作为一种微生态制剂，集益生菌的速效性和慢效应物质益生元的刺激生长保护作用于一体，为人体胃肠道建立了一个良好的微生态环境，起到预防和治疗疾病的作用。合生元对人体健康发挥作用的机制基本与益生

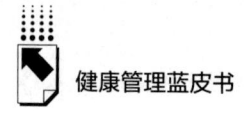

元、益生菌对人体健康的作用机制一样，在某些方面三者甚至有交叉或重叠，如调节肠道微生态、调节脂质代谢、调节免疫、促进矿物质和维生素的吸收等。

合生元制剂既可发挥益生菌的生理活性，又可通过益生元选择性地增加菌的数量以发挥持久作用，合生元在调节微生态平衡中的优势决定了它有很好的应用前景，是微生态制剂发展的重要方向。当前，全世界都面临人口老龄化问题，老年人的健康保健已成为研究的热点。随着年龄的增长，肠道益生菌的数量将急剧减少，合生元会在维护老年健康中起举足轻重的作用。

从目前合生元在整个微生态领域的发展来看，它占据了微生态制剂这座金字塔的塔尖。具有药物不可替代的优点，即"患病治病，未病防病，无病保健"的效果，避免了抗生素长期使用的毒副作用，及耐药性或抗药性。譬如，细菌生物膜是医学界的难题，抗生素对其束手无策，有研究证实合生元能够影响细菌生物膜的种类特性，这将为医学界清除致病性强的病原菌提供方向。随着人们生活水平的逐渐提高与疾病治疗复杂性的日益攀高，无毒、无副作用合生元制剂的需求量将越来越大。

（四）肠道菌群移植在健康管理中的应用

随着我国人口老龄化问题逐渐严重，糖尿病、炎症性肠病、肠易激综合征、便秘、肥胖等常见病的患病率呈现逐渐升高的趋势；而孤独症、恶性肿瘤、肝炎、系统性红斑狼疮、骨质疏松症等难治病的治疗及恶性肿瘤免疫治疗耐药等问题也严重制约了人民健康水平的提高。

在一千多年前的东晋，我国医药学家葛洪在《肘后备急方》中首次记载了用人粪治疗食物中毒和严重腹泻的医案，称之为"黄龙汤"或"金汁"。1958年，美国科罗拉多大学医学院的外科医生Ben Eiseman和同事使用粪便灌肠治疗了4例严重腹泻的伪膜性肠炎患者。这种看似不可思议的治疗手段，随着肠道微生态研究的深入，逐渐发展为现代医学中的FMT，即将健康人粪便中的功能菌群移植到患者肠道内，重建新的肠道菌群，治疗肠道及肠道外疾病。现代医学之父希波克拉底曾说："万病之源，始于肠道。"

肠道是人体最主要的微生态系统，也是人体最大的免疫器官。肠道菌群与健康息息相关，在疾病的发生发展中起着非常重要的作用。若肠道菌群紊乱，很可能发生各种各样的疾病。

菌液或胶囊的制备和质量控制，以及移植的方式也直接影响FMT的安全性和疗效。目前FMT主要有三种方式：一是让菌液从患者鼻肠管进入小肠；二是通过肠镜将菌液导入结肠；三是直接口服胶囊。临床应用中需要根据患者的情况选择合适的移植方案。由于菌液比胶囊的制备工序少，有效成分保留得更多，病情较重的患者通常前期治疗以菌液为主，后期可以服用胶囊维持长期疗效。目前，国内共有近1000家机构开展FMT，但不良反应事件仍有发生，移植水平并不一致。为推动我国FMT的规范化和标准化发展，上海市第十人民医院基于在该领域多年积累的宝贵经验，牵头制定了《肠道菌群移植临床应用管理中国专家共识（2022版）》《肠道菌群移植供体筛选与管理中国专家共识（2022版）》，旨在以高标准、严要求为患者FMT治疗的安全性、有效性做出保障。

目前，我国在FMT领域基本与世界先进水平保持一致，但我国具备患者众多、临床样本量大的优势，未来极有可能超越欧美国家、领跑全球。近期，FMT即将以新兴医疗技术的方式在临床开始收费，这不仅有利于医疗机构在DRG医保付费改革形势下规范开展诊疗，还有助于推动该技术在临床上更广泛应用。

（五）其他功能食品或营养药品在健康管理中的应用

目前对于功能性食品在国际上没有统一的定义，日本称为"特定保健用食品"，欧美称为"膳食补充剂"、"强化食品"、"疗效食品"和"特殊膳食食品"等，我国称为"保健食品"和"特殊膳食用食品"。功能性食品在外观上与普通食品相似，是正常饮食的一部分，与普通食品相比，除了具有基本营养价值外，还具有一定的健康益处和/或可以降低某些慢性疾病的风险，包括维持肠道健康。从发展趋势看，功能性食品未来更侧重于个性化营养定制方向。这方面，国内外已有一些企业开发出了较为成熟的产品体

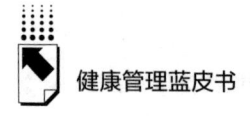

系，如国内蓓多康高科集团与浙江省农科院功能食品与精准营养研究室合作，联合研发了60余款涵盖人体全生命周期的个性化健康干预功能性食品，并成功将旗下微食养®、医氏安®、医母童欣®等多个系列专业品牌推向了健康管理市场。营养药品（Nutraceuticals，NC），又称保健营养品或营养素，是源自"营养"（Nutrition）和"药物"（pharmaceutical）的术语。该术语适用于从功能性食品中分离出来的功效成分。营养药品可用于改善健康状况，延缓衰老过程，预防慢性疾病，延长预期寿命或支持身体的结构或功能。"营养药品"通常也是营销术语，没有法规定义。在美国，营养药品被作为药品、食品添加剂或膳食补充剂监管。在我国，营养药品被作为药品、肠内营养制剂、特殊医学用途配方食品或保健食品监管，其主要区别在于产品批号不同；与药品相比，营养药品通常无专利保护。

越来越多研究表明，肠道菌群是饮食影响宿主免疫及代谢的中央调节器。肠道菌群的组成和功能是动态的，并受饮食特性（如营养药品的含量和组成）的影响。膳食可以通过以下3种方式与肠道微生态及免疫互作：（1）未经加工的饮食成分（例如，ω-3 PUFA）直接在肠道中被吸收，并与肠上皮细胞（intestinal epithelial cell，IEC）以及各类免疫细胞相互作用；（2）经肠道微生物加工转化的饮食成分（例如，由多糖发酵产生的乙酸）可以作为信号分子被免疫系统识别，并通过该信号监测微生物的代谢活动；（3）饮食成分中的微量元素（如维生素A）直接与肠道微生物互作，微生物相关分子模式（MAMPs）的微生物信号通过固有的信号传导途径（例如炎性小体或TLRs）修饰局部黏膜免疫反应。

营养在维持健康、塑造肠道微生态、免疫反应和预防疾病中具有关键作用。将来需要对包括免疫微生态在内的多个方面进行个性化测量，以证明各种功能性食品、营养药品、植物化学物质、中药等在调节肠道菌群和人类健康方面的实用性，并为以调控肠道微生物群为靶向的精确营养铺平道路。

四 总结与展望

在日常生活中，呵护家庭每一位家庭成员的肠道健康可以有效预防胃肠道疾病，具体操作上，除了合理膳食、生活作息、饮食习惯、合理运动、养成良好生活习惯等方式外，还可以通过定期做肠道健康检测来及时发现健康问题。若出现肠道问题，应及时就医，遵医嘱进行相应的治疗或健康管理。虽然微生态制剂在健康管理方面已有较多应用，但仍有许多问题值得探讨。譬如，益生菌之间黏附能力、抵御胃肠道内化学环境的能力均存在差异，因此筛选合适的功能益生菌是需要解决的难题；对微生态制剂的剂量、种类以及单一使用还是联合使用尚需要在实践中进一步摸索。鉴于目前国内外微生态科学的研究现状及热潮，我们相信通过微生态领域与药学领域、基础医学领域和健康管理领域的互相渗透、相互协作，未来肠道健康检测技术和干预产品一定会对人类健康作出贡献。

B.21
2024年家庭旅游康养发展报告

林艳辉　李艳*

摘　要： 随着老龄化社会的加速发展和居民健康意识的提升，家庭旅游康养作为一种结合旅游与康养的新型休闲方式，已经成为中国近年来新的经济增长点。政府及相关部门出台了一系列政策以支持和推动家庭旅游康养的发展，典型案例如海子山国际生态旅游康养基地、中交绿城·高福小镇全生态康养基地、崇礼冰雪旅游度假区等，为民众提供了丰富的文化体验活动和高品质的康养服务。然而，家庭旅游康养产品面临服务标准不一、价格差异大、文化差异和安全风险等挑战。未来，家庭旅游康养产品将向更加多元化、个性化的方向发展。物联网、大数据等先进技术的应用将使得服务更加智能化，为家庭成员提供更加精准、便捷的健康管理体验。

关键词： 家庭旅游康养　海子山　中交绿城　崇礼

一　家庭旅游康养支持政策与发展趋势

（一）支持政策

随着老龄化社会的加速和居民健康意识的提升，家庭旅游康养作为一种旅游与康养相结合的新型休闲方式，迅速发展，已经成为中国近年来新的经

---

* 林艳辉，中南大学湘雅三医院，博士、助理研究员，主要研究方向为眼健康和运动健康管理；李艳，中南大学湘雅三医院，博士、助理研究员，主要研究方向为口腔疾病的健康管理。

济增长点。政府及相关部门也出台了一系列政策以支持和推动这一领域的发展。

表1 家庭旅游康养相关政策汇总

序号	政策名称	出台时间	发布机构	主要内容
1	国务院关于促进旅游业改革发展的若干意见	2014年8月	国务院	没有直接提及"家庭旅游康养"这一概念，明确提到积极发展休闲度假旅游和创新文化旅游产品
2	国家康养旅游示范基地标准	2016年1月	原国家旅游局	首次明确了"康养旅游"的定义，并将其纳入国家发展战略
3	"健康中国2030"规划纲要	2016年10月	中共中央、国务院	提出积极促进健康与养老、旅游、互联网、健身休闲、食品融合，催生健康新产业新业态新模式，其中特别强调了康养旅游的发展
4	关于促进健康旅游发展的指导意见	2017年5月	国家卫生计生委、国家发展改革委、财政部、国家旅游局、国家中医药局	促进健康服务与旅游深度融合，扩大有效供给，满足群众多层次、个性化健康服务和旅游需求。提出了发展高端医疗、中医药特色、康复疗养、休闲养生等健康旅游产品，提高医疗机构现代化水平，提升健康旅游服务品质等重点任务
5	关于促进森林康养产业发展的意见	2019年3月	国家林业和草原局、民政局、国家卫生健康委、国家中医药局	提出健全森林康养基地建设标准，并建设相关服务设施，以推动森林康养产业的发展
6	"十四五"文化和旅游发展规划	2021年6月	文化和旅游部	明确提出要发展康养旅游，推动国家康养旅游示范基地建设
7	户外运动产业发展规划（2022～2025年）	2022年10月	国家体育总局、文化和旅游部等8部门	鼓励市场主体开发亲子户外运动体验、老年康养旅游等产品与线路，鼓励、引导市场主体参与康养旅游产业建设与发展环节
8	康养旅游机构服务指南（征求意见稿）	2022年5月	全国旅游标准化技术委员会	对康养旅游的相关术语进行了定义，如康养旅游、康养旅居等，提出了康养旅游服务产品的设计原则和要求，强调了康养旅游服务产品应结合游客的康养需求，对康养旅游服务的全过程进行了规范

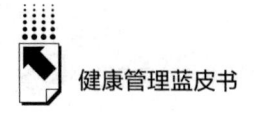

续表

序号	政策名称	出台时间	发布机构	主要内容
9	国务院关于促进服务消费高质量发展的意见	2024年8月	国务院	在养老托育消费部分，大力发展银发经济，促进智慧健康养老产业发展，并提到增开银发旅游专列、丰富旅游线路和服务供给
10	国务院办公厅关于发展银发经济增进老年人福祉的意见	2024年1月	国务院办公厅	明确指出要针对银发群体打造智慧健康养老新业态、拓展旅游服务业态，为康养旅游的发展提供了新的政策动力

（二）国内家庭旅游康养产品的现状

国内家庭旅游康养呈现快速增长的趋势，这一趋势主要得益于中国老龄化社会的加速发展、居民健康意识的提升以及消费升级，然而，目前康养旅游作为新一类融合产业，发展模式相对单一，产业潜力有待挖掘。

1. 市场规模持续扩大

近年来，家庭旅游康养市场规模迅速扩大。根据市场调研和预测数据①，2024年我国康养旅居市场规模达到6700亿元，而整个康养产业规模更是有望突破10万亿元（人民币）。这表明，家庭旅游康养已成为一个具有巨大潜力的市场。

2. 政策扶持力度加大

为了应对老龄化社会的挑战和推动康养产业的发展，中国政府出台了一系列扶持政策。这些政策涵盖了康养产业的多个方面，包括医疗、养老、旅游、文化等，为家庭旅游康养提供了有力的政策保障。

---

① 中房研协：《银发经济促进旅居康养市场发展》，中房网，发布时间：2024年8月9日。

3. 产业链有待不断完善

家庭旅游康养产业链涵盖了多个领域，包括旅游服务、房地产、医疗保健、文化娱乐等。随着市场的不断发展，产业链上下游企业之间的合作日益紧密，形成了完整的产业生态。上游企业主要负责旅游资源的开发与管理，中游企业则涵盖旅居养老服务的设计、运营与管理，包括老年公寓、度假村、旅居社区的建设与运营；下游企业则是满足老年人日常需求的服务提供商，如餐饮服务、医疗保健服务、文化活动组织等。这种产业链的完善为家庭旅游康养提供了丰富多样的产品和服务选择。

4. 服务模式不断创新

在家庭旅游康养服务方面，企业不断创新服务模式以满足市场需求。一方面，企业注重提升服务品质，加强设施的投入管理；另一方面，企业也注重个性化服务的提供，根据不同老年人的身体状况、兴趣爱好、生活习惯等提供量身定制的服务方案。此外，数字化技术的应用也为家庭旅游康养带来了新的发展机遇。通过远程医疗、智能化设备和服务等数字化工具，企业可以为老年人提供更加便捷、个性化的养老支持。

5. 市场需求多样化

家庭旅游康养市场需求呈现多样化的特点。不同年龄段、不同收入水平的家庭对旅游康养的需求各不相同。一些家庭更注重健康养生和休闲度假，选择一些环境优美、气候宜人的地区进行长期居住或短期旅游；而另一些家庭则更注重医疗服务和文化娱乐等方面，选择一些具有医疗资源和文化特色的地区进行旅游康养。多样化的市场需求推动了家庭旅游康养市场的细分和多元化发展。

6. 区域发展存在差异

虽然家庭旅游康养市场整体上呈现快速增长的趋势，但不同地区之间的发展水平存在差异。一些经济发达、人口老龄化严重的地区，家庭旅游康养产业发展较为成熟，市场竞争也更为激烈；而一些经济相对落后、人口老龄化程度较低的地区，则面临着市场供给不足、发展滞后等问题。

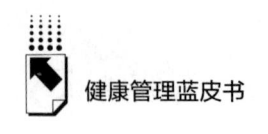

二 家庭旅游康养典型产品

（一）旅游康养典型案例

1. 海子山国际生态旅游康养基地

海子山国际生态旅游康养基地位于中国四川省雅安市雨城区望鱼古镇境内，地理位置优越，交通便利。基地辖区面积73平方公里，平均海拔高度约1300米，拥有得天独厚的自然环境。空气相对湿度58%，夏季平均温度21℃，森林覆盖率高达98%，负氧离子含量丰富，$PM_{2.5}$实地检测值低，是可供人们远离城市喧嚣、亲近自然的理想之地。海子山坐拥峨眉山、贡嘎雪山等世界级奇观，山间原始风景如画。游客可以在这里尽享蓝天、白云、绿树和花香，享受大自然的恩赐。此外，还可以欣赏星空、云海、日出、日落等美景，感受大自然的壮丽与神秘。基地结合海子山优美的自然生态以及历史悠久的青羌文化，为游客提供丰富的文化体验活动。如春季采茶节，提供"赏孔雀""恐龙展"等全天体验内容。它在国内首创闭环式管理、会员制度假式居家康养模式，创新构建"大旅游+大度假+大康养+大生态"的全域组合模式。2020年6月，该基地被纳入第一批"国家森林康养基地"。

2. 中交绿城·高福小镇全生态康养基地

中交绿城·高福小镇以"依山·望海·亲湖"为特色，打造全生态康养基地。小镇位于海南省三亚市天涯区南山幽谷之中，天生具备得天独厚的自然环境，是举世闻名的康养福寿胜地。小镇以中华福文化为核心理念，构建中国式美好度假生活系统。具有国际水准的山地高尔夫球场，风情商业街集购物、餐饮、娱乐、休闲、养生等五大功能于一体，提供专业高效的学院式颐养健康服务，设置健康养生课程体系，为老年人提供高品质的教育产品。健康促进中心提供基础体检、健康体适能、机能检测、心理测评等健康服务，为业主量身定制健康方案。

3.申河村旅游康养

申河村位于郑州市西南，是郑州市美丽乡村示范点，也是郑州市林业局租地造林示范点。依托申河村的自然资源，发展田园式康养服务，包括养老服务、健康医疗、农业观光和户外休闲产业等，为游客提供丰富多样的旅游康养体验；引入专业机构提供中医养生、瑜伽、太极等多样化的健康养生服务；配备先进的健康监测设备和医疗设施，为游客提供个性化的健康管理和医疗服务；打造申河遗址生态文化公园，展示新石器时代文化遗存，提升其历史文化内涵；同时利用樱桃园、杏园、桃园、核桃园等农业资源，提供游客观赏采摘一条龙服务；开发休闲娱乐项目，如垂钓、爬山、品酒品茶等，丰富游客的度假生活。

家庭旅游康养典型案例的启示如下。

海子山国际生态旅游康养基地的成功，在于其充分利用得天独厚的自然环境，并结合当地的历史文化（如青羌文化），为游客提供了丰富的文化体验活动。中交绿城·高福小镇全生态康养基地通过构建全生态的康养环境，提供高品质的颐养健康服务，为游客包括老年人提供了高品质的康养体验。申河村旅游康养项目依托当地的自然资源，发展田园式康养服务，将养老服务、健康医疗、农业观光和户外休闲产业等相结合，为游客提供了多样化的康养体验。由此可见，旅游康养产品多注重挖掘和利用当地的地域特色和文化资源，打造具有独特魅力的康养项目，同时也重视生态保护和可持续发展。通过合理规划和管理，保护当地的自然环境和生态系统，通过实现生态保护与经济发展的良性循环，为旅游康养产业提供可持续发展的动力。

（二）体育旅游康养典型案例

1.崇礼冰雪旅游度假区

崇礼冰雪旅游度假区位于河北省张家口市，是一个融合了冰雪运动、休闲度假与体育康养功能的多元化旅游胜地。凭借其得天独厚的自然环境优势、丰厚的冰雪资源储备以及完备的体育设施体系，崇礼荣幸地跻身于国家

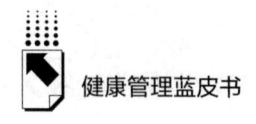

首批滑雪旅游度假区的行列。作为北京冬季奥运会雪上项目的核心举办地，全区共有八大滑雪场，雪道数量众多，设计科学合理，适合不同水平的滑雪爱好者。崇礼山地坡度适中，加之高达71.53%的森林覆盖率，被誉为"自然氧吧"，因此在非雪季度假区积极推广山地自行车、徒步探险、登山等户外运动，丰富游客体验。此外，崇礼还积极举办或承办国际知名赛事，不仅成功举办或承接了诸如国际雪联高山滑雪积分赛、单板滑雪及自由式滑雪U形场地技巧世界杯等国际知名赛事，还推出了崇礼168超级越野挑战赛、斯巴达勇士障碍赛、越山向海人车接力赛等一系列体育旅游融合的精品赛事，打造了由体育赛事串联的体育旅游精品线路，使得崇礼成为赛事引领旅游发展的热门目的地。

2. 杭州千岛湖景区

坐落于浙江省杭州市淳安县的千岛湖风景区，不仅以其自然景观著称，也是国内体育休闲与康养活动的新兴热点，吸引着众多体育爱好者的目光与脚步。淳安作为国家体育旅游示范基地、国家体育产业示范单位，拥有7个中国体育旅游精品项目、1项中国田协金牌赛事、1个国家水上运动训练基地等，体育旅游资源丰富。近年来，千岛湖风景区依托其得天独厚的自然风光，不遗余力地培育并发展了水上运动、山地探险、户外徒步、航空体验等一系列新兴体育旅游业态，持续为游客的运动休闲体验增添新意与深度，为游客提供了一个既能挑战自我、享受运动乐趣，又能放松身心、恢复活力的理想场所，打造了全方位、多层次的体育旅游体验。特别是作为第19届杭州亚运会的分赛区，千岛湖成功举办了自行车、公开水域游泳、铁人三项等高规格体育赛事，极大地提升了千岛湖的国际知名度，也进一步夯实了其在国内体育旅游领域中的领先地位。

3. 黔西南州万峰林景区

黔西南州万峰林景区，位于贵州省黔西南布依族苗族自治州兴义市，凭借其壮观的喀斯特地貌享誉四方。作为"中国四季康养之都""国家体育旅游示范基地"，万峰林是一处集自然美景、户外运动与文化康养于一体的综合性旅游目的地，是徒步探索、自行车骑行、攀岩挑战、自驾漫游、露营休憩、激情漂流、悠然野钓等多元化山地运动与水上运动的理想场所。景区已成功接连举办了数届国际山地旅游大会、全国山地运动会、中国自行车联赛以及中国万峰湖野钓大奖赛等一系列知名赛事，铸就了其鲜明的品牌特色。此外，万峰林还被冠以"最美半程马拉松赛道"的美誉，吸引了无数跑步爱好者竞相前来一展身手。在这里，游客既能肆意挥洒汗水，体验户外运动的无限激情；也能悠然自得，沉浸于大自然的宁静祥和之中，是一处不可多得的家庭体育旅游康养胜地。

体育旅游康养典型案例的启示如下。

——自然资源与体育旅游康养深度融合

崇礼、千岛湖、万峰林均依托其独特的自然资源（冰雪、湖泊、山地）发展体育旅游康养项目，展示了自然资源与体育旅游康养活动的完美结合。自然资源不仅为体育旅游提供了丰富的场景，还提升了游客的体验感和满意度。

——多元化体育旅游产品满足家庭需求

多样化的体育旅游产品如滑雪、山地探险、水上运动、徒步、自行车骑行等，满足了家庭成员的不同兴趣；同时，产品的多元化有助于吸引更多游客，延长游客停留时间，增加旅游收入。

——体育赛事与旅游康养相互促进

通过举办或承办国际知名赛事，吸引大量游客前来观赛或参与体育活动，不仅增强了游客的参与感和体验感，还提升了自身的知名度，有助于形成体育旅游康养精品线路。

对未来体育旅游康养产品的建议如下。

——深入挖掘自然资源潜力，加强体育赛事的策划与运营

未来产品应深入挖掘当地自然资源的潜力，结合地形、气候等特点，开发更多具有特色的符合家庭需求的体育旅游康养产品；同时，继续加强体育赛事与旅游康养的联动效应，通过举办更多高水平的体育赛事，提升赛事的专业性和观赏性，吸引更多游客前来参与和体验。

——丰富体育旅游产品种类与层次，注重个性化与定制化

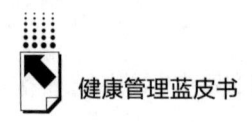

在现有产品基础上，建议进一步丰富体育旅游产品的种类与层次，满足不同家庭成员的需求。例如，可以开发适合老年人的康养运动项目；设计促进家庭成员间互动的环节，如亲子运动比赛、家庭协作任务等，增强家庭成员间的情感联系。随着旅游市场的不断发展，游客对个性化与定制化的需求日益增加。因此，在未来产品设计中，应注重游客的个性化需求，提供定制化的服务方案，以满足不同家庭的需求与期望。

——提升服务质量与安全保障

在发展体育旅游康养产品的过程中，应加强对从业人员的专业培训和管理，提高服务人员的专业素养和安全意识，提升服务质量和安全保障水平。同时，还应不断完善安全防护设施和应急预案，加强应急演练，确保游客在参与活动时能够得到充分的保护与救助。

三 家庭旅游康养产品的优势与挑战

家庭旅游康养产品作为一种结合旅游与康养的新型服务模式，具备诸多优势，同时也面临一定的挑战。

主要优势如下：①促进身心健康。家庭旅游康养产品通过提供优美的自然环境、丰富的文化体验和专业的康养服务，有助于家庭成员放松身心，改善健康状况。②增进家庭关系。共同参与旅游康养活动，可以增进家庭成员之间的情感交流，提升家庭凝聚力。③丰富生活体验。结合旅游与康养，家庭成员可以体验到不同的地域文化、风俗习惯，丰富生活阅历。④提升生活品质。家庭旅游康养产品通常注重高品质的服务和设施，能够提升家庭成员的生活品质。

主要挑战如下：①资源开发不到位，缺乏核心竞争力。旅游康养基地过于借鉴其他地区发展经验或国外特色，开发时忽视了当地的资源和习俗，存在一定的同质化形象，没有明确的核心优势和核心产品，未形成特色品牌形象和产业群发展模式，难以在激烈的竞争中脱颖而出[1]。②服务标准不一，

---

[1] 吴育俊：《新业态视角下地方康养旅游产业发展路径分析》，《旅游与摄影》2023年第21期。

价格差异大。市场上家庭旅游康养产品种类繁多，服务质量参差不齐，消费者难以判断优劣。不同产品之间的价格差异较大，部分高端康养旅游产品可能超出普通家庭的承受范围。③文化差异和安全风险。在旅游康养过程中，家庭成员可能面临文化差异带来的沟通障碍和环境适应等问题，影响体验舒适感。同时，旅游康养活动可能涉及户外探险、水上运动等高风险项目，存在一定的安全隐患。

家庭旅游康养产品在促进身心健康、增进家庭关系等方面具有显著优势，但同时也面临着缺乏核心竞争力、价格差异大、文化差异和安全风险等挑战①。为了应对这些挑战，企业需要挖掘特色资源，形成特色竞争优势，提高服务质量；同时，政府和社会各界也应加强监管和宣传，引导消费者理性选择家庭旅游康养产品。

四 未来发展趋势与展望

家庭旅游康养在未来的发展趋势与展望中，将展现出更加多元化与个性化的特点。随着人们对健康生活方式需求的日益增长，传统的观光旅游将逐渐转变为结合健康养生、休闲娱乐的综合性康养旅游，为不同家庭提供更多样化的选择。同时，智慧化与便捷化也将成为家庭旅游康养的重要发展方向。物联网、大数据等先进技术的应用，将使得服务更加智能化，为家庭成员提供更加精准、便捷的健康管理体验。此外，医养结合也将成为家庭旅游康养的一大亮点，通过引入医疗机构，为游客提供更加全面、专业的医疗服务。在环保意识日益增强的背景下，绿色生态的旅游康养理念也将逐渐深入人心，成为未来家庭旅游康养的重要发展方向。

---

① 王兆峰、张青松：《中国康养旅游高质量发展水平空间异质性及其驱动机制》，《地理与地理信息科学》2025年第1期。

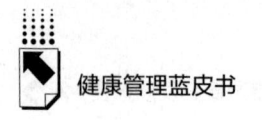

参考文献

《居家健身潮退后，家庭健身市场还有新增长点?》，https://www.thepaper.cn/newsDetail_forward_25902113，2024年1月5日。

《2021年家庭健身市场规模约404.1亿元，64.37%的健身场馆经营者对家庭健身持乐观态度》，https://www.sport-expo.com.cn/press/info/557，2022年6月27日。

《2024年健身行业的趋势分析》，https://www.sohu.com/a/722080981_121503172，2023年9月20日。

Abstract

Since its inception in 2018, the "Blue Book of Health Management" has been published annually for seven consecutive years, establishing itself as an authoritative annual think tank report on China's health management and health industry development. The report brings together the elite forces of the Zhongguancun Xinzhiyuan Health Management Research Institute, the Health Management Research Center of Central South University, as well as experts from numerous research institutions, university scholars, and industry authorities, who collectively contribute to its research and compilation.

The report, themed "Focusing on Family Health Management and Developing Emerging Health Industries" provides an insightful analysis of the booming landscape of China's family health management and health industry in 2024, highlighting their pivotal role in advancing the Healthy China strategy and unveiling new opportunities and challenges in the digital economy era. It aims to offer perceptive references and insights for government decision-making, corporate strategic planning, and various sectors of society through systematic analysis. The report emphasizes at the outset that family health management and health industries, as emerging scenarios and formats for health management services, are gradually becoming key drivers of health consumption and industrial upgrading. It introduces the concept of family health management and underscores the significance of developing the family health industry. It explicitly states that, fueled by consumption upgrading and the Healthy China strategy, accelerating the development of family health management and related industries not only effectively stimulates the potential of health consumption but also promotes the deep integration of the health industry chain and innovation chain, laying a solid foundation for building a new ecosystem of health consumption and shaping a new pattern of health economy.

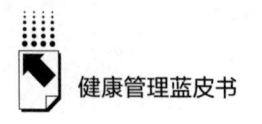

　　The report comprehensively examines the current status, challenges, and issues facing family health management and the health industry. With the deepening of digital transformation, the industry is actively embracing the digital economy, leveraging cutting-edge technologies such as big data, cloud computing, and artificial intelligence to activate and lead the innovative development of the health industry in multiple dimensions. However, rapid development has also brought about issues such as an imperfect regulatory system, lagging infrastructure, and inadequate information security protection, which urgently require joint efforts from all sectors of society to address.

　　This annual report is thoughtfully structured into five sections: the General Report, the Subreports, the Specific Reports, the Survey Reports, and the Product and Technology Reports. Through rich data and case studies, it delves into the current status, challenges, and future trends in various domains. The General Report provides a comprehensive overview and in-depth analysis of the overall development of family health management and the health industry, proposing a series of forward-looking and targeted policy suggestions. The Sub Reports presents a multi-dimensional overview of the current status and trends in family health management across various domains, including dietary nutrition, physical health, mental health, and cognitive health. The Specific Reports on the supply and demand sides of family health management services, exploring innovative service models and development trends. The Survey Reports, based on extensive and detailed survey data, reveals the disparities and characteristics of family health management and the health industry across different regions and groups. The Product and Technology Reports, through selected cases, vividly demonstrates innovative applications and successful experiences in this field. Each section of the report offers practical and feasible countermeasures and suggestions to address the existing issues and challenges.

　　By deeply analyzing the current status and trends of family health management and the health industry, the report provides a scientific basis for government decision-making, points out market directions for corporate strategic planning,

Abstract

and offers profound reflections and insights for all sectors of society. At the same time, the report calls for joint efforts from all sectors to pay attention to and support the development of family health management and the health industry, working together to promote the in-depth implementation of the Healthy China strategy.

Keywords: Family Health Management; Healthy Families; Health Industry; Digital Economy

Contents

I General Report

B.1 Report on Family Health Management and Health Industry Development in China 2024　　*Cao Xia, Wu Liuxin* / 001

Abstract: This General Report delves into the rapid development of China's family health management and health industry, highlighting its immense potential and promising future as a new frontier in the country's health management services landscape. With the dual trends of consumption upgrading and the Healthy China initiative, this industry is poised to play a pivotal role in unlocking the potential of health consumption, bridging the gap between family health needs and service provision, and fostering deep integration between the health industry and innovation chains. As a key driver in promoting healthy consumption and shaping a new pattern of health economic development, the family health management and health industry is embracing the wave of digital transformation. It is accelerating its integration into the digital economy, activating and leading innovation in the health industry from multiple dimensions. This transformation not only enhances the efficiency and accessibility of health services but also drives the industry towards a more intelligent, personalized, and convenient future. The report provides a detailed analysis of the current status of the industry, outlining its remarkable growth and the challenges it faces. It also projects future trends, anticipating continued expansion and diversification in response to evolving consumer needs and technological advancements. To ensure the sustained and healthy development of this vital sector, the report proposes a series of authoritative and timely countermeasures. These include establishing a comprehensive regulatory system to safeguard market order and consumer rights, strengthening infrastructure construction to support digital health services, promoting conceptual guidance and cultural shaping to foster a healthy consumption mindset, enhancing personal information security protection to win users' trust, and facilitating cross-sector integration and industrial chain consolidation to boost overall competitiveness.

KeyWords: Healthy Families; Family Health Management; Health Industry; High-quality Development

Ⅱ Subreports

B.2 The Report of China Family Health Development in 2024

Song Xiaoqin, Lin Ren / 027

Abstract: Family health is the foundation of national health and the guarantee for promoting national health. The State Council's "Healthy China Action Plan (2019–2030)" proposes 15 major projects, of which 8 have specific requirements for families, pushing the construction of family health to a new height. Family health is a multidimensional concept that encompasses various aspects of the body, psychology, society, and environment, including healthy environment, healthy behavior, health knowledge and skills, healthy lifestyle, and healthy psychology. The current status of family health in urban and rural areas in China is influenced by various factors such as economic development, distribution of educational resources, cultural customs, and accessibility of health services. It is necessary to increase investment in rural healthcare and improve the health literacy of rural residents. The vigorous development of family health brings huge market opportunities for related enterprises and service providers, but also needs to address various challenges. In the future, the government will play a leading role in overall coordination, and multiple departments will jointly deploy to accelerate resource integration and promote the key link of improving grassroots health service capabilities, consolidating the effectiveness of family health promotion activities, and ensuring the effective implementation and landing of the Healthy China Action.

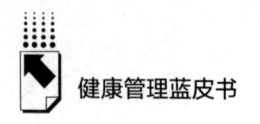

Keywords: Family Health; Health Management; Health Behavior

B.3 2024 China Family Dietary Nutrition and Health Management Development Report

He Lu, Xia Hongmiao, Liu Cong, Zeng Rong and Xu Lijuan / 043

Abstract: The current dietary structure of Chinese households is gradually becoming more diversified, but the problem of nutritional imbalance remains prominent. In this context, family dietary nutrition and health management have ushered in multiple opportunities such as national policy support, increasing health demand, and technological innovation drive. At the same time, it also faces challenges such as insufficient product supply, the need to improve family nutrition and health literacy, and a severe shortage of management talents. To this end, the government should lead the family dietary nutrition industry, strengthen policy, funding, education, scientific research, and regulatory support; Enterprises should optimize product and service quality, focusing on research and development, standards, transparency, technology, personalized services, and brand building; Society should create a healthy environment, strengthen publicity, establish support systems, advocate culture, promote cooperation, and support vulnerable groups; Families and individuals need to attach importance to nutrition knowledge, scientific diet, healthy cooking, health monitoring and activity participation, and jointly promote the goal of a healthy China.

Keywords: Family Diet; Nutrition; Health Management

Contents

B.4 2024 Report on the Development of Family Sports Health Management in China *Wang Yaqin* / 062

Abstract: Under the strategic background of China's "building a powerful sports nation" in the new era, vigorously promoting family sports health management is a crucial means to develop people-centered sports, strengthen the guarantee of basic public sports services, and enhance people's sense of gain and happiness. Through continuous efforts during the 13th Five-Year Plan period, China's family sports have made significant progress, with considerable advancements in areas such as national fitness, intelligent and customized sports products, and the scale of the sports industry. However, the issues of imbalanced and inadequate development of family sports remain prominent. The requirements for high-quality development of family sports do not match the current state of sports education, the public service system for national fitness, and there is insufficient effective supply of sports products and services, with the potential for sports consumption yet to be fully unleashed. During the 14th Five-Year Plan period, it is necessary to scientifically analyze the new situation facing the development of family sports, adhere to a problem-oriented approach, focus on family sports promotion, cultivate family sports fitness organizations, persist in efforts on both the supply and demand sides, enrich the supply of family sports products and talents, optimize the layout of the sports industry, and other key areas and critical links, in order to continuously create a new situation for the development of family sports health management.

Keywords: Family Sports; Health Management; High-quality Development

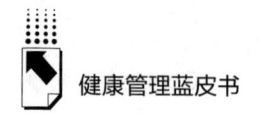

B.5 2024 China Family Mental Health Management
　　　Development Report　　　　　　　　　　*Zhao Linlin* / 078

Abstract: Family mental health is an important part of the health status of family members and an important part of building a healthy family. Family mental health has irreplaceable and important significance in building a harmonious society. With the development of social economy and the improvement of people's living standards, more and more families have begun to pay attention to mental health management. Family members generally recognize the importance of mental health and have taken corresponding measures to maintain mental health. This article explores the definition of mental health and family health and family mental health, analyzes the main factors of family mental health, the needs of family mental health management and the current status of family mental health management, and explores the opportunities, challenges and countermeasures of family mental health management. Family members face multiple needs in mental health management, including emotional support, information acquisition, social support and self-care. The factors affecting the mental health of family members are multifaceted, involving complex interactions at the individual, family and social levels. In order to improve the mental health of family members, these factors must be considered comprehensively and corresponding support and intervention measures must be provided. Policy support, digital technology and the urgent need for mental health management are opportunities for family mental health management. At present, there are still problems such as the lack of a support system, a shortage of professionals and weak public mental health awareness. It is urgent to accelerate the establishment of an intervention and referral network for family mental health problems, use Internet technology to empower family mental health services, and accelerate the integration and innovation of mental health services.

Key word: Family; Mental Health; Digital Technology

Contents

B.6 Report on the Development of Family Health and
Brain Cognitive Health Management in China in 2024
Chu Xi, Zhao Jing / 092

Abstract: As society continuously evolves and technology advances, brain health issues have increasingly garnered global attention, particularly the management of brain cognitive health. In 2022, the World Health Organization launched the "Global Action Plan on Brain Health," prioritizing it as a strategic initiative. Brain cognitive health significantly impacts an individual's thinking, decision-making, and social skills, encompassing the entire lifespan from childhood to old age. As the most fundamental social unit, the family plays a critical role in the management of cognitive health. This report explores the tight linkage between brain cognitive health and family health, introduces the concept of brain cognitive health management, analyzes the cognitive health status of family members across various age groups, and presents the current state, challenges, and strategic recommendations concerning brain cognitive health management. It emphasizes the importance of screening, assessment, intervention, and family support, proposing that continuous development in brain cognitive health management be propelled through policy guidance, technological innovation, and social collaboration.

Keywords: Brain Cognitive Health; Family Health; Cognitive Function; Health Management; Alzheimer's Disease

B.7 2024 China Family Environmental Health
Management Development Report
Guo Yi, Bao Yufeng, Li Jiaxiang and Song Zhenya / 109

Abstract: The family environment is an important factor affecting family health, including material, social, and psychological environments, which has a profound impact on the growth, development, and well-being of family members. In 2024, multiple departments jointly issued the Notice on Comprehensively Promoting the Construction of Healthy Families, proposing key tasks such as enhancing family health literacy and creating a healthy family environment, indicating the country's emphasis on family health management. Currently, a healthy living environment and lifestyle have become a focus of public concern, but indoor air pollution problems still severely affect family health; public health behavior and ecological awareness have significantly improved, but still need to promote green consumption and environmental protection practices; mental health is gradually being included in national development plans. Additionally, family environment health management is trending towards intelligence, professionalism, and refinement, with the emergence of new products and services such as air quality monitoring, health monitoring devices, and mental health services, but also facing problems such as a shortage of professional talent, uneven service quality, and safety risks of smart devices. In the future, with policy guidance and social support, leveraging the application of emerging intelligent technologies such as artificial intelligence and the Internet of Things, the family environment health management market will experience rapid growth and become an important part of the health industry, promoting the synergistic optimization of material, social, and psychological environments and providing more comprehensive health assurance for family members.

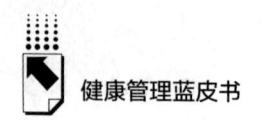

Keywords: Family Environment; Healthy Behaviors; Intelligent Technology

Ⅲ Specific Reports

B.8 2024 Health Examination and Family Health Development Report

Zhang Qun, Zhao Xin, Qin Pei, Liang Xiuru and Wang Tianpei / 123

Abstract: Health check-ups play a crucial role in the early screening and diagnosis of diseases. From the perspective of promoting family health, health check-ups are helpful for preventing various diseases, delaying the aging process and improving the family health level. Different generations in a family have differences in the focus of health check-ups, and the health management service needs also have their own characteristics. Medical and health service institutions, general practitioners, family doctors and family health instructors jointly constitute the multiple service subjects of family health management and cooperate with each other to build a service network. In this field, China is facing many development opportunities, such as the improvement of public health awareness, the strong support of national policies and the optimization of services by technology. However, it also faces challenges such as the lack of health management standards and norms for different generations in a family, the shortage of professional talents and the single payment method. Countermeasures such as improving standards and norms, strengthening talent cultivation and promoting diversified payment are important means to promote the improvement of family health management level and contribute to the construction of a healthy China.

Keywords: Health Check-Up; Family Health; Intergenerational Differences; Multiple Payments

B.9 2024 China Family Health Instructors and Family Health Development Report

Sun Changxiang, Li Wufan and Xie Li / 146

Abstract: Family is the basic cell of society, and family health is the cornerstone of a healthy China. Only when every family is healthy, can the whole people be healthy. The family health instructor is to open up the "last meter" of family health to serve the masses. Since the launch of the Healthy China Construction Project, the China Family Planning Association, in combination with reform, transformation and development, has extensively sought ways and methods to integrate into the Healthy China action, organized vigorous family health promotion actions across the country, vigorously promoted the construction of family health positions, teams and service systems, focused on training a team of family health instructors around the masses, and promoted the quality and efficiency of family health services. By analyzing the development status of family health promotion and family health instructors in China and taking family health instructors and service practices in Jiangxi Province as examples, this report summarizes and shares the experience of family health instructors in family health promotion actions, analyzes the problems and challenges existing in family health development and puts forward countermeasures and suggestions. It is hoped that the family health promotion action in other provinces can be inspired and used for reference.

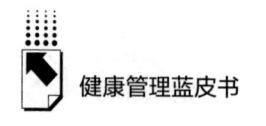

Keyword: Family Health Instructor; Family Health Promotion; Service Practice

B.10 2024 Report on Accompanying Medical Services and Family Health Development in China *Liu Jia* / 166

Abstract: As the aging population problem in China has been escalating year by year, the demand and quantity of the medical-seeking group that requires assistance have also been on the rise. The new social demand for accompanying medical services has emerged in line with the changing background of the times. At present, since the domestic accompanying medical service field is in its nascent stage, its regulatory system is incomplete, industry norms are lacking, and there are few related research literatures, which is not conducive to the healthy development of the accompanying medical service industry. To enrich the service status quo, existing problems, and development prospects of the accompanying medical service industry, this section expounds on the industry background and necessity of accompanying medical services through literature research methods, observation methods, and induction and summary methods, and conducts a comprehensive analysis of the development status and influencing factors of domestic accompanying medical services. Finally, suggestions are put forward on how to further carry out accompanying medical services and promote the sustainable and healthy development of the accompanying medical service industry.

Keywords: Accompanying Medical Services; Industry Research; Family Health

B.11 Report on the Development of Household Drinking
Water and Family Health in China   *Xiao Yuanming* / 181

Abstract: Drinking water in households is closely related to family health and is a matter of great importance and concern for thousands of households. This article briefly introduces the relationship between household drinking water and family health, the main classifications of household drinking water, and market supply and demand trends. It also points out existing problems and misconceptions regarding household drinking water safety and proposes countermeasures and suggestions from several different levels: At the family level, it is recommended that family members enhance their awareness of drinking water safety, choose safe and reliable drinking water, and develop good drinking habits. At the product level, it is suggested to improve product quality, strengthen product reliability, and promote product upgrades through technological innovation. At the industrial level, it is recommended to strengthen industry self-regulation, promote technological innovation, and expand market applications. At the policy level, it is proposed to strengthen supervision, improve the policy system, and promote industrial development. The purpose of this article is to promote the popularization of healthy knowledge about household drinking water, advocate for scientific and healthy drinking, and simultaneously drive the development of new drinking water products and the orderly development of related industries in China.

Keywords: Household Drinking Water; Drinking Water Products; Classification of Drinking Water

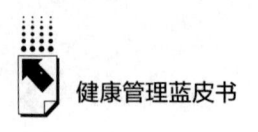

Ⅳ Survey Reports

B.12 Retrospective Analysis Report on Health Literacy of
Chinese Residents *Zhang Kexin, Luo Li* / 193

Abstract: Health literacy refers to an individual's ability to obtain and understand basic health information and use this knowledge to make rational decisions to maintain and promote their health, which is crucial to national health and the realization of the strategic objectives of Healthy China 2030. The study is based on the official report "Monitoring Health Literacy of Chinese Residents, 2012-2023" and related literature from the same period, as well as a descriptive analysis of the current situation and the changes in the health literacy of China's population. Analysis reveals that health literacy in China as a whole is rising, but the growth rate is slow. Literacy in chronic disease prevention and treatment has increased, but the level is low. Rural-urban and interregional disparities widen and then narrow. The level of education is a key influence on health literacy. Basic skills and medical and infectious disease control literacy must be prioritized and strengthened. Recommendations for comprehensive measures, Reducing regional differences in health literacy, focusing on educational integration and vulnerable groups, taking advantage of information technology, and adopting a multisectoral approach to accelerate the improvement of health literacy for the National population.

Keywords: National Population; The Health Literacy; National Health

B.13 Survey Report on Consumption of Home Sports
Products in China *Li Ying, Li Lei and Jie Tianming* / 218

Abstract: In recent years, driven by increased health awareness and the impact of the pandemic, home fitness has emerged as a new lifestyle trend, leading to a rapid rise in the market for home exercise products. Utilizing both survey questionnaires and an examination of openly accessible online data, this report thoroughly examines the present landscape, emerging trends, consumer behavior traits, and key drivers in China's home exercise product market. The findings indicate that the market for home exercise products in China is in a stage of vigorous growth, with consumer purchasing behavior influenced by various factors. The market trend is moving towards intelligence, portability, and digitalization. This report aims to provide decision-making references for governments, businesses, and related organizations, to promote the healthy development of China's home exercise product market.

Keywords: Home Sports Products; Fitness Equipment; Consumption

B.14 2024 China Household Consumption Survey on Nutritional and Healthcare Products *Yang Pingting, Yan Lei* / 231

Abstract: This investigation report analyzes a national survey of 1,041people by compiling the "2024 China Family Nutrition and Health Care Products Use Survey Questionnaire", in order to have China's family nutrition and health care products consumption demand, consumption behavior, factors affecting the consumption behavior, consumers' awareness of nutrition and health care products' safety and regulatory aspects and their expectations for the future. Suggestions are made to better serve consumers and promote the development of the industry. The survey found that family nutrition and health products to meet the full spectrum of needs for the whole family nutrition has become a new track, the combination of product segmentation function is the market demand, nutrition and health products to buy multi-channel, e-commerce empowerment, ingredient safety and strengthen the efficacy of the consumer's voice. However, there are still problems and challenges in the consumption of family nutrition and health care products, such as false propaganda and exaggerated effects, product quality and safety, lack of technical research and development capabilities, lack of regulation of market disorder and other issues of concern. Accordingly, it is proposed that strict media publicity, improve the quality of communication, the government to increase support and protection, improve the institutional mechanism, and jointly promote the healthy and orderly development of family nutrition and health care products.

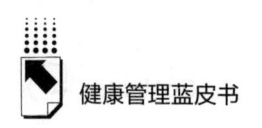

Keywords: Nutrition for the Whole Family; Nutrition and Health Care Products; Consumption Survey

V Product and Technology Reports

B.15 Innovative Service Case of Family Mental Health in 2024

Zhao Jinping, Du Xiufeng, Wang Sujie and Duan Haishui / 250

Abstract: The mental health industry has undergone significant growth and change in recent years. The continuous introduction of new technologies and methods in the field of mental health, such as the application of AI technology in the field of psychological counseling, the application of wearable devices in home monitoring, and the development of mental health assessment systems based on big data, have greatly improved the efficiency and quality of mental health services, and made family services for mental health possible. In addition, through short video platforms such as Tiktok and Little Red Book, mental health education and publicity have achieved remarkable results, the public's awareness and understanding of mental health issues have been improved, and mental health services have begun to enter families from hospitals and social institutions.

Keywords: Mental Health; Home Services; Wearables; Internet of Things; Artificial Intelligence Diagnosis

Contents

B.16 2024 Case Report on Family Health Management

Model　　　　　　　　*Tian Liyuan, Zhu Ling and Wu Liuxin* / 264

Abstract: Through industry research, the report shows and analyzes four typical cases of family health management practices emerging in our country, namely, chronic disease management from hospital to family, family health management based on integration of traditional Chinese medicine and Western medicine guided by health philosophy, precision family health management based on precise screening and warning, and family health management case combining insurance and family doctor services. These cases show different aspects of the new developments and trends in family health management in our country, providing useful reference and guidance for the development of family health management.

Keywords: Family Health Management; Family Doctor; Chronic Diseases; Proactive Health

B.17 Home Intelligent Blood Glucose Monitoring and

Management Cases in 2024　　　　*Chen Zi, Chen Zhiheng* / 274

Abstract: This article provides a comprehensive analysis of home smart blood glucose monitoring systems, with a focus on reviewing the current status of major categories of smart blood glucose monitoring devices, including smart glucometers, continuous glucose monitoring systems (CGMs), noninvasive blood glucose monitoring, integrated health monitoring, and AI-based home blood glucose monitoring. The advantages of these systems are discussed, including real-time monitoring, data recording and analysis, as well as reminder and alert functions. However, disadvantages such as cost, accuracy, and ease of use issues are also noted. These systems have wide applications in home blood glucose monitoring, smart blood glucose management communities, telemedicine and health management, blood glucose management for special populations, as well as scientific research and education. The article highlights successful cases of smart blood glucose monitoring devices applied in diabetes home management both domestically and internationally. It is proposed that the future development of home smart blood glucose monitoring systems should aim to improve accuracy, reduce costs, and move towards intelligence, personalization, remote monitoring, and multifunction integration. Nevertheless, technological barriers and market acceptance remain as challenges for future development.

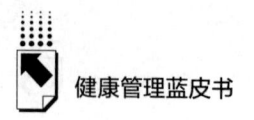

Keywords: Health Services; Diabetes; Home Blood Glucose Monitoring; Smart Blood Sugar; Artificial Intelligence

B.18 2024 Family Sleep Monitoring and Health Management Case Study *Qin Yuexiang, Yao Shanhu and Cao Jingyuan* / 285

Abstract: Good sleep quality is the cornerstone of a healthy life. Long-term sleep deprivation or poor sleep quality can lead to various health issues, making the attention to and improvement of sleep quality highly significant. With the rising awareness of health and the advancement of smart home technologies, home sleep monitoring has emerged. This technology uses sensors and algorithms to monitor users' sleep status in real-time, providing personalized sleep reports and recommendations, playing an important role in chronic disease health management. This paper introduces products such as smart wearables, smart mattresses and pillows, and smart sleep monitors, along with application case studies. It also analyzes the advantages and disadvantages of sleep monitoring products from companies like Huawei, Apple, Xiaomi, and Philips in terms of functionality, accuracy, user experience, and price, and offers suggestions for improvement. In the future, family sleep monitoring products will evolve towards greater intelligence, personalization, and social integration, becoming new tools for health management and bringing more convenience and well-being to people's lives.

Keywords: Sleep Quality; Home Sleep Monitoring; Health Management Technology; Smart Wearables; Application Scenarios

B.19 Application Case of Integrated Products of Health

Insurance and Health Management

Liu Hanying, Chen Zhiheng and Lin Sheng / 295

Abstract: This chapter provides an in-depth analysis of the supportive policies and development trends for the integration of health insurance and health management in China. Elaborated in detail the current development status, problems, and challenges faced by the integration of health insurance and health management. Based on different health needs, relevant products were analyzed from four dimensions: digital insurance + classified chronic disease health management services, insurance risk control + personalized health management services, medical insurance + lifestyle health management services, and health insurance + elderly care health management services. The advantages and disadvantages of these products were compared, and a detailed analysis was conducted on the future trends of the integration of health insurance and health management, aiming to promote sustainable and healthy development of the integration of health insurance and health management.

Keywords: Health Insurance; Health Management; Integrated Development

B.20 2024 Family Intestinal Health Detection and Health

Management Program *Li Jinjun, Li Li / 305*

Abstract: The intestine, as a crucial digestive and immune organ, plays a vital role in human health. With the rapid development of detection technology, the health information carried in feces has become increasingly clear, enabling people to better understand the importance of gut microbiota and health. Fecal testing facilitates the identification of bacterial, viral, and parasitic infections in the digestive system, the early detection of gastrointestinal inflammation and liver diseases, and serves as a diagnostic tool for screening digestive tract tumors. It also aids in comprehending the role of gut microbiota in disease pathogenesis and progression. Currently, fecal testing has become a routine item in hospital physical examinations and an important tool for scientific research. Various factors, including detrimental dietary habits, lack of exercise, emotional stress, health status, and gut microbiota imbalance, are intricately linked to intestinal health. Therefore, based on the multidimensional quantitative evaluation technology of intestinal health, a comprehensive assessment of intestinal health is conducted from five aspects: lifestyle, disease biomarkers, gut bacterial diversity, gut bacterial metabolic products, and bacterial activity. This provides personalized health management programs for patients in the diagnosis and treatment of diseases such as Helicobacter pylori infection, gastroesophageal reflux, chronic gastritis, gastric ulcer, and digestive tract tumors.

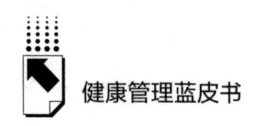

Keywords: Stool Detection; Early Detection of Cancer; Microbiota Sequencing; Intestinal Health

B.21 Case Study on Family Tourism and Health Products in 2024

Lin Yanhui, Li Yan / 322

Abstract: With the accelerated development of aging population and the improvement of residents' health awareness, family tourism and health care, as a new leisure mode, has become a new economic growth point in recent years in China. The government and relevant departments have introduced a series of policies to promote the development of family tourism and health care. Typical cases include the Haizishan International Ecological Health Care Base, the Zhongjiao Green City Gaofu Town Ecological Health Care Base, and the Chongli Ice and Snow Tourism Resort, which provide rich cultural experience activities and high-quality health care services. However, family tourism health products still face challenges such as inconsistent service standards, significant price differences, cultural differences, and safety risks. In the future, family tourism health products will develop towards more diversified and personalized directions, and intelligence and convenience will also become important trends. The application of advanced technologies such as the Internet of Things and big data will make services more intelligent, providing more accurate and convenient health management experiences for family members.

Keywords: Family Tourism; Haizishan; Zhongjiao Green City; Chongli

社会科学文献出版社

皮 书
智库成果出版与传播平台

❖ 皮书定义 ❖

皮书是对中国与世界发展状况和热点问题进行年度监测,以专业的角度、专家的视野和实证研究方法,针对某一领域或区域现状与发展态势展开分析和预测,具备前沿性、原创性、实证性、连续性、时效性等特点的公开出版物,由一系列权威研究报告组成。

❖ 皮书作者 ❖

皮书系列报告作者以国内外一流研究机构、知名高校等重点智库的研究人员为主,多为相关领域一流专家学者,他们的观点代表了当下学界对中国与世界的现实和未来最高水平的解读与分析。

❖ 皮书荣誉 ❖

皮书作为中国社会科学院基础理论研究与应用对策研究融合发展的代表性成果,不仅是哲学社会科学工作者服务中国特色社会主义现代化建设的重要成果,更是助力中国特色新型智库建设、构建中国特色哲学社会科学"三大体系"的重要平台。皮书系列先后被列入"十二五""十三五""十四五"时期国家重点出版物出版专项规划项目;自2013年起,重点皮书被列入中国社会科学院国家哲学社会科学创新工程项目。

权威报告·连续出版·独家资源

皮书数据库
ANNUAL REPORT(YEARBOOK) DATABASE

分析解读当下中国发展变迁的高端智库平台

所获荣誉

- 2022年,入选技术赋能"新闻+"推荐案例
- 2020年,入选全国新闻出版深度融合发展创新案例
- 2019年,入选国家新闻出版署数字出版精品遴选推荐计划
- 2016年,入选"十三五"国家重点电子出版物出版规划骨干工程
- 2013年,荣获"中国出版政府奖·网络出版物奖"提名奖

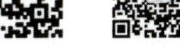

皮书数据库　　"社科数托邦"微信公众号

成为用户

登录网址www.pishu.com.cn访问皮书数据库网站或下载皮书数据库APP,通过手机号码验证或邮箱验证即可成为皮书数据库用户。

用户福利

- 已注册用户购书后可免费获赠100元皮书数据库充值卡。刮开充值卡涂层获取充值密码,登录并进入"会员中心"—"在线充值"—"充值卡充值",充值成功即可购买和查看数据库内容。
- 用户福利最终解释权归社会科学文献出版社所有。

数据库服务热线:010-59367265
数据库服务QQ:2475522410
数据库服务邮箱:database@ssap.cn
图书销售热线:010-59367070/7028
图书服务QQ:1265056568
图书服务邮箱:duzhe@ssap.cn

社会科学文献出版社 皮书系列
卡号:123291635339
密码:

S 基本子库
SUB DATABASE

中国社会发展数据库（下设12个专题子库）

紧扣人口、政治、外交、法律、教育、医疗卫生、资源环境等12个社会发展领域的前沿和热点，全面整合专业著作、智库报告、学术资讯、调研数据等类型资源，帮助用户追踪中国社会发展动态、研究社会发展战略与政策、了解社会热点问题、分析社会发展趋势。

中国经济发展数据库（下设12专题子库）

内容涵盖宏观经济、产业经济、工业经济、农业经济、财政金融、房地产经济、城市经济、商业贸易等12个重点经济领域，为把握经济运行态势、洞察经济发展规律、研判经济发展趋势、进行经济调控决策提供参考和依据。

中国行业发展数据库（下设17个专题子库）

以中国国民经济行业分类为依据，覆盖金融业、旅游业、交通运输业、能源矿产业、制造业等100多个行业，跟踪分析国民经济相关行业市场运行状况和政策导向，汇集行业发展前沿资讯，为投资、从业及各种经济决策提供理论支撑和实践指导。

中国区域发展数据库（下设4个专题子库）

对中国特定区域内的经济、社会、文化等领域现状与发展情况进行深度分析和预测，涉及省级行政区、城市群、城市、农村等不同维度，研究层级至县及县以下行政区，为学者研究地方经济社会宏观态势、经验模式、发展案例提供支撑，为地方政府决策提供参考。

中国文化传媒数据库（下设18个专题子库）

内容覆盖文化产业、新闻传播、电影娱乐、文学艺术、群众文化、图书情报等18个重点研究领域，聚焦文化传媒领域发展前沿、热点话题、行业实践，服务用户的教学科研、文化投资、企业规划等需要。

世界经济与国际关系数据库（下设6个专题子库）

整合世界经济、国际政治、世界文化与科技、全球性问题、国际组织与国际法、区域研究6大领域研究成果，对世界经济形势、国际形势进行连续性深度分析，对年度热点问题进行专题解读，为研判全球发展趋势提供事实和数据支持。

法律声明

"皮书系列"(含蓝皮书、绿皮书、黄皮书)之品牌由社会科学文献出版社最早使用并持续至今,现已被中国图书行业所熟知。"皮书系列"的相关商标已在国家商标管理部门商标局注册,包括但不限于LOGO( )、皮书、Pishu、经济蓝皮书、社会蓝皮书等。"皮书系列"图书的注册商标专用权及封面设计、版式设计的著作权均为社会科学文献出版社所有。未经社会科学文献出版社书面授权许可,任何使用与"皮书系列"图书注册商标、封面设计、版式设计相同或者近似的文字、图形或其组合的行为均系侵权行为。

经作者授权,本书的专有出版权及信息网络传播权等为社会科学文献出版社享有。未经社会科学文献出版社书面授权许可,任何就本书内容的复制、发行或以数字形式进行网络传播的行为均系侵权行为。

社会科学文献出版社将通过法律途径追究上述侵权行为的法律责任,维护自身合法权益。

欢迎社会各界人士对侵犯社会科学文献出版社上述权利的侵权行为进行举报。电话:010-59367121,电子邮箱:fawubu@ssap.cn。

社会科学文献出版社